世界青光眼学会联合会共识系列

WGA Consensus Series

原发性开角型青光眼的诊断

Diagnosis of Primary Open Angle Glaucoma

编委会主任　王宁利
Director of Editorial Board：Ningli WANG
编委会副主任　张秀兰
Vice Director of Editorial Board：Xiulan ZHANG

U0294979

人民卫生出版社

People's Medical Publishing House

Translation from the English language edition:
World Glaucoma Association: Diagnosis of Primary Open Angle Glaucoma, by Robert N. Weinreb, David Garway-Heath, Christopher Leung, Felipe Medeiros and Jeffrey Liebmann.
Copyright © 2018 Kugler Publications, Amsterdam, The Netherlands
All rights reserved.

世界青光眼学会联合会共识系列　原发性开角型青光眼的诊断
总 主 译　王宁利
分册主译　张秀兰
中文版版权归人民卫生出版社所有。

图书在版编目(CIP)数据

原发性开角型青光眼的诊断 /(荷)罗伯特·N. 魏因雷布(Robert N. Weinreb)主编; 张秀兰主译. —北京: 人民卫生出版社, 2018
（世界青光眼学会联合会共识系列）
ISBN 978-7-117-27855-3

Ⅰ. ①原… Ⅱ. ①罗…②张… Ⅲ. ①青光眼－诊断
Ⅳ. ①R775.1

中国版本图书馆 CIP 数据核字(2018)第 292313 号

人卫智网	www.ipmph.com	医学教育、学术、考试、健康， 购书智慧智能综合服务平台
人卫官网	www.pmph.com	人卫官方资讯发布平台

世界青光眼学会联合会共识系列
原发性开角型青光眼的诊断

总 主 译：王宁利
分册主译：张秀兰
出版发行：人民卫生出版社（中继线 010-59780011）
地　　址：北京市朝阳区潘家园南里 19 号
邮　　编：100021
E - mail：pmph @ pmph.com
购书热线：010-59787592　010-59787584　010-65264830
印　　刷：北京顶佳世纪印刷有限公司
经　　销：新华书店
开　　本：710×1000　1/16　印张：13　字数：248 千字
版　　次：2019 年 1 月第 1 版　2019 年 8 月第 1 版第 2 次印刷
标准书号：ISBN 978-7-117-27855-3
定　　价：69.00 元
打击盗版举报电话：010-59787491　E-mail：WQ @ pmph.com
（凡属印装质量问题请与本社市场营销中心联系退换）

世界青光眼学会联合会共识系列

原发性开角型青光眼的诊断
Diagnosis of Primary Open Angle Glaucoma

主　　编　Robert N. Weinreb, David Garway-Heath, Christopher Leung, Felipe Medeiros, Jeffrey Liebmann

总 主 译　王宁利
Chief Editor　Ningli WANG

分册主译　张秀兰
Editor　Xiulan ZHANG

译　　者（学组委员，按姓氏笔画排序）
王　峰　刘旭阳　杨新光　汪建涛　张秀兰　张忠志　陈晓明　林　丁　郑雅娟
原慧萍　梁　亮
Contributors from Editorial Board
Feng WANG, Xuyang LIU, Xinguang YANG, Jiantao WANG, Xiulan ZHANG, Zhongzhi ZHANG, Xiaoming CHEN, Ding LIN, Yajuan ZHENG, Huiping YUAN, Liang LIANG

译　　者（非学组委员，按姓氏笔画排序）
王一瑶　王伟伟　王希振　王家伟　龙静姬　冯丙岂　朱梦男　孙　懿　阳　铭
苏　颖　李　飞　李　征　李　浩　李　娟　杨春满　何理烨　汪明璇　宋云河
张　静　陈保吉　周柔兮　高　凯　郭如如　唐　莉　黄雪桃
Contributors
Yiyao WANG, Weiwei WANG, Xizhen WANG, Jiawei WANG, Jingji LONG, Bingkai FENG, Mengnan ZHU, Yi SUN, Ming YANG, Ying SU, Fei LI, Zheng LI, Hao LI, Juan LI, Chunman YANG, Liye HE, Mingxuan WANG, Yunhe SONG, Jing ZHANG, Baoji CHEN, Rouxi ZHOU, Kai GAO, Ruru GUO, Li TANG, Xuetao HUANG

人民卫生出版社
People's Medical Publishing House

本书为世界青光眼学会联合会
共识系列第十册

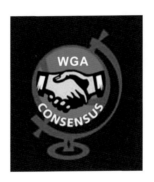

世界青光眼学会联合会共识系列丛书

　　世界青光眼学会联合会编写共识的初衷是基于"集体智慧优于个人经验"的理念。由众多青光眼专家学者交流讨论后共同提出的推荐意见和观点可能优于某一个临床医生自身的经验。基于上述理念，我们将这些推荐意见和观点编纂成共识系列丛书。

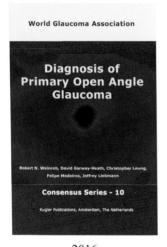

2016

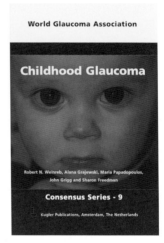

2013

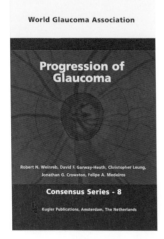

2011

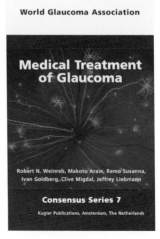

2010

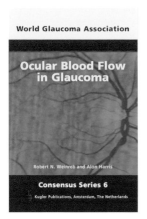

2009

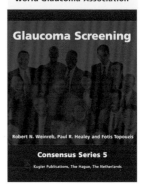

2008

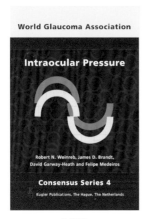

2007

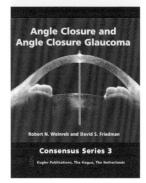

2006

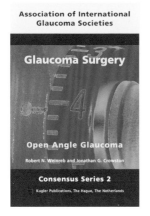

2005

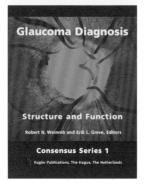

2004

会议组成员

共识发起者，主席

Robert N. Weinreb，美国

共同主席

David Garway-Heath，英国
Christopher Leung，中国香港
Felipe Medeiros，美国
Jeffrey Liebmann，美国

章节主席

Jamie Brandt，美国
Tanuj Dada，印度
Gustavo De Moraes，美国
Mingguang He，中国
Aiko Iwase，日本
Jost Jonas，德国
Tae_Woo Kim，韩国
Ki Ho Park，韩国
Fotis Topouzis，希腊
Janey Wiggs，美国

参与者

Andrew，Anderson，澳大利亚
Florent Aptel，法国
Makoto Araie，日本
Ryo Asaoka，日本
Sanjay Asrani，美国
Tin Aung，新加坡
Augusto Azuaro-Blanco，英国
Eytan Blumenthal，以色列
Rupert Bourne，英国
Chris Bowd，美国

Alain Bron，法国
Paulo Brusini，意大利
Joseph Caprioli，美国
Subho Chakrabarthi，印度
Jack Cioff，美国
Anne Louise Coleman，美国
Michael Coote，澳大利亚
Vital Costa，巴西
David Crabb，美国
Jonathan Crowston，澳大利亚
Barbara Cvenkel，斯洛文尼亚
Paulus de Jong，荷兰
Crawford Downs，美国
Robert Fechtner，美国
Murray Fingeret，美国
John Flanagan，美国
Brad Fortune，美国
Paul Foster，英国
Panayiota Founti，希腊
Stuart Gardiner，美国
David Garway-Heath，英国
Ronnie George，印度
Michael Girard. 新加坡
Christopher Girkin，美国
Francisco Javier Goni，西班牙
David Greenfield，美国
Neeru Gupta，加拿大
Alon Harris，美国
David Henson，英国
Donald Hood，美国
Aiko Iwase，日本

Henry D. Jampel，美国

Chris Johnson，美国

Jost Jonas，德国

Kenji Kashiwagi，日本

Dan Kiage，肯尼亚

Tae-Woo Kim，韩国

Miriam Kolko，丹麦

Michael，Kook，韩国

Aravind，Krishnadas，印度

Rachel Kuchtey，美国

EunJi Lee，韩国

Fabian Lerner，阿根廷

Christopher Leung，中国香港

Jeffrey Liebmann，美国

Shan Lin，美国

Vijaya Lingam，印度

Catherine Liu，中国台湾

Steven Mansberger，美国

Kaweh Mansouri，瑞士

Keith Martin，英国

Jose Martinez de la Casa，西班牙

Chota Matsumoto，日本

Allison McKendrick，澳大利亚

Andy McNaught，澳大利亚

Felipe Medeiros，美国

Stefano Miglior，意大利

Atsuya Miki，日本

Sameh Mosaed，美国

Jonathan Myers，美国

Toru Nakazawa，日本

Vinay Nangia，印度

Kouros Nouri-Mahdavi，美国

Sola Olawoye，尼日利亚

Augusto Paranhos，巴西

Sung Chul Park，韩国

Ki Ho Park，韩国

Louis R，Pasquale，美国

Shamira Perera，新加坡

Norbert Pfeiffer，德国

Bruce Prum，美国

Lyne Racette，美国

Pradeep Ramulu，印度

Harsha Rao，印度

Robert Ritch，美国

Lisandro Sakata，巴西

Leopold，Schmetterer，奥地利

Joel Schuman，美国

Chandra Sekhar，印度

Ramanjit Sihoto，印度

Arthur Sit，美国

George Spaeth，美国

Ingeborg Stalmans，比利时

Kyungrim Sung，韩国

Remo Susanna，巴西

Akagi Tadamichi，日本

Andrew，Tatham，英国

Christopher Teng，美国

Clement Tham，中国香港

Fotis Topouzis，希腊

Michael，Wall，美国

Ningli Wang，中国

Ya Xing Wang，中国

Roy Wilson，美国

Liang Xu，中国

Xiulan Zhang，中国

Linda Zangwill，美国

秘书处

Patricia Manalastas，美国

Adeleh Yarmohammadi，美国

前　言

原发性开角型青光眼是世界青光眼学会联合会第十次共识会议的主题。

和以往的工作会议一样,在原发性开角型青光眼的诊断、风险预测和筛查这样一个宽泛的问题上达成共识是一项艰巨的任务。由于每个人都有自己的经验,而指导我们的证据少之又少,因此,同其他共识一样,本册共识不仅结合了文献证据,也考虑了专家意见。尽管共识不能代替科学研究,但是在缺乏理想证据的情况下,共识意见具有重要的意义。

本册共识旨在提出原发性开角型青光眼的诊断和处理方面的原则,以及如何在临床工作中应用这些原则。我们的工作重心仍然应该是探索目前尚未完全了解的领域。我们希望本册共识能够总结当前的知识,并且随着新证据的出现,我们将对它进行不断的更新和完善。

主　　席　Robert N. Weinreb
共同主席　David Garway-Heath
　　　　　Christopher Leung
　　　　　Felipe A. Medeiros
　　　　　Jeffrey Liebmann

(张秀兰 译)
(**Translated by Xiulan ZHANG**)

主　编

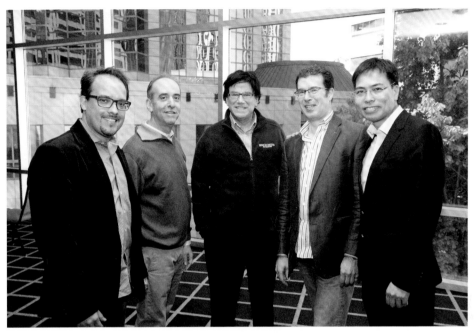

Felipe Medeiros，Jeffrey Liebmann，Robert N. Weinreb，David Garway-Heath，
Christopher Leung（从左至右）

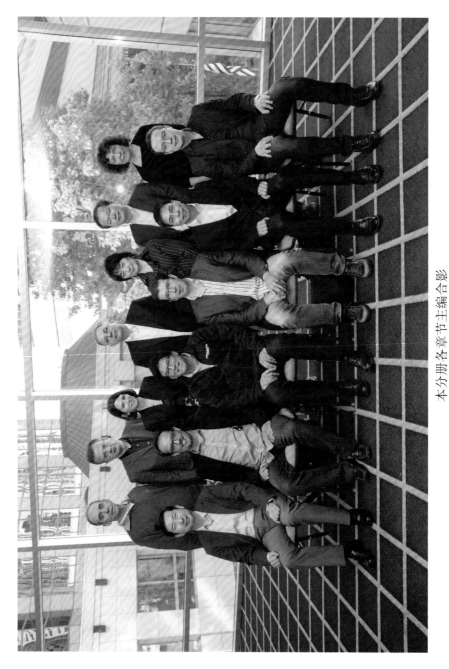

本分册各章节主编合影

后排：Jeff Liebmann, Fotis Topouzis, Janey Wiggs, Tanuj Dada, Aiko Iwase, Tac Woo Kim, Linda Zangwill;
前排：Ki Ho Park, Felipe Medeiros, Robert N. Weinreb, David Garway-Heath, Christopher Leung, Gustavo De Moraes

本分册所有编著者合影

15

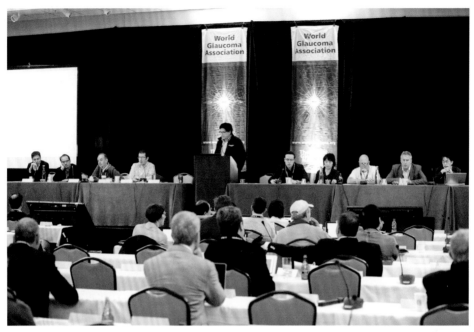

Chris Leung, Felipe Medeiros, Jeff Liebmann, David Garway-Heath, Robert N. Weinreb

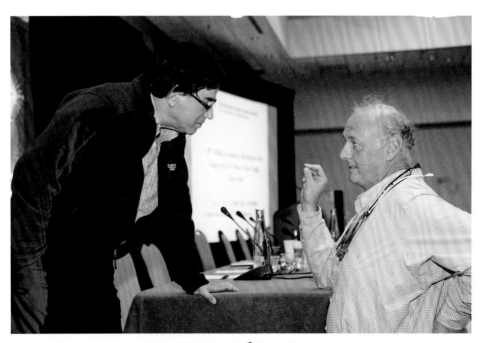

Robert N. Weinreb 和 Tony Hommer

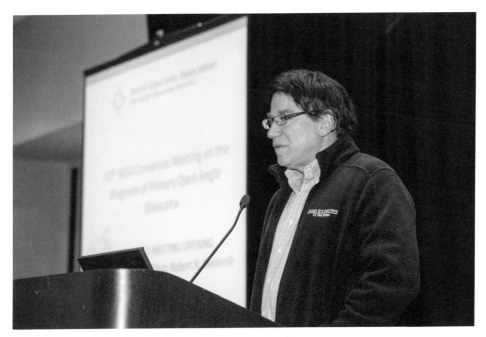

Robert N. Weinreb

目　录

导　读

世界青光眼学会联合会第十次共识会议的主题是原发性开角型青光眼。

从 2015 年 11 月开始,我们的共同主席邀请了世界范围内的青光眼专家共同参与网络论坛会议。与会者对六个部分进行了深入讨论,从而在原发性开角型青光眼的关键问题上达成共识。我们把每个部分讨论的结果初步总结为共识声明。

在 2016 年 4 月 30 日星期六,在西雅图召开共识会议之前,我们将包括初步共识声明在内的共识报告初稿发送至各协会和同行,征求他们的意见和建议。在共识会议上,各方专家进行了热烈深入的讨论和交流,进一步审视和修改了共识声明。最终由共识共同主席和编委们拟定了共识报告。

主编　Robert N. Weinreb

(张秀兰 译)
(**Translated by Xiulan ZHANG**)

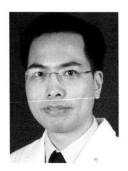 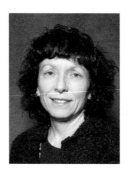 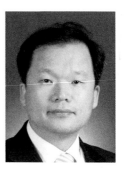

Christopher Leung   Linda Zangwill   Tae-Woo Kim

第1章 结 构

章节主编：Christopher Leung

章节共同主编：Linda Zangwill，Tae-Woo Kim

编著者：Sanjay Asrani，Crawford Downs，Robert Fenchtner，John Flanagan，Brad Fortune，Micheal Girard，Christopher Girkin，David Greenfield，Donald Hood，Jost Jonas，Michael Kook，Eun Ji Lee，Felipe A. Medeiros，Atsuya Miki，Toru Nakazawa，Sung Chul Park，Harsha Rao，Joel Schuman，Kyungrim Sung，Akagi Tadamichi

共识声明

1. 评估和记录视盘形态对于诊断和监测青光眼非常重要。

2. 青光眼的临床诊断是基于视网膜神经纤维层（retinal nerve fiber layer，RNFL）变薄或者盘沿变窄。

注释：这些特征常伴随着视神经乳头（optic nerve head，ONH）的变形（凹陷），常出现于颞上或者颞下象限。虽然这是原发性开角型青光眼（primary open-angle glaucoma，POAG）的典型特征，但也需要和非青光眼性视神经病变鉴别。

3. 目前可用于诊断青光眼的"金标准"是进行性的 RNFL 变薄以及盘沿变窄。

注释：疾病相关的损伤要与年龄相关的改变相鉴别。

4. 青光眼的诊断并不总是需要检测到视野缺损。

注释：视野缺损与结构改变相符增加青光眼的诊断率。记录和监测青光眼功能损伤变化离不开视野检查。

5. 评估盘沿的颜色和形态（大小和形状）对于鉴别青光眼和非青光眼性视神经病变具有重要意义。

注释：苍白的盘沿提示非青光眼性视神经病变。

6. 眼底照相可以有效地记录青光眼性的视盘形态和神经纤维层损伤。

注释：眼底照相对监测和记录视盘出血和盘沿色泽十分有用。立体照相对于记录视盘形态非常有用。

7. 影像学技术包括光学相干断层扫描（optical coherence tomography，OCT）、共焦激光扫描眼底镜（confocal scanning laser ophthalmoscopy，CSLO）和扫描激光偏振仪（scanning laser polarimetry，SLP）等，这些检查可以为检测和监控青光眼提供一个客观和定量的途径。

8. OCT 是目前最好的检测和追踪青光眼视神经结构损伤的最佳数字化影

像学工具。

9. RNFL 厚度是目前 OCT 检测诊断青光眼最有临床意义的参数。

注释: OCT 也可以检测到青光眼患者黄斑区视网膜神经节细胞(retinal ganglion cell, RGC)的丢失。RNFL 厚度与黄斑区 RGC 丢失是互补的。应用 OCT 时需考虑伪影或者假象导致的陷阱。神经节细胞 - 内丛状层(ganglion cell inner plexiform layer, GCIPL)厚度(黄斑区):黄斑区 RGC 密度最高。

10. 在近视眼中鉴别青光眼是非常困难的。

注释: 记录近视眼进行性视神经病变有助于与青光眼的鉴别。由于目前的数据库没有包含高度近视眼的数据,所以应用 RNFL 厚度诊断高度近视人群中的青光眼是不合适的。

1.1　青光眼的临床诊断

1.1.1　视网膜神经纤维层和盘沿的评估

青光眼性视神经病变是一种轴突病变,这种病变对视觉通路的损害是由于神经节细胞轴突在视神经乳头处穿出眼球时受到损伤造成的 [1,2]。在人类的青光眼中筛板被认为是 RGC 轴突损伤最主要的地方 [3-5]。临床上 RGC 轴突损伤可通过无赤光视网膜神经纤维层(RNFL)照相和光学相干断层扫描(OCT)拍摄 RNFL 像检测到 [6-10]。虽然所有类型的视神经病变都存在 RGC 缺损和 RNFL 变薄,但渐进性盘沿变窄是青光眼所特有的表现 [11-14]。RNFL 的缺失和盘沿的缺损通常在视神经乳头的颞下和颞上象限。由于 RNFL 和盘沿主要是由 RGC 的轴突组成,因此早在 2004 年的世界青光眼学会联合会共识会议上,检测渐进性 RNFL 变薄和盘沿变窄就被建议为是诊断青光眼最好的可获得的参考标准 [15]。然而最新的证据表明,在正常人也发现有渐进性的 RNFL 变薄和盘沿变窄 [16,17]。在控制协变量后,用频域 OCT 测量正常健康眼睛,RNFL 厚度的平均改变率是每年 $-0.52\mu m$ [95%CI: $-0.86 \sim -0.17$] [16]。年轻个体的 RNFL 变薄的速度更快。在另一个研究中,用 CSLO 检测渐进性盘沿狭窄,盘沿区域变化率在健康的非洲血统中是每年 $-2.1mm^2$(95%CI: $-4.2 \sim -0.02$),在健康的欧洲血统中是每年 $-2.3mm^2$(95%CI: $-4.9 \sim 0.3$) [17]。换句话说,渐进性 RNFL 变薄和盘沿狭窄不一定代表青光眼的发生或进展。在一项前瞻性研究中,对 90 位青光眼患者的 150 只眼睛进行了平均 3.8 年、每 4 个月 1 次的随访观察。分别有 50.0%、30.0%、27.3% 的眼睛表现出黄斑内部、黄斑和视乳头周围的 RNFL 变薄 [18]。经过与年龄相关性变化对比后,以上比例分别下降到 20%、16% 和 26.7%。可见区分年龄相关性变化和疾病相关性变化对诊断和监测青光眼十分重要。

1.1.2　筛板和视乳头表面的评估

尽管利用裂隙灯和视盘照相客观评价视神经乳头（ONH）的变形和视杯凹陷具有挑战性，但是傅里叶 OCT（FD-OCT）已经推出了筛板和 ONH 表面变形的测量[19]。在年轻、基础眼压较高，以及经 OCT 测量显示 RNFL 较薄的青光眼患者中，筛板厚度明显较大[20]。很多研究把在 OCT 图像上显示出的筛板变化（局限性缺损）同青光眼性损害联系起来[21-25]，至少有一项研究把外周筛板纵向改变同视盘出血联系起来[26]。一项研究表明，小梁切除术后筛板凹陷的持久性回复与更低的进展率相关[27]。一项长期的前瞻性研究发现，青光眼患者的筛板前表面和视乳头表面可出现进行性的向后变形，而且在研究随访期间，变形程度与平均眼内压相关[28]。这些研究强调了评估 ONH 和筛板的变形和变化对评估青光眼的重要性，尽管测量 ONH 和筛板变形不足以建立青光眼性视神经病变的诊断。

1.2　视野检查在青光眼诊断中的作用

组织学研究表明，在人类青光眼中，在自动化检测视野敏感性下降之前，RGC 的损失就已经很明显了[29, 30]。临床检测或眼底照相反映出的 ONH 和 RNFL 的结构变化，先于用自动化标准白色视野检查法检测到的视野改变。许多研究报道进行性 ONH/RNFL 的变化可作为视野缺损进一步发展的预测指标。Mediros 和同事追踪了 407 只可疑青光眼患眼，这些患眼均有眼压（IOP）＞21mmHg 的历史和（或）青光眼性视盘表现但是无视野缺损。在平均 8.0 年的基线检查随访中，立体照相检查发现有渐进性视盘改变的眼睛发生视野缺损的可能是正常眼的 25.8 倍（95%CI：16.0～14.7）[31]。作者报告的另一项研究中，使用共焦激光扫描眼底镜（CSLO）测量 328 个疑似青光眼患者的盘沿面积，在至少 2 年的随访过程中，每个患者至少接受了 5 次 CSLO 检查，结果表明，每 $0.01mm^2/$ 年的盘沿面积丢失与 2.94 倍视野缺损进展风险有关[14]。Chuahan 和同事用 CSLO 和标准自动视野计为 81 名开角型青光眼患者进行了为期约 11.0 年的随访，期间每 6 个月检查 1 次。结果显示，通过地形变化分析系统得出的 ONH 表面凹陷情况可预测随后的视野进展[32]。在一项前瞻性研究中，Yu 和同事随访了 139 名原发开角型青光眼的患者，每隔 4 个月检查 1 次，共为期 5 年。结果表明，渐进性 RNFL 变薄由基于事件（进展分析，guided progression analysis，GPA）和基于趋势（趋势进展分析，trend-based progression analysis，TPA）的 RNFL 厚度图（由频域 OCT 得到）分析决定，其与视野进展的后续发展风险分别增加 ＞5 倍和 ＞8 倍有相关性[33]。值得注意的是，在高眼压症治疗研究（Ocular Hypertension Treatment Study，OHTS）中，原发性开角型青光眼的终点是由视野和视盘变化决定的，仅 40 只眼睛达到了视野终点（87 只眼睛达到视盘终点）[34]。虽然 OHTS 说明视野或视盘可能是显示青光眼损害的首发证据，但是，根据每年 1 次的视盘照片去主观评价视盘终点还是很有意义的。由于视野缺损也可以从非青光眼性视神经神经病变和黄斑疾病发展而来，所以，视盘和 RNFL 的检测对青光眼的诊断是十分必要的。

1.3　如何区分青光眼性和非青光眼性视神经病变？

青光眼性和非青光眼性视神经病变的临床鉴别是非常微妙的，并且在很大程度上基于盘沿的颜色和形态 [35-37]。盘沿苍白代表非青光眼性视神经病变，而进行性的盘沿变窄和 ONH 变形则标志着青光眼性损伤。非青光眼性视神经病变中盘沿苍白占 94%，而青光眼性视神经病变中，局灶性或弥漫性的盘沿闭塞占 87%[36]。据报道，在眼压正常的青光眼患者和颅内肿瘤患者的非青光眼性视神经病变中，盘沿苍白比凹陷多占 90%[37]。当然，青光眼视盘在晚期可能出现苍白，这是因为盘沿广泛损失，筛板被暴露出来（筛板的反光呈白色），所以视盘（不是盘沿）变成苍白色。

1.4　检测青光眼的影像学技术

尽管在评估 ONH 时视盘照相很重要，但是影像学技术如 OCT、共焦激光扫描眼底镜（CSLO）、扫描激光偏振仪（SLP）等的成像技术，为检测和监控青光眼提供一个更加量化而客观的途径。FD-OCT 以其较快的扫描速度、较高的图像分辨率、并且可以同时量化 RNFL 和 ONH 的参数等优点，比 CSL 和 SLP 的应用更加普及。OCT 也能灵活测量神经节细胞层和内丛状层的厚度。尽管已有报告显示，OCT 具有较高的诊断青光眼缺失的价值 [38-41]，但是 OCT 仍有其局限性。RNFL 厚度会被 OCT 图像的信噪比影响 [42,43]。另外，视网膜前膜 [44]、视网膜劈裂 [45,46]、玻璃体混浊 [47]、伪分割等都会导致错误的测量结果 [48]。视乳头周围 RNFL 厚度也可以被扫描圈的位置 [49,50] 和头部倾斜角度影响 [51]。在解读 OCT 的测量结果时，应考虑到这些错误。

1.4.1　RNFL 厚度

提取自盘周三维 OCT 扫描的 RNFL 厚度图，提供了 RNFL 厚度可视化的和定量的信息。RNFL 厚度偏差图利用参考数据库提供了 ONH RNFL 缺损的模式和空间情况。与沿视乳头环扫一圈的 RNFL 厚度（cpRNFL）相比，RNFL 偏差图可以提供损伤的尺寸、形状和位置等空间信息。仅依赖盘周环扫 RNFL 可能会错过视乳头范围以外的 RNFL 的损伤。RNFL 地形图克服了这一局限性，并有促进楔状缺损可视化的优点。

一些研究表明，就高度特异性来看，RNFL 厚度偏差地形图比视盘环扫的 RNFL 更敏感[52-55]。具体地说，基于缺损大小、形状、深度、位置和离视盘距离的标准化 RNFL 厚度偏差地形图，和在 5% 水平（93.4%）超出正常范围一个钟点（95.0%）的视盘环扫的 RNFL 厚度测量有相似的灵敏度，但 RNFL 地形图的特异性明显更高（95.1% vs. 83.3%，P < 0.001）[51, 55]。一项研究显示，从受试者操纵特征曲线（AUC）上来看，RNFL 偏差地形图在检测定位 RNFL 缺失时明显优于盘周环扫的 RNFL 厚度（AUC: 0.94 vs. 0.86），而另一项研究表明，用定性半定量连续聚类度量评估的 RNFL 地形图和盘周环扫 RNFL 厚度偏差模式是有所不同的（AUC: 0.74 vs. 0.72）[55]。

1.4.2 盘沿宽度

OCT 视网膜分层的新进展促成了一种新的盘沿测量的方法。最小边宽（minimimum rim width，MRW）是指 Bruch 膜的开口（Bruch's membrane opening，BMO）和内界膜（internal limiting membrane，ILM）之间的最小距离[56]。MRW 已经被证实具有更好的鉴别青光眼和健康眼的诊断准确性[57-61]。

证据表明用 MRW 检测青光眼的诊断准确性优于检测视盘面积，并且相似或更优于 RNFL 厚度测量[57, 62, 63]。但严重程度不同的疾病其结果也有变化，有一些证据表明 RNFL 厚度可能在检测早期青光眼的损害中更加敏感[60]。

需要注意的是，在有 γ 区视乳头旁萎缩（parapapillary atrophy，PPA，在视盘这个区域是没有完整的 Bruch 膜）的眼睛中，Bruch 膜并不延伸到视神经的巩膜管边缘，因此在这些眼中，Bruch 膜终点和最近表面的距离比盘沿宽度更能代表 RNFL 的厚度。许多近视眼都有 γ 区视乳头旁萎缩[64]。因此，在有 γ 区 PPA 的眼睛中，对 MRW 的解释应该更加谨慎。

作为 BMO 中心，黄斑中心和视盘中心夹角的大小和位置会影响 MRW 和 RNFL 厚度的测量[57, 65-67]。校正此夹角可以减少眼睛测量的变化率并可以提高这些测量的准确性[57, 66, 67]。

1.4.3 黄斑区节细胞和内丛状层的厚度

黄斑有最高密度的视网膜神经节细胞（RGC）。在黄斑区，青光眼性损伤是比较常见的，并且可测量到神经节细胞层，黄斑 RNFL 和内丛状层的缺失[68]。用 OCT 可以总体或分别测量这三层组织的缺失。因为不能精确地分离神经节细胞层（ganglion cell layer，GCL）和内丛状层（inner plexiform layer，IPL），通常会把 GCL 和 IPL 一起测量。最近的证据表明，单独测量 GCL 的诊断准确性跟

GCL 和 IPL 一起测量的准确性是相似的。青光眼中黄斑损伤 /RGC 损失出现得比较早，标准视野检查如采用 24-2 测试可能会漏掉和（或）低估病情[68-70]。应当注意的是，通过黄斑区神经节细胞复合体的扫描结果是难以区分黄斑病变的，比如常见的青光眼合并症黄斑水肿、年龄相关性黄斑变性和其他与年龄有关的眼部疾病。

迄今为止发表的大量数据表明，黄斑区 OCT 扫描在诊断青光眼的力度上跟视盘环扫 RNFL 厚度相同或者更低。具体来说，一篇最近的 Cochrane 综述比较了黄斑参数特别是神经节细胞复合体（ganglion cell complex，GCC）和 GCIPL与 RNFL 参数对青光眼诊断的准确性[71]。回顾分析 36 项研究后，作者认为"RNFL 参数在诊断青光眼方面仍比黄斑参数好，但两者差异很小"。不过，此结论不适用于伴有高度近视、视盘倾斜或其他可能有合并症的青光眼患者，而且无论哪层黄斑视网膜被测量，结果都是如此（例如 GCL、黄斑 RNFL、GCIPL等）。此外，想要获得可靠的 RNFL 厚度，需要综合两张有代表性的 RNFL 边界 / 分割图像的数据，然而可靠的黄斑视网膜厚度测量需要更多张图像的数据，加重了患者的负担和临床检查员、医生的工作量。

需要注意的是，黄斑和 RNFL 厚度的测量比较是基于视盘环扫 RNFL，并非是 RNFL 厚度地形图。在一些人的眼中，盘周 RNFL 环扫可能会漏掉 RNFL 损伤，而后者在 RNFL 厚度地形图检测中是可以发现的。此外，用于分析盘周环扫 RNFL 和黄斑厚度（GCC、GCIPL/RGC ＋ 等）的一般指标不一定是检测损伤最敏感的指标。过去的研究已经表明，盘周环扫 RNFL 和黄斑区的测量在灵敏度、特异性方面差别不大，有证据表明，在一些眼睛中，黄斑扫描可检测到被盘周环扫 RNFL 分析所漏掉的黄斑损害，而在另外一些眼睛中，黄斑扫描会漏掉扫描区以外的损伤[69, 72]。选择最适用于目标区域的指标才能提高这些检查的诊断价值[73]。此外，有证据表明，将 RNFL 和黄斑扫描的数据结合起来，能够有助于提高青光眼的检出率[74]。

所有结构测量的局限性是，在某个时刻，当剩余的厚度全部为非神经组织时，这个数值便不会再随着青光眼的进展而减小。例如，当 RNFL 厚度由血管和神经胶质细胞和其他神经组织构成时，便达到了低限，它也不再具有诊断性。虽然 GCIPL 测量也有类似的问题，但低限往往出现于疾病晚期。还应该注意到的是，健康受试者也有明显的与年龄相关的缺损[66, 75]。因此，青光眼检测中，校正年龄因素对测量结果是很重要的。

1.4.4　筛板和 ONH 表面深度

筛板是一个筛状结构，在 RGC 轴突和视网膜血管穿出眼球，通过巩膜管到球后脑脊液空间时起到了支持的作用[4]。尽管青光眼的病理生理并没有完全阐明，但是有证据表明，筛板的重塑与青光眼性轴突损失（如 RNFL 缺损和盘沿变窄 / 凹）有关[25-76]。

此外，据报道，筛板的形态学特征如深度、厚度、或局灶性缺陷与青光眼的进展的严重程度显著相关[3, 24, 77, 86]。直至最近，由于 OCT 信号渗透到深层时会衰减，使得深层组织如筛板仍无法可视化。但是最近有证据表明，扫频源（SS）OCT 和增强深度成像（EDI）SD-OCT 可增强 OCT 信号穿透力，使得许多患者的筛板实现体内可视化和量化[83, 85-91]。

局灶性筛板缺损，是指不同于正常 U 形或者 W 形筛板前表面上的洞或断裂部分[22, 24, 26, 92]，可以通过 SS-OCT 和 EDI SD-OCT 图像的定性重复性检测。尽管局灶性损伤的检测是主观且费时的，但是良好的观察者之间的可重复性是可以通过标准化方案实现的[76, 92]。在大多数眼中，筛板的前缘是可见的，而用当前的成像方式，筛板后缘则很少能检测到[83]。

前筛板表面的深度是筛板重塑和移位的一个重要的定量指标[93]。前筛板表面深度的测量是指采用手动、半自动[94, 96]和全自动[97]方法来测量 BMO 到前筛板表面的距离。前筛板表面深度随疾病的严重程度而变化[98]。此外，作为衡量筛板重塑能力大小的前筛板表面深度，在年轻人的眼睛比在老年人的眼睛中测量值更大，且不同种族差别各异，这表明它与青光眼结构和功能的关系可能会在不同的眼睛中出现相当大的可变性[96]。另外，一致的证据表明，前筛板表面深度随眼压而变化。Lee 等[93]表明，在 IOP 降低之后（经过药物或者手术干预）筛板后移明显降低。Belghith 等[97]也证明，前筛板表面深度的变化与 IOP 的变化密切相关。

用 CSLO 测量也发现，ONH 表面深度变化在 RNFL 变薄之前就已经出现了[28, 98]。ONH 表面深度也可以采用 OCT 测量，并且已经表明，筛板表面深度相对于 BMO 的向前和向后移位都跟年龄与眼压有关[28]。

尽管有证据表明前筛板表面深度和 ONH 表面深度都与青光眼损害有关，但没有足够的证据证明这些参数有什么临床意义，尚需大样本的研究。使用前筛板表面深度来检测青光眼进程还有以下局限：①由于信号穿透不足，视网膜血管和盘沿组织被遮蔽，部分患者前筛板表面能见度有限，成像模糊；②检测结果受眼压、种族和年龄影响大；③自动化测量软件缺乏。使用 ONH 表面深度测量用于青光眼临床管理的局限性包括自动化的测量软件缺乏以及其受眼压和年龄影响大。

1.5　近视眼的青光眼诊断

RNFL 缺损、盘沿丢失、ONH 变形在近视眼的临床检查中具有挑战性。近视眼中，倾斜视盘和视乳头周围视盘萎缩十分常见，这也使得数字成像技术在测量盘沿形态和 RNFL 厚度时效率降低。一直以来，使用时域和 FD-OCT 来检测 RNFL 异常的特异性都很低[99-105]。这是由于近视眼具有不同 RNFL 的空间分布，而且大多数 OCT 仪器的标准数据库并没有从中、高度近视眼中获得参考测量值。近视眼的颞下、颞上视网膜神经纤维层的纤维束通常向黄斑汇聚，导致与非近视眼相比 RNFL 在上、下象限较薄[106]。最近的一项研究表明，纳入近视眼数据可显著改善 OCT 对于高度近视眼 RNFL 异常检查的特异性而不影响其灵敏度[107]。另外，记录 RNFL 和盘沿的进行性变化也有助于青光眼的鉴别诊断。

1.6　视神经乳头(ONH)的生物力学

虽然眼压是青光眼的主要风险因素，且降眼压是治疗这种疾病唯一有效的方法，但青光眼视神经损伤的机制尚未完全清楚。ONH 生物力学，指眼压对组织压力分布的物理特点，被认为是青光眼发病的重要病理生理机制[3-5]。然而，迄今没有研究发现 ONH 生物力学与疾病直接相关的证据，或阐明当 RGC 轴突穿出 ONH 时，眼压引起的机械损伤。ONH 在生物力学角度上是一个特别有趣的东西，因为它是强大的角巩膜的一个薄弱点。当 RGC 的轴突从相对高压的眼内环境到球后脑脊液空间的低压区时，筛板起到了结构和功能上的支持作用[1,2]。为了保护这一独特的解剖区域的 RGC，高等灵长类动物的筛板已经发展成为一个灵活、承重的结缔组织构成的三维复杂结构网络，里面还包裹着滋养筛板区的毛细血管。视乳头周围的巩膜为 ONH 提供了一个力学边界，在那里，力和变形通过巩膜管壁传送到筛板。因此，乳头周围巩膜结构的硬度影响了筛板的变形程度，筛板和巩膜充当了抵御眼压的结构[5,108,109]。已知 ONH 轴浆运输阻塞与急性和慢性眼压升高相关[112]，这表明，眼压及其对承重组织、血管和（或）细胞的机械作用会直接影响轴突的平衡。

人眼早期青光眼性损害没有得到很好的研究是因为具有典型早期损坏特点的人类尸体眼睛是难获得的，而且明确的青光眼诊断一般都已经发生相当大的损伤了。然而，在非人灵长类动物（nonhuman primate，NHP）青光眼模型中，研究证据表明生物力学生物标志物或许存在。随着 NHP IOP 缓慢的升高，ONH 和视乳头周围巩膜结缔组织的结构与组织特性可以用激光共聚焦扫描断层检测出的 ONH 表面变化表现出来：①神经管的扩大、延长；②后筛板组织的变形、增厚；③后筛板插入点的向外迁移（前筛板插入点的向外迁移虽然重要但很少报道）；④视乳头周围巩膜弹性和黏性的变化[118,119]。这些数据有力地说明，在早期神经病变阶段，结缔组织的重建和新的合成非常活跃，这些变化将来可能作为疾病阅片的生物力学生物标记。此外，已经发现 NHP 青光眼在疾病的早期，筛板有向神经管后迁移的变化。

理想情况下，青光眼诊断应当确定大多数需要进行早期治疗的患者，并排除那些在视力丧失方面没有进展的疑似青光眼患者。虽然这些研究增加了ONH 生物力学是青光眼病因学重要组成部分的可信度，但是现有的数据对于ONH 生物力学和青光眼发病及进展的相关性仍不明确。因此，基于生物力学标志物的青光眼的诊断还有待进一步开发和验证。

（王峰　苏颖 译，张秀兰　王一瑶　周柔兮　孙懿 审）

参考文献

1. Zeimer RC, Ogura Y. The relation between glaucomatous damage and optic nerve head mechanical compliance. Arch Ophthalmol 1989;107:1232-1234.
2. Downs JC, Roberts MD, Burgoyne CF. Mechanical environment of the optic nerve head in glaucoma. Optom Vis Sci 2008;85:425-435.
3. Quigley HA, Addicks EM. Regional differences in the structure of the lamina cribrosa and their relation to glaucomatous optic nerve damage. Arch Ophthalmol 1981;99:137-143.
4. Zeimer R. Biomechanical Properties of the Optic Nerve Head. In: Drance SM (Ed), Optic Nerve in Glaucoma, pp. 107-121. Amsterdam/New York: Kugler Publications 1995.
5. Downs JC. Optic nerve head biomechanics in aging and disease. Exp Eye Res 2015;133:19-29.
6. Quigley HA, Miller NR, George T. Clinical evaluation of nerve fiber layer atrophy as an indicator of glaucomatous optic nerve damage. Arch Ophthalmol 1980;98:1564-1571.
7. Quigley HA, Addicks EM. Quantitative studies of retinal nerve fiber layer defects. Arch Ophthalmol 1982;100:807-814.
8. Suh MH, Kim DM, Kim YK, Kim TW, Park KH. Patterns of progression of localized retinal nerve fibre layer defect on red-free fundus photographs in normal-tension glaucoma. Eye (Lond) 2010;24:857-863.
9. Leung CK, Yu M, Weinreb RN, et al. Retinal nerve fiber layer imaging with spectral-domain optical coherence tomography: patterns of retinal nerve fiber layer progression. Ophthalmology 2012;119:1858-1866.
10. Xu G, Weinreb RN, Leung CK. Retinal nerve fiber layer progression in glaucoma: a comparison between retinal nerve fiber layer thickness and retardance. Ophthalmology 2013;120:2493-500.
11. Airaksinen PJ, Drance SM. Neuroretinal rim area and retinal nerve fiber layer in glaucoma. Arch Ophthalmol 1985;103:203-204.
12. Airaksinen PJ, Drance SM, Douglas GR, Schulzer M. Neuroretinal rim areas and visual field indices in glaucoma. Am J Ophthalmol 1985;99:107-110.
13. Jonas JB, Fernández MC, Stürmer J. Pattern of glaucomatous neuroretinal rim loss. Ophthalmology 1993;100:63-68.
14. Medeiros FA, Lisboa R, Zangwill LM, et al. Evaluation of progressive neuroretinal rim loss as a surrogate end point for development of visual field loss in glaucoma. Ophthalmology 2014;121:100-109.
15. Coleman A, Friedman D, Gandolfi S, Singh K, Tuulonen A. Levels of evidence of diagnostic studies. In: Weinreb RN, Greve EL (Eds.), Glaucoma diagnosis: Structure and function, pp.

9-12. Consensus series I. Amsterdam: Kugler Publications 2004.

16. Leung CK, Yu M, Weinreb RN, et al. Retinal nerve fiber layer imaging with spectral-domain optical coherence tomography: a prospective analysis of age-related loss. Ophthalmology 2012;119:731-737.

17. Hammel N, Belghith A, Bowd C, et al. Rate and Pattern of Rim Area Loss in Healthy and Progressing Glaucoma Eyes. Ophthalmology 2016;123:760-770.

18. Leung CK, Ye C, Weinreb RN, et al. Impact of age-related change of retinal nerve fiber layer and macular thicknesses on evaluation of glaucoma progression. Ophthalmology 2013;120:2485-2492.

19. Kim TW, Kagemann L, Girard MJ, et al. Imaging of the lamina cribrosa in glaucoma: perspectives of pathogenesis and clinical applications. Curr Eye Res 2013;38:903-909.

20. Jung KI, Jung Y, Park KT, Park CK. Factors affecting plastic lamina cribrosa displacement in glaucoma patients. Invest Ophthalmol Vis Sci 2014;55:7709-7715.

21. Abe RY, Gracitelli CP, Diniz-Filho A, Tatham AJ, Medeiros FA. Lamina Cribrosa in Glaucoma: Diagnosis and Monitoring. Current Ophthalmology Reports 2015;3:74-84.

22. Faridi OS, Park SC, Kabadi R, et al. Effect of focal lamina cribrosa defect on glaucomatous visual field progression. Ophthalmology 2014;121:1524-1530.

23. Lee EJ, Kim TW. Lamina Cribrosa Reversal after Trabeculectomy and the Rate of Progressive Retinal Nerve Fiber Layer Thinning. Ophthalmology 2015;122:2234-2242.

24. Park SC, Hsu AT, Su D, et al. Factors associated with focal lamina cribrosa defects in glaucoma. Invest Ophthalmol Vis Sci 2013;54:8401-8407.

25. You JY, Park SC, Su D, et al. Focal lamina cribrosa defects associated with glaucomatous rim thinning and acquired pits. JAMA Ophthalmol 2013;131:314-320.

26. Lee EJ, Kim TW, Kim M, et al. Recent structural alteration of the peripheral lamina cribrosa near the location of disc hemorrhage in glaucoma. Invest Ophthalmol Vis Sci 2014;55:2805-2815.

27. Lee EJ, Kim TW, Kim M, Kim H. Influence of lamina cribrosa thickness and depth on the rate of progressive retinal nerve fiber layer thinning. Ophthalmology 2015;122:721-729.

28. Wu Z, Xu G, Weinreb RN, Yu M, Leung CK. Optic Nerve Head Deformation in Glaucoma: A Prospective Analysis of Optic Nerve Head Surface and Lamina Cribrosa Surface Displacement. Ophthalmology 2015;122:1317-1329.

29. Quigley HA, Dunkelberger GR, Green WR. Retinal ganglion cell atrophy correlated with automated perimetry in human eyes with glaucoma. Am J Ophthalmol 1989;107:453-464.

30. Kerrigan-Baumrind LA, Quigley HA, Pease ME, et al. Number of ganglion cells in glaucoma eyes compared with threshold visual field tests in the same persons, Invest Ophthalmol Vis Sci 2000;41:741-748.

31. Medeiros FA, Alencar LM, Zangwill LM, et al. Prediction of functional loss in glaucoma from progressive optic disc damage. Arch Ophthalmol 2009;127:1250-1256.

32. Chauhan BC, Nicolela MT, Artes PH. Incidence and rates of visual field progression after longitudinally measured optic disc change in glaucoma. Ophthalmology 2009;116:2110-2118.

33. Yu M, Lin C, Weinreb RN, et al. Risk of Visual Field Progression in Glaucoma Patients with Progressive Retinal Nerve Fiber Layer Thinning: A 5-Year Prospective Study. Ophthalmology 2016. (In press)

34. Keltner JL, Johnson CA, Anderson DR, et al.; Ocular Hypertension Treatment Study Group. The association between glaucomatous visual fields and optic nerve head features in the Ocular Hypertension Treatment Study. Ophthalmology 2006;113:1603-1612.

35. O'Neill EC, Danesh-Meyer HV, Kong GX, et al. Optic disc evaluation in optic neuropathies: the optic disc assessment project. Ophthalmology 2011;118:964-970.

36. Nonglaucomatous excavation of the optic disc. Trobe JD, Glaser JS, Cassady J, Herschler J, Anderson DR. Arch Ophthalmol 1980;98:1046-1050.

37. Greenfield DS, Siatkowski RM, Glaser JS, Schatz NJ, Parrish RK 2nd. The cupped disc. Who needs neuroimaging? Ophthalmology 1998;105:1866-1874.

38. Wu H, de Boer JF, Chen TC. Diagnostic capability of spectral-domain optical coherence tomography for glaucoma. Am J Ophthalmol 2012;153:815-826 e812.

39. Yang Z, Tatham AJ, Zangwill LM, et al. Diagnostic ability of retinal nerve fiber layer imaging by swept-source optical coherence tomography in glaucoma. Am J Ophthalmol 2015;159:193-201.

40. Silverman AL, Hammel N, Khachatryan N, et al. Diagnostic Accuracy of the Spectralis and Cirrus Reference Databases in Differentiating between Healthy and Early Glaucoma Eyes. Ophthalmology 2016;123:408-414.

41. Leung CK, Lam S, Weinreb RN, et al. Retinal nerve fiber layer imaging with spectral-domain optical coherence tomography: analysis of the retinal nerve fiber layer map for glaucoma detection. Ophthalmology 2010;117:1684-1691.

42. Cheung CY, Chan N, Leung CK. Retinal Nerve Fiber Layer Imaging with Spectral-Domain Optical Coherence Tomography: Impact of Signal Strength on Analysis of the RNFL Map. Asia-Pacific J Ophthalmol 2012;1:19-23.

43. Rao HL, Addepalli UK, Yadav RK, et al. Effect of scan quality on diagnostic accuracy of spectral-domain optical coherence tomography in glaucoma. Am J Ophthalmol 2014;157:719-727 e711.

44. Asrani S, Essaid L, Alder BD, Santiago-Turla C. Artifacts in spectral-domain optical coherence tomography measurements in glaucoma. JAMA Ophthalmol 2014;132:396-402.

45. Lee EJ, Kim TW, Kim M, Choi YJ. Peripapillary retinoschisis in glaucomatous eyes. PloS one 2014;9:e90129.

46. Hwang YH, Kim YY, Kim HK, Sohn YH. Effect of peripapillary retinoschisis on retinal nerve fibre layer thickness measurement in glaucomatous eyes. Brit J Ophthalmol 2014;98:669-674.

47. Hwang YH, Kim YY. Effect of peripapillary vitreous opacity on retinal nerve fiber layer thickness measurement using optical coherence tomography. Arch Ophthalmol 2012;130:789-792.

48. Hwang YH, Kim MK, Kim DW. Segmentation Errors in Macular Ganglion Cell Analysis as Determined by Optical Coherence Tomography. Ophthalmology 2016;123(5):950-958.

49. Gabriele ML, Ishikawa H, Wollstein G, et al. Optical coherence tomography scan circle location and mean retinal nerve fiber layer measurement variability. Invest Ophthalmol Vis Sci 2008;49:2315-2321.

50. Cheung CY, Yiu CK, Weinreb RN, et al. Effects of scan circle displacement in optical coherence tomography retinal nerve fibre layer thickness measurement: a RNFL modelling study. Eye 2009;23:1436-1441.

51. Hwang YH, Lee JY, Kim YY. The effect of head tilt on the measurements of retinal nerve fibre layer and macular thickness by spectral-domain optical coherence tomography. Brit J Ophthalmol 2011;95:1547-1551.

52. Leung CK, Choi N, Weinreb RN, et al. Retinal nerve fiber layer imaging with spectral-domain optical coherence tomography: pattern of RNFL defects in glaucoma. Ophthalmology 2010;117:2337-2344.

53. Shin JW, Uhm KB, Lee WJ, Kim YJ. Diagnostic ability of retinal nerve fiber layer maps to detect localized retinal nerve fiber layer defects. Eye (Lond) 2013;27:1022-1031.

54. Xu J, Ishikawa H, Wollstein G, et al. Three-dimensional spectral-domain optical coherence tomography data analysis for glaucoma detection. PLoS One 2013;8:e55476.

55. Raza AS, Zhang X, De Moraes CG, et al. Improving glaucoma detection using spatially correspondent clusters of damage and by combining standard automated perimetry and optical coherence tomography. Invest Ophthalmol Vis Sci 2014;55:612-624.

56. Almobarak FA, O'Leary N, Reis AS, et al. Automated segmentation of optic nerve head structures with optical coherence tomography. Invest Ophthalmol Vis Sci 2014;55:1161-1168.

57. Chauhan BC, O'Leary N, Almobarak FA, et al. Enhanced detection of open-angle glaucoma with an anatomically accurate optical coherence tomography-derived neuroretinal rim parameter. Ophthalmology 2013;120:535-543.

58. He L, Ren R, Yang H, et al. Anatomic vs. acquired image frame discordance in spectral domain optical coherence tomography minimum rim measurements. PLoS One 2014;9:e92225.

59. Danthurebandara VM, Sharpe GP, Hutchison DM, et al. Enhanced structure-function relationship in glaucoma with an anatomically and geometrically accurate neuroretinal rim measurement. Invest Ophthalmol Vis Sci 2015;56:98-105.

60. Gardiner SK, Boey PY, Yang H, et al. Structural Measurements for Monitoring Change in Glaucoma: Comparing Retinal Nerve Fiber Layer Thickness With Minimum Rim Width and Area. Invest Ophthalmol Vis Sci 2015;56:6886-6891.

61. Gardiner SK, Ren R, Yang H, et al. A method to estimate the amount of neuroretinal rim tissue in glaucoma: comparison with current methods for measuring rim area. Am J Ophthalmol 2014;157:540-549 e541-542.

62. Danthurebandara VM, Vianna JR, Sharpe GP, et al. Diagnostic Accuracy of Glaucoma With Sector-Based and a New Total Profile-Based Analysis of Neuroretinal Rim and Retinal Nerve Fiber Layer Thickness. Invest Ophthalmol Vis Sci 2016;57:181-187.

63. Malik R, Belliveau AC, Sharpe GP, et al. Diagnostic Accuracy of Optical Coherence Tomography and Scanning Laser Tomography for Identifying Glaucoma in Myopic Eyes. Ophthalmology 2016;123(6):1181-1190.

64. Dai Y, Jonas JB, Huang H, Wang M, Sun X. Microstructure of parapapillary atrophy: beta zone and gamma zone. Invest Ophthalmol Vis Sci 2013;54:2013-2018.

65. Choi JA, Kim JS, Park HY, Park H, Park CK. The foveal position relative to the optic disc and the retinal nerve fiber layer thickness profile in myopia. Invest Ophthalmol Vis Sci 2014;55:1419-1426.

66. Chauhan BC, Danthurebandara VM, Sharpe GP, et al. Bruch's Membrane Opening Minimum Rim Width and Retinal Nerve Fiber Layer Thickness in a Normal White Population: A Multicenter Study. Ophthalmology 2015;122:1786-1794.

67. Amini N, Nowroozizadeh S, Cirineo N, et al. Influence of the disc-fovea angle on limits of RNFL variability and glaucoma discrimination. Invest Ophthalmol Vis Sci 2014;55:7332-7342.

68. Hood DC, Raza AS, de Moraes CG, Liebmann JM, Ritch R. Glaucomatous damage of the macula. Prog Retin Eye Res 2013;32:1-21.

69. Hood DC, Raza AS. On improving the use of OCT imaging for detecting glaucomatous damage. Br J Ophthalmol 2014;98(Suppl 2):ii1-9.

70. Hood DC, Slobodnick A, Raza AS, de Moraes CG, Teng CC, Ritch R. Early glaucoma involves both deep local, and shallow widespread, retinal nerve fiber damage of the macular region. Invest Ophthalmol Vis Sci 2014;55:632-649.

71. Oddone F, Lucenteforte E, Michelessi M, et al. Macular versus Retinal Nerve Fiber Layer Parameters for Diagnosing Manifest Glaucoma: A Systematic Review of Diagnostic Accuracy Studies. Ophthalmology 2016;123(5):939-949.

72. Wang DL, Raza AS, de Moraes CG, et al. Central Glaucomatous Damage of the Macula Can Be Overlooked by Conventional OCT Retinal Nerve Fiber Layer Thickness Analyses. Transl Vis Sci Technol 2015;4:4.

73. Hood DC, Xin D, Wang D, et al. A Region-of-Interest Approach for Detecting Progression of Glaucomatous Damage With Optical Coherence Tomography. JAMA Ophthalmol 2015;133:1438-1444.

74. Loewen NA, Zhang X, Tan O, et al. Advanced Imaging for Glaucoma Study G. Combining measurements from three anatomical areas for glaucoma diagnosis using Fourier-domain optical coherence tomography. Br J Ophthalmol 2015;99:1224-1229.

75. Realini T, Zangwill LM, Flanagan JG, et al. Normative Databases for Imaging Instrumentation. J Glaucoma 2015;24:480-483.

76. Tatham AJ, Miki A, Weinreb RN, Zangwill LM, Medeiros FA. Defects of the lamina cribrosa in eyes with localized retinal nerve fiber layer loss. Ophthalmology 2014;121:110-118.

77. Weinreb RN, Aung T, Medeiros FA. The pathophysiology and treatment of glaucoma: a review. JAMA 2014;311:1901-1911.

78. Fechtner RD, Weinreb RN. Mechanisms of optic nerve damage in primary open angle glaucoma. Surv Ophthalmol 1994;39:23-42.

79. Anderson DR. Ultrastructure of human and monkey lamina cribrosa and optic nerve head. Arch Ophthalmol 1969;82:800-814.

80. Wilczek M. The lamina cribrosa and its nature. Br J Ophthalmol 1947;31:551-565.

81. You JY, Park SC, Su D, et al. Focal Lamina Cribrosa Defects Associated With Glaucomatous Rim Thinning and Acquired Pits. JAMA Ophthalmology 2013;131:314.

82. Kiumehr S, Park SC, Syril D, et al. In vivo evaluation of focal lamina cribrosa defects in glaucoma. Arch Ophthalmol 2012;130:552-559.

83. Kim TW, Kagemann L, Girard MJ, et al. Imaging of the lamina cribrosa in glaucoma: perspectives of pathogenesis and clinical applications. Curr Eye Res 2013;38:903-909.

84. Burgoyne CF, Downs JC, Bellezza AJ, Suh JK, Hart RT. The optic nerve head as a biomechanical structure: a new paradigm for understanding the role of IOP-related stress and strain in the pathophysiology of glaucomatous optic nerve head damage. Prog Retin Eye Res 2005;24:39-73.

85. Chung HS, Sung KR, Lee KS, Lee JR, Kim S. Relationship between the lamina cribrosa, outer retina, and choroidal thickness as assessed using spectral domain optical coherence tomography. Korean J Ophthalmol 2014;28:234-240.

86. Genovese K, Casaletto L, Lee YU, Humphrey JD. Panoramic stereo DIC-based strain measurement on submerged objects. In: Proulx T (Ed.), Optical measurements, Modeling and Metrology, vol. 5, pp. 257-263. New York: Springer 2011.

87. Lee EJ, Kim TW, Weinreb RN, rk KH, Kim SH, Kim DM. Three-dimensional evaluation of the lamina cribrosa using spectral-domain optical coherence tomography in glaucoma. Invest Ophthalmol Vis Sci 2012;53:198-204.

88. Mansouri K, Nuyen B, R NW. Improved visualization of deep ocular structures in glaucoma using high penetration optical coherence tomography. Expert Rev Med Devices 2013;10:621-628.

89. Mari JM, Strouthidis NG, Park SC, Girard MJ. Enhancement of lamina cribrosa visibility in optical coherence tomography images using adaptive compensation. Invest Ophthalmol Vis Sci

2013;54:2238-2247.

90. Miki A, Ikuno Y, Jo Y, Nishida K. Comparison of enhanced depth imaging and high-penetration optical coherence tomography for imaging deep optic nerve head and parapapillary structures. Clin Ophthalmol 2013;7:1995-2001.

91. Park SC, Ritch R. High resolution in vivo imaging of the lamina cribrosa. Saudi J Ophthalmol 2011;25:363-372.

92. Kim YK, Park KH. Lamina cribrosa defects in eyes with glaucomatous disc haemorrhage. Acta Ophthalmologica 2015;n/a-n/a.

93. Lee EJ, Kim TW, Weinreb RN. Reversal of lamina cribrosa displacement and thickness after trabeculectomy in glaucoma. Ophthalmology 2012;119:1359-1366.

94. Rhodes LA, Huisingh C, Johnstone J, Fazio M, Smith B, Clark M, Downs JC, Owsley C, Girard MJ, Mari JM, Girkin C. Variation of laminar depth in normal eyes with age and race. Invest Ophthalmol Vis Sci 2014;55:8123-8133.

95. Furlanetto RL, Park SC, Damle UJ, Sieminski SF, Kung Y, Siegal N, Liebmann JM, Ritch R. Posterior displacement of the lamina cribrosa in glaucoma: in vivo interindividual and intereye comparisons. Invest Ophthalmol Vis Sci 2013;54:4836-4842.

96. Ren R, Yang H, Gardiner SK, Fortune B, Hardin C, Demirel S, Burgoyne CF. Anterior lamina cribrosa surface depth, age, and visual field sensitivity in the Portland Progression Project. Invest Ophthalmol Vis Sci 2014;55:1531-1539.

97. Belghith A, Bowd C, Medeiros FA, Weinreb RN, Zangwill LM. Automated Segmentation of Anterior Lamina Cribrosa Surface: How the Lamina Cribrosa Responds to Intraocular Pressure Change in Glaucoma Eyes. IEEE International Symposium on Biomedical Imaging ISBI. New York; 2015:222-225.

98. Xu G, Weinreb RN, Leung CK. Optic nerve head deformation in glaucoma: the temporal relationship between optic nerve head surface depression and retinal nerve fiber layer thinning. Ophthalmology 2014;121:2362-2370.

99. Leung CK, Mohamed S, Leung KS, et al. Retinal nerve fiber layer measurements in myopia: An optical coherence tomography study. Invest Ophthalmol Vis Sci. 2006;47:5171-6.

100. Vernon SA, Rotchford AP, Negi A, et al. Peripapillary retinal nerve fibre layer thickness in highly myopic Caucasians as measured by Stratus optical coherence tomography. Br J Ophthalmol. 2008;92:1076-80.

101. Aref AA, Sayyad FE, Mwanza JC, et al. Diagnostic specificities of retinal nerve fiber layer, optic nerve head, and macular ganglion cell-inner plexiform layer measurements in myopic eyes. J Glaucoma. 2014;23:487-493.

102. Leal-Fonseca M, Rebolleda G, Oblanca N,et al. A comparison of false positives in retinal nerve fiber layer, optic nerve head and macular ganglion cell-inner plexiform layer from two spectral-domain optical coherence tomography devices. Graefes Arch Clin Exp Ophthalmol. 2014;252:321-330.

103. Yamashita T, Kii Y, Tanaka M, et al. Relationship between supernormal sectors of retinal nerve fibre layer and axial length in normal eyes. Acta Ophthalmol. 2014;92:e481-487.

104. Kim KE, Jeoung JW, Park KH, et al. Diagnostic classification of macular ganglion cell and retinal nerve fiber layer analysis: differentiation of false-positives from glaucoma. Ophthalmology. 2015;122:502-510.

105. Qiu KL, Zhang MZ, Leung CK, et al. Diagnostic classification of retinal nerve fiber layer measurement in myopic eyes: a comparison between time-domain and spectral-domain optical coherence tomography. Am J Ophthalmol. 2011;152:646-653.

106. Leung CK, Yu M, Weinreb RN, et al. Retinal Nerve Fiber Layer Imaging with Spectral-Domain Optical Coherence Tomography: Interpreting the RNFL Maps in Healthy Myopic Eyes. Invest Ophthalmol Vis Sci. 2012;53:7194-200.

107. Biswas S, Lin C, Leung CK. Evaluation of a Myopic Normative Database for Analysis of Retinal Nerve Fiber Layer Thickness. JAMA Ophthalmol. 2016 In press.

108. Sigal IA, Flanagan JG, Ethier CR. Factors influencing optic nerve head biomechanics. Invest Ophthalmol Vis Sci 2005;46: 4189-4199.

109. Sigal IA, Yang H, Roberts MD, Grimm JL, Burgoyne CF, Demirel S, Downs JC. IOP-induced lamina cribrosa deformation and scleral canal expansion: independent or related? Invest Ophthalmol Vis Sci. 2011;52:9023-9032.

110. Quigley H, Anderson DR. The dynamics and location of axonal transport blockade by acute intraocular pressure elevation in primate optic nerve. Invest Ophthalmol. 1976;15:606-616.

111. Quigley HA, Anderson DR. Distribution of axonal transport blockade by acute intraocular pressure elevation in the primate optic nerve head. Invest Ophthalmol Vis Sci. 1977;16:640-644.

112. Quigley HA, Addicks EM. Chronic experimental glaucoma in primates. II. Effect of extended intraocular pressure elevation on optic nerve head and axonal transport. Invest Ophthalmol Vis Sci. 1980;19:137-152.

113. Geijer C, Bill A. Effects of raised intraocular pressure on retinal, prelaminar, laminar, and retrolaminar optic nerve blood flow in monkeys. Invest Ophthalmol Vis Sci. 1979 Oct;18(10):1030-1042.

114. Radius RL. Optic nerve fast axonal transport abnormalities in primates. Occurrence after short posterior ciliary artery occlusion. Arch Ophthalmol. 1980;98:2018-2022.

115. Downs JC, Yang H, Girkin C, Sakata L, Bellezza A, Thompson H, Burgoyne CF. Three-dimensional histomorphometry of the normal and early glaucomatous monkey optic nerve head: neural canal and subarachnoid space architecture. Invest Ophthalmol Vis Sci. 2007;48:3195-3208.

116. Yang H, Downs JC, Girkin C, Sakata L, Bellezza A, Thompson H, Burgoyne CF. 3-D histomorphometry of the normal and early glaucomatous monkey optic nerve head: lamina cribrosa and peripapillary scleral position and thickness. Invest Ophthalmol Vis Sci. 2007;48:4597-4607.

117. Yang H, Williams G, Downs JC, Sigal IA, Roberts MD, Thompson H, Burgoyne CF. Posterior (outward) migration of the lamina cribrosa and early cupping in monkey experimental glaucoma. Invest Ophthalmol Vis Sci. 2011;52:7109-7121.

118. Downs JC, Suh JK, Thomas KA, Bellezza AJ, Burgoyne CF, Hart RT. Viscoelastic characterization of peripapillary sclera: material properties by quadrant in rabbit and monkey eyes. J Biomech Eng. 2003;125:124-131.

119. Girard MJ, Suh JK, Bottlang M, Burgoyne CF, Downs JC. Biomechanical changes in the sclera of monkey eyes exposed to chronic IOP elevations. Invest Ophthalmol Vis Sci. 2011;52:5656-5669.

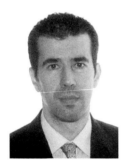 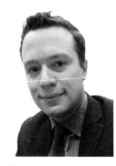 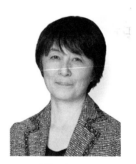

David Garway-Heath   Gustavo De Moraes   Aiko Iwase

第2章 视 功 能

章节主编：David Garway-Heath

章节共同主编：Gustavo De Moraes，Aiko Iwase

编著者：Andrew Anderson，Makoto Araie，Ryo Asaoka，Augusto Azuara-Blanco，Christopher Bowd，Paolo Brusini，Joseph Caprioli，Jack Cioffi，David Crabb，Barbara C. Venkel，Robert Fechtner，Brad Fortune，Paul Foster，Stuart Gardiner，Fransicso Javier Goni，David Henson，Donald Hood，Chris A. Johnson，Chota Matsumoto，Allison Maree Mckendrick，Andrew McNaught，Jonathan Myers，Pradeep Ramulu，Remo Susanna Jr，Michael Wall

共识声明

1. 视功能检查对青光眼的评估、分期和监测非常重要。

注释：标准自动视野检查（standard automated perimetry，SAP）是所有视功能检查的参考标准。

2. 临床决策应基于可靠的视野检查。

注释：视野缺损应该是可重复的和（或）应该与视神经损害的位置一致。最重要的可靠性参数是假阳性率。

3. 在青光眼性视神经病变存在的情况下，青光眼半视野检查（glaucoma hemifield test，GHT）中的"超出正常范围"提示青光眼视野缺损是存在的。

注释：对于不计算 GHT 的视野计，异常（$P < 5\%$）的模式标准偏差（pattern standard deviation，PSD）或平方根损失方差（sLV）可能具有相似的诊断价值。

4. 当怀疑存在青光眼性视神经病变（glaucomatous optic neuropathy，GON）时，一份可靠的视野报告中，半视野检查提示"超出正常范围"或"临界值"提示患青光眼的可能性增大。

注释：患青光眼的可能性取决于是否合并有青光眼的其他危险因素（如眼压升高）以及是否没有 GON 的证据级别。

5. 在明确是青光眼导致的视野缺损前，应通过详细的检查以排除视网膜疾病以及非青光眼性疾病导致的视盘改变。

注释：如果视野缺损特征提示为神经源性，或视野缺损损害程度与视盘、视网膜神经纤维的损害不一致，则需要进一步的检查（如色觉检查、神经影像学检查）。

6. 大于中心 24° 范围的标准自动视野检查（standard white-on-white automated

perimetry，SAP）被推荐用于诊断青光眼视野缺损。

注释：Goldmann Ⅲ刺激光标通常用于临床诊断青光眼的自动视野计检查。Size Ⅴ刺激光标则适用于更严重的病例，具有检测范围大、变异性低的优点；与传统的24-2检测程序相比，10-2检测程序可以显著提高中心视野缺损的检出率。

7. 对于青光眼诊断，阈值算法优于超阈值算法。

注释：超阈值算法在阈值测试算法结果不可靠的情况下具有参考意义。

8. 短波长自动视野计（short-wavelength automated perimetry，SWAP）和倍频技术（frequency doubling technology，FDT）视野计的诊断准确度均低于SAP。

注释：患者每次复查应该进行相同的视功能检查，并进行数据分析以发现病情变化。检查越多，结果越有可能"超出正常范围"，从而增加假阳性结果的可能。

9. 具备青光眼危险因素又有条件做正常标准自动视野（SAP）的患者应定期检测其视功能变化，以期尽早发现视力降低、视野缺损，从而尽早确诊青光眼。

注释：青光眼的早期损害可以是功能性的，也可以是结构上的，因此，联合功能及结构检查可以避免漏诊早期青光眼。

10. 青光眼半视野检查（GHT）（或总结性的参数）或趋势分析可能最早发现疾病恶化，并且是最敏感的，因此，患者都应做这两项检查。

注释：进行性的视功能损害可以表现为单纯的光敏度下降、区域性的视野缺损，或者两者兼而有之。如果趋势分析显示视野指数（VFI）平均缺损（mean defect，MD）或平均缺失发生变化，则需要注意排除屈光介质不清的情况（如白内障）。

11. 除SAP以外，其他的功能检查监测到的早期进展证据都是比较弱的。

12. 图形视网膜电图（pattern electroretinogram，PERG）检查在青光眼常规诊断和治疗中的作用有限。

注释：PERG和PhNR检查不能替代SAP和光学相干断层扫描（OCT）成像检查。

13. 视功能损害程度分期在慢性青光眼治疗中是十分有用的工具。

注释：损害程度分期可以为制定治疗策略提供参考。

14. 尽管分期系统可能在临床上很有用，但是目前所有的分期系统均不能反映出视野报告中的所有信息。

注释：例如，分级系统不能反映出视野缺损的位置。

15. 原发性开角型青光眼（POAG）所导致的视功能损害会影响患者的日常生活，降低生活质量。较差的生活质量与更严重的疾病程度相关。

注释：生活质量可以通过问卷调查评估——日常任务（如阅读）、事件监测（如跌倒）和行为监测（如GPS跟踪器）。

16. 了解青光眼和青光眼治疗如何影响患者的生活质量及其在不同分期时的变化,在临床上具有重要的实际意义。它可以告知患者如何选择合适的治疗方案以及当疾病进展时如何和患者进行沟通。

17. 青光眼视野缺损对视觉相关的功能以及对生活质量的影响取决于视野缺损的位置以及受累的日常行为能力。

注释:跌倒风险、手眼协调性及行动能力最易受到下半视野缺损影响,而阅读则可能更易受上半边视野缺损影响。

18. 除了视野缺损,中心视力及对比敏感度下降(在更严重的病例中)可能会影响视觉相关功能及生活质量。

注释:相对视野检查,对比敏感度与阅读能力的相关性更强。

2.1 基于24-2标准自动视野检查(SAP)的诊断

Andrew Anderson,Ryo Asaoka,Paolo Brusini,Joseph Caprioli,Jack Cioffi,Stuart Gardiner

2.1.1 疑似(不明确)青光眼视神经病变(GON)的诊断标准

基于SAP检查的诊断标准多种多样,各有侧重点,但目前尚未达成共识。评估诊断策略效能的研究亦是良莠不齐。Burr等[1]在一篇综述中提到,在5项满足纳入标准的研究中,仅有1项满足高质量研究的纳入标准(Robin等[2])。用于临床研究的评价视野缺损的评分系统,如晚期青光眼干预研究(AGIS),可能过于复杂和费时,从而不适于繁忙的临床工作。因此,一些简单可行的评分系统在实际应用中更加适合。

试图直接比较不同文献中SAP诊断标准的灵敏度和特异度是复杂的,因为不同的研究纳入和排除标准不同。特别是,使用严格定义青光眼组和对照组的纳入标准,并剔除不符合任一组标准的研究对象易夸大组间差异,从而灵敏度和特异度被高估(Anderson & Johnson,2003)[3],且被高估的程度难以衡量。还需特别注意的是,临床研究通常排除患白内障及存在其他可能影响视功能的疾病的研究对象,使得年龄大于80岁者较少被纳入研究,而忽略了这些人群在临床上实际占有相当大的比例。虽然这类研究的临床普适性有限,但评估同一研究中不同方法的相对效能仍有一定的参考价值。Katz等[4](1991)使用Humphrey自动视野计(Humphrey field analyzer,HFA)做了一项诊断标准的研究,在未进行额外计算的前提下,得出以下结果(表1)。为便于比较,结果中使用了AGIS分类标准以确定视野缺损(根据成簇的压陷位点来分为轻、中、重三种不同程度视野缺损)的研究。

表 1　Humphrey 视野检查中视野缺损的不同诊断标准的比较

方法	灵敏度	特异度
MD，$P<5\%$	81	92
MD，$P<1\%$	70	98
CPSD，$P<5\%$	96	90
CPSD，$P<1\%$	79	97
GHT（仅纳入超出正常者）	97	86
GHT（包括超出正常及临界者）	99	84
AGIS	96	78

资料来源于 Katz 等（1991）[4]。仅纳入视野检查结果可靠的研究。

译者注：CPSD，corrected pattern standard deviation，校正模式标准差；GHT，glaucoma hemifield test，青光眼半视野检查

总而言之，如果不考虑灵敏度与特异度之间权衡取舍的问题，这项研究发现其实各种检查策略之间并无明显差异。结合不同的检查，例如异常 CPSD 或 GHT，仅仅略微增加灵敏度，但同时会降低特异度。值得注意的是，CPSD 不再是一个由瑞典交互式阈值算法（Swedish Interactive Threshold Algorithm，SITA）程序界定的视野特征，也没有提供灵敏度/特异度值的置信区间。为便于比较，Robin 等（2005）进行了一项基于社区的青光眼检测评估研究，发现以 AIGS 评分标准（分值 >1）诊断青光眼的灵敏度和特异度分别为 90% 和 58%，其阳性预测值为 14%，而阴性预测值为 99%。这稍逊于表 1 所示，可能与 Katz 等（1991）的研究中[4] 由于青光眼及对照组的明确诊断有关，从而可能导致诊断效能被放大。Katz 等[4]（1991）使用手动视野检测视野缺损来诊断青光眼，也可能会高估青光眼的诊断效能。

没有任何一个单一指标能可靠地检测所有青光眼的视野缺损。Asaoka 等[5]（2014）比较视野前的 GON（青光眼性视神经病变）（即视野缺损不符合常见的 Anderson-Patella 标准评估）与正常眼的视野，发现视野前的 GON 眼存在明显的灵敏度降低，特别是在鼻部和 Bjerrum 区。根据组织结构损伤与功能之间的关系，提示即使是无视野缺损也非常有必要仔细评估视野检测报告。这些视野评估可能适用于经高度专业训练的青光眼医师，但尚不清楚仅通过简单的统计指标比较，非青光眼专业眼科医师的评估效果是否不劣于青光眼专科医师。

建议

总而言之，Humphrey 视野检查（Humphrey field analyzer）中，青光眼半视野检查（GHT）由于报告简洁明了且无需额外计算，建议将其设置为青光眼视野缺损的主要诊断指标。怀疑青光眼视神经病变时，GHT 为"超出正常范围"或"临

界状态"被推荐作为诊断青光眼的额外证据(Leske 等,1999)[6],而"超出正常范围"诊断效能高于"临界状态"。该标准适合最大化灵敏度而不是特异度,尽管 Katz 等(1991)发现 GHT 标准范围内(超出正常范围±临界状态)两者仅有细微差别。怀疑青光眼性视神经病变时,GHT 提示"超出正常范围"则考虑该患者出现了视野缺损("临界状态"则证据强度不足)。

任何情况下应首先确认视野与其他检查结果一致。本共识应为:

- 视野缺损的位置应与 GON 损害范围一致;
- 多次随访时,视野缺损的区域按照 GHT 分类应保持前后一致。

上述标准仅适用于可信度高的检查结果,其报告中包含模式偏差图,以便评估任何不规则视野缺损或伪像。

视野缺损被确诊为青光眼性视野改变之前,应仔细完善眼底检查以明确视神经与视网膜情况(如玻璃疣)。如结果提示视野缺损为神经源性,或者视野缺损与视盘形态及视网膜神经纤维层表现不一致,则有必要行进一步的检查(如色觉检测,神经影像学检查等)。

对于不提供 GHT 或其等效指标的检查设备,根据 Katz 等[4](1991)使用相关指标 CPSD 研究,异常 PSD($P < 5\%$)或其等效指标(如损失方差的平方根,sLV)可能会得出相近的诊断效能。如上所述,视野检查结果必须是可信的,且需与其他检查结果相符合。

没有单一指标可以检测到所有青光眼性视野缺损。虽然青光眼专科医师对视野评估的诊断准确性可能高于包括 GHT 在内的视野统计学指标,但尚无足够的证据支持没有受过青光眼专业培训的眼科保健医师亦能得到类似的准确性。

2.1.2 缺乏 GON 表现的青光眼诊断标准

视野检查对青光眼的诊断是重要的,即使缺乏可疑 GON 表现。例如,一项澳大利亚人口筛查的研究(Wong 等,2014),有 49% 的既往未被确诊青光眼的患者在过去的 1 年曾看过验光师或眼科医师。几乎所有以前未确诊青光眼的病例(97%)都有视野缺损。区分已确诊和未确诊青光眼的具有统计学意义的因素是存在视野缺损,提示青光眼的临床诊断存在依赖可观察到的视神经结构改变。临床上如果存在视神经结构改变的指征(如可疑视盘),则会常规进行视野检查。这提示临床上对视神经结构在青光眼诊断上存在偏倚。这种偏倚反映,至少是部分反映当前常用青光眼临床诊断模式——对于青光眼患者会常规安排视野检查,而不能说明视神经结构信息能够提供更具有力诊断信息。青光眼诊断性研究纳入标准的制定中,可能也存在对结构评估偏倚。采用以上纳入标准的研究中,尽管结构信息对评估视野诊断青光眼的相对诊断效能有参考作用,但是因为视野异常但无异常眼底表现的青光眼未被纳入而使视野的绝对诊断效能被低估。

建议

为最大限度减低诊断的假阳性率（Katz 等，1991）[4]，排除青光眼性视神经病变可能后，仅有"超出正常范围"这一 GHT 标准被推荐作为青光眼诊断依据（如"临界状态"则不足以诊断青光眼）。同理，只有 GHT 达到"超出正常范围"标准才能界定出现了视野缺损。青光眼的患病概率取决于是否合并青光眼的其他危险因素（如眼内压升高）以及排除青光眼性视神经病变（GON）的证据等级。

所有其他建议如上所述，当怀疑 GON 时，视野检查的结果应与其他信息结果相一致。如果能排除 GON，则两者之间则不可能存在一致性，此时则必须按照 GHT 分类标准进行多次视野检查，以明确初始视野检查中的视野缺损是实际存在的。

2.1.3　存在确切 GON 的青光眼诊断标准

当患者 GON 非常明显时，可能大多数临床医生已经发现并确诊其为青光眼。因此，视野缺损的存在与否不是主要用于诊断青光眼，而是主要监测显著的视野缺损是否伴随青光眼的发生与发展。

建议

如临床上明确存在青光眼性视神经病变，按照 GHT 标准只有"超出正常范围"被推荐作为存在视野缺损的诊断依据（"临界状态"则不足以诊断视野缺损）。GHT 中，"临界状态"提高了青光眼视野缺损的可能性，当结构和功能的信息相一致且反复检测缺损都有助于提高检出率。其他针对怀疑存在青光眼性视神经病变的建议均如上所述，其检查结果需要可靠且同其他临床资料具有一致性。

其一致性的内涵如下：

- 视野缺损的位置应与 GON 损害范围一致；
- 多次随访时，视野缺损的区域按照 GHT 分类应保持前后一致。

2.2　标准自动视野测定替代算法

Gustavo de Moraes，Allison M. Mckendrick

2.2.1　研究需求

1. 基于计算机模拟研究的结果，包括对刺激测试位置和阈值算法在内的视野检查策略改进方案已被提出。这些方案需要针对多类患者进行临床验证。

2. 个性化视野测试算法（基于其先前的检查结果、解剖特征或疾病状态）

需要进一步的研究。

3. 有必要开发包含针对黄斑上方区域测试点的既容易操作又能进行分析的工具以助于视野检查。

4. 鉴于视野损害明显的位点(灵敏度 < 约 15dB)重复测试的变异性大,需要进一步评估重新测试这些位点的阈值(相对于测试新位点)的好处。

5. 需要进一步衡量以偏心方式改变刺激光标大小的优缺点,特别是与 Riccò 面积维持恒定的尺寸比例关系(刺激光标大小限定了特点位点的空间大小)。这项工作需要考虑个体差异,包括视网膜上视标大小的变化,这些变化主要由于眼轴长度改变所致(尤其是近视)。

译者注: Riccò 定律: 该定律是多个描述人眼在单一背景下看到视标的定律之一。由 Annibale Riccò 首先发现。该定律阐述了视标面积与人眼能看到该视标需要的对比度的关系。

$$对比度(contrast) = \frac{K}{面积(area)}$$

Riccò 定律是基于感受野内足够引起视标被察觉的光线能量(光子数),是可以转化为面积进行计算,即感受野内光子数量与其面积成正比。而面积大小随背景光的强度变化而变化。

因此对比度阈值与信噪比乘以噪音除以面积的值成正比。

该公式适用于未确定视标的情况。人眼黄斑部的分辨率(感受野)的大小约为 1 分弧(约为 $0.0167°$),且分辨率越靠近周边部越小。

6. 目前研究表明,通过改变视标大小或尝试不同的测试模式可以辅助检测视野缺损,根据患者情况灵活应用不同的测试策略能达到更好的效果。这种视野检查模式需要开发出新的算法以便在对随访患者进行视野检查时,明确视野损害是否在进展。

标准自动视野计(SAP)的局限性之一是随着视野缺损程度的加重,测试点的位置变异性增加[8]。一些现有的视野测试算法包括:① 4-2-1 交叉法的全阈值视野检查;②瑞典交互式阈值算法(SITA)[9];③德国自适应阈值估计[10];④ Zippy 顺序测试(ZEST)[11]。这些视野检测算法的变异性随病情的进展而增大,同时它们需要保持较短的测试持续时间,以便确保其可靠性不因疲劳而打折扣[12]。

详细记录视网膜某一位置(以 S 型的 FOS 曲线测量)对特定刺激强度的反应可以反映刺激强度的范围,也就是说可以反映受检者视野缺损的范围(换而言之,在相对暗点区域,受检者对特定刺激反应可能性较小)[13]。下面以 FOS 曲线斜率描述的基本视觉感知反应为例,简要说明其如何影响个体响应视野刺激的概率及对视野阈值算法结果的影响。自动视野检查通常使用 35dB 的刺激强度来评估视功能。测试过程中,每个位置会被多次检测,在固定间隔时间,使用多种算法（例如全阈值，或 SITA：Carl Zeiss Meditec, Inc.），通过增加刺激强度（不能看到）或降低刺激强度（能看到），以得出阈值灵敏度。让我们假设两个位置，一个最初设定在 10dB，另一个为 25dB。在这两个位置，受检者没有反应（"未见到"的反应）。对于真实阈值为 10dB 的点（变异性更大——累积高斯标准偏差为其 5dB 时的 FOS 值），如果刺激强度为 10dB，那么受检者对其做出反应的概率为 50%；而如果刺激强度大于 5dB，在 5dB 时（标准偏差大于 10dB），受检者有约 68% 的概率看到该点。在敏感性更高、真实阈值为 25dB 的位置（低变异性：标准偏差为其 1dB 时的 FOS 值），如果刺激强度设定为 25dB，则受试者有 50% 的概率可看到；然而，如果刺激强度按照 5dB 步长递增至 20dB 时，受试者接近 100% 可能看到该点。这些基于灵敏度的固定递增或递减的检测步骤可能存在问题（即因其没有考虑灵敏度函数响应概率的变异性），这增加了检测阈值灵敏度的时间及返回错误的阈值估计值概率。为解决该问题，Gardiner 提出了一种矫正变异性的算法[14]。该算法根据预测的 FOS 曲线标准偏差（响应概率的变异性）来确定某个位置的下次测试的刺激强度的步长（递增或递减的量）。预测的 FOS 曲线是以 FOS 作为视野敏感度函数为基础[13]，根据受试者对特定刺激的反应在反复检测的基础上计算而得。简而言之，随着刺激强度的增加（因为受试者没有看到刺激），算法的步长也增加以应对视野受损区域的响应变异性。因此，该算法在测试低灵敏度的位置时效率应更高。此外，改进的算法，例如矫正变异性的算法，在灵敏度低于 15dB 的测试区域花费较少的时间，因为这些区域提供的信息往往可靠性较低[15]。

另一个选择是改变刺激视标的大小。Goldmann Ⅲ-4e 是自动视野测量中使用最广泛的视标，也用于界定法律意义上的盲。视标的视角为 0.43°，亮度为 318cd/m^2（1000asb）。无论是正常眼还是患眼，视野对比敏感度随着刺激强度变大而增加。V-4e 视标（视角 1.8°）可以减少变异性，在疾病进展中可以获得更加可靠的视野检查结果[16-18]。其中一个原因是 V 号视标在敏感度异常区域的测试—重复测试的变异性较低[16]。另外，V 号视标具有比Ⅲ号视标更大检测范围，并且具有大约两倍的可辨别步骤。关于检测范围，SAP 中从正常到盲的检测步骤取决于测试 - 重新测试的变异性以及视标的亮度。Ⅲ号视标具有 4 个可区分的步骤，视标阈值为 15～19dB，低于此值时，响应的可靠性会受到损害。比较不同测试和视标大小的研究人员发现，V 号视标阈值为大约 4～8dB[18]，当传统Ⅲ号视标检测为低灵敏度时，应用 V 号视标可以帮助监测长期稳定性的变化。

在另一项研究中，研究者发现没有证据表明 V 号视标显著降低了光阈值范围 15～19dB 的下限[19]。然而，在相同位置，使用 V 号视标灵敏度更高。例如，在同样的检测位置，使用Ⅲ号视标灵敏度为 15dB，而 V 号视标则为 20dB。这种更高的灵敏度意味着在疾病进程过程中，视野检查的结果将会更加可信。

在理想情况下，在检测敏感度显著缺损区域时（或基于以前的测试结果），算法应在测试期间自动进行修正。海德堡边缘视野计（Heidelberg edge perimeter, HEP）允许在 16～40dB 范围内使用Ⅲ号视标，而从 0～15dB，视标刺激强度可以相应的增加。如果不采用此算法，一种替代方法是在不同的测试时间检查时更换视标。然而，缺陷是这种进展分析仅能应用于采用相同视标的对比测试中；结果，用于这种进展分析的数量就会降低（或随访时间需要延长）。

或者，Khuu 和 Kalloniatis[20] 试图在 30-2 视野的所有视野测试点构建 Riccò 关键区域（Ac），以确定 Goldmann 测试范围完全在空间总和之内或之外。通过这样做，他们建议有可能系统地确定跨视野位置的阈值变化，并进一步确定 SAP 完整空间求和区域内测试的重要性。

修改测试算法的另一种方法是根据偏心度增加测试点的密度。一旦视功能损害威胁或影响 10° 中心视野，则 24-2（或 30-2）网格变得不太能够检测异常并监测变化。在测试位置（与水平和垂直子午线相距 3°）之间有 6° 的距离，在中心 9° 内测试的总点数仅为 4（加上中央凹灵敏度）。这个相对较小的视野区域包括整个视网膜的约 30% 的神经节细胞[21]，并且对应于超过 60% 的视觉皮质[22]。通过将测试策略改为 10-2 格，现在可以测试中心 10° 的 68 个测试点，每个测量点分开 2°（距离水平和垂直子午线 1°），从而更好地评估中心视野损害的存在和进展（图1）[23, 24]。

如果青光眼不影响黄斑区，或者说最早期的青光眼性视野缺损总是位于黄斑中心凹外，那么相对较差的中心视野采样不会有太大影响。但是近 30 年来，我们已经明确，部分早期甚至初发的青光眼患者会发生黄斑区的视野损害[25]。最近资料表明，24-2 视野检查正常的受试眼中，有 16% 应用 10-2 进行检查时存在异常[23]。因此，10-2 视野检查适用于那些有主诉中心视野缺损症状、出现与中心视野损害对应结构损害的晚期青光眼及仅有中心视野的患者。

图 2 展示了与传统的 24-2 方法相比，使用 10-2 增加测试点的密度如何改进中心视野缺损检测。尽管在 24-2 中心视野检测报告（上图）中具有 −2～−5dB 之间的灵敏度的总偏差图，同一只眼睛在同一天测试的 10-2 视野检查结果（下图）中常规格栅测量的位置（间隔 6°）之间可见到视野缺损。如果没有进行 10-2 测试，这个缺损很容易被忽略，那这个患者可能就会被归为正常或可疑。

目前已经表明，从 10-2 测试模式向 24-2 测试模式添加 4 个测试点显著提高了其检测黄斑缺损的能力，其与单个 10-2 测试比[26]，不需要增加更多的测试点。在另一个研究中，Chen 等[27] 采用不同视野测试模式收集数据（Medmont 视野检查，中央阈值测试）以确定是否引进相同的旁中心测试位点后，在存在明显的视野缺损时仍能提供最多的诊断信息。他们发现，在 Humphrey 24-2 模式的上方黄斑区域引进一对测试位点后，青光眼患者检查发现的异常位置的数量增加。

A

24–2 SITA
12 个点
每两点间隔6°

B

10–2 SITA
68 个点
每两点间隔2°

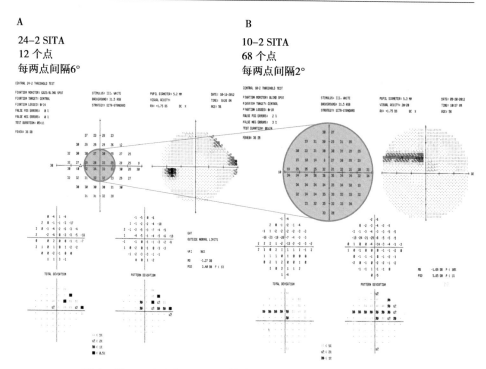

图 1   用 24-2（A）和 10-2（B）检查时测试点的数量与距离的比较

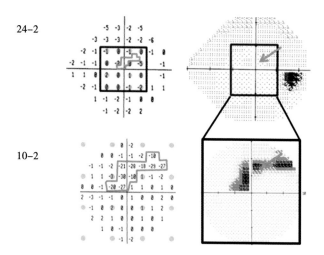

图 2   某青光眼患者同一天测试的右眼 24-2 及 10-2 视野检查的总体偏差图（图左）及灰度图（图右）。上方为 24-2 检查结果，黑色方框为中央 10° 视野范围；下方为 10-2 检查结果，图框中测试点与 24-2 检查中的点相对应。箭头示视野上方弓形缺损，其边界已以图框圈出（该图由 Donald C. Hood，PhD 提供）

制造商在开发下一代测试算法时应考虑到这一点,因其在应用相同的平台(如24-2 SITA)来分析常规 54 个测试位置的进展情况时,有助于发现和监测中心视野缺损。

　　已经被检验过的增加视野测试空间分辨率的其他方法中,有一些还没有用于临床。例如,空间自适应程序(Spatially Adaptive Program,SAPRO)的检测位点的空间分辨率包括 3.2°、1.6° 和 0.8°[28, 29]。然而,SAPRO 的测试时间过长限制了其临床应用,15° 视野(3.2° 网格)需要测试 236 次。以暗点为导向的视野检查(scotoma-oriented perimetry,SCOPE)需要临床医生在感兴趣的区域内选择更多的点进行测试,这通常取决于检查者发现可疑的视网膜神经纤维束缺陷。一项研究发现 SCOPE 在检测旁中央视野缺损时特别有用,尤其是上半部视野缺损,其常被认为只是轻微的青光眼视野缺损(图 3)[30]。

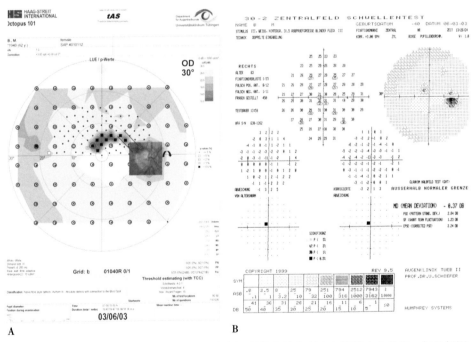

图 3　(A)使用简化局部视标的阈值量化静态视野检查法在旁中心视野上方检出一与局部视神经纤维层小缺损对应的暗点,该缺损与患者先前视盘图片所示的线状出血相对应(图中视盘已上下翻转)。圆圈为 6°×6° 方形区域。(B)该患者对应的 Humphrey 30-2 视野检查,仅在鼻上方旁中心位置检出一异常点

　　显而易见,在当前的 24-2 或 30-2 测试模式中引进其他位点需要额外的测试时间。因此,我们需要考虑是否 24-2 测试模式中的所有位点都是真正有用的。Wang 等[31]确定了 24-2 测试模式中每个位点用于检测青光眼的阳性预测

值。他们发现，在 52 个测试位置中只用 30 个即可以发现 95% 的视野缺陷，只需 43 个就可以检测出所有视野缺损。Asaoka 等 [32] 有类似的结论，在视网膜内视网膜神经纤维层的空间分布情况下，相对于基于标准网格的模式，选择用于更均匀采样的视野测试网格可以更好地显示与组织结构损失的相关性。

另一个备选方案——梯度自动相邻方法（gradient-oriented automated natural neighbor approach，GOANNA），目前仍然处于实验阶段的。该检测从潜在的测试位点池开始（部分取决于 24-2 模式中具有青光眼视野损害的最高预测值的测试位点的子集 [31]），并自主选择刺激位点 [33]。受试位置的选择主要是围绕暗点边界的区域以增加空间分辨率，而不增加测试时间。结果表明，与目前的方法相比，该方法提高了阈值估计的精准度（测试 - 重测度变异度）和准确度（真实阈值与实测阈值的差别），同时保持了有效率（测试次数）。

（刘旭阳　王希振　阳铭　冯丙岂　译，

张秀兰　王家伟　龙静姬　杨春满　孙懿　审）

2.3　备选视野计（alternative perimetry，AP）

Christopher Bowd，Francisco Javier Goñi，Chris A.Johnson，Chota Matsumoto

2.3.1　研究所需

1. 应用合适的检查诊断青光眼，需要高质量的科研来评价相关的诊断精确度以及视野检测的准确性。

注释：一个结构参数标准或进行性损害的证据，需要视野检查去比较。

2. 所有视野检查都能展示受试者和重复检查之间的变异性：研究评价备选视野计检查应该标注相对于标准自动视野检查（standard automated perimetry，SAP）的信噪比。

2.3.2　背景

人眼能够分辨某些与光感觉相关的特性，包括亮度、对比度和颜色，以及动态特性如时空变化。青光眼在疾病的不同阶段可能影响其中任何一个或所有特性。运用不同的方法进行视野检查，可以检测视功能的不同方面。目前，应用最广泛的是标准自动视野计（SAP），但是，还有一些其他用于早期青光眼诊断的检查方法，是指非常规或者备选视野计（AP）。这些方法主要是利用一系列的色彩、对比度、静态和动态的单独刺激或者联合刺激来检测功能性损害。

2.3.3　最常用的 AP 类型

2.3.3.1　短波长自动视野计(short-wave automated perimetry, SWAP)

　　SWAP 设计的原理是分离和测量对短波长(蓝)光最敏感的视觉通路结构。它通过叠加一个短波长(蓝色)的大光标(Goldmann Size V)在一个明亮($100cd/m^2$)黄色背景下实现,这个明亮黄色背景会减弱中波长(绿色)和长波长(红色)的敏感性。一些研究证明用标准白对白自动视野计(SAP)检查结果处于正常范围,但 SWAP 能够检测到青光眼和神经眼科疾病的视野缺损,这表明相对于 SAP 的检查结果,短波长自动视野计检测的缺损范围更大,确定病情进展更早[34-40],最优检查程序已经确定[41]。但是,其他来自于一些独立实验室的报道表明,在发现青光眼性视野缺损或进展方面,SWAP 比不上 SAP[42-44]。

2.3.3.2　倍频技术(frequency doubling technology, FDT)和 Humphrey 矩阵倍频视野计(Humphrey Matrix FDT perimetry)

　　一种低空间频率的正弦格栅(每度视角小于 2 个周期),以大于 15Hz(每秒的周期数)以上的高速率反向转换(闪烁),产生人眼所能感受到的许多黑白条纹数的大约 2 倍。这是一种倍频效应。根据这一原理,人们发明了一种用来评估青光眼、其他眼病以及神经系统疾病的视野损害装置,命名为倍频视野计(frequency doubling technology, FDT)。它检测中央 30°(半径)视野范围内的 19 个位点,每个位点大小为 10°×10° 靶标,其空间频率为 0.25 周/度,时间频率(闪烁)为 25Hz。靶标的对比敏感度会发生变化,以确定能从均匀一致的背景下发现 FDT 靶标的最小对比敏感度。第二代设备 Humphrey Matrix,通过减少靶标的大小(5°×5°),使测试位点达到 68 个,并且可以检查 30-2、24-2、10-2 以及黄斑刺激模式。为了实现这一目标,靶标的空间频率增加到 0.5 周/度,时间频率降低到 18Hz。两种设备都具有标准的数据库和统计分析软件,并已有报告显示该装置可有效地检测和追踪青光眼、其他眼病以及神经系统疾病导致的视野缺损[3, 45-51]。PDT 视野计和 SAP 在青光眼诊断方面精度相似[44]。

2.3.3.3　闪烁视野计(flicker perimetry)

　　闪烁视野计由随着特定的时间频率、亮度由亮到暗改变的靶标组成。目前,有四种不同类型的闪烁视野计:①检测高对比度靶标的最高频闪烁(临界闪烁频率或 CFF);②评价特定时间频率的最小对比度闪烁(时间调制视野计);③通过检测背景增量(background pedestal)的最小亮度,发现叠加在背景增量的闪烁靶标[亮度增量(luminance pedestal)闪烁];④在一大组闪烁点中,确定一组 180° 不同相（out of phase）的闪烁点的最小对比度[闪烁定义模式，与海德堡边缘视野计（HEP）检查过程相同][52-54]。每个闪烁程序都有其特定的优点和缺点，但所有都证明在检测早期视野缺损中有效[55-57]。亮度增量闪烁会使老年视力障碍者产生混淆，他们将稳定靶标的开始与被感知的闪烁相混淆，从而产生应答错误。在一组青光眼患者中，比较临界闪烁频率视野计（CFF 视野计）和时间调制视野计，发现与 CFF 视野计相比，时间调制视野计有更好的性能[用来区分健康对照组与青光眼患者的 ROC（receiver operating curve）下面积更大][52]。闪烁视野计的优势之一是相比其他视野检查，不受屈光不正或光学像差的影响[57]。

2.3.3.4   闪烁 - 限定模式视野计[海德堡边缘视野计（HEP）]

该方法使用对比度和闪烁限定模式刺激，该刺激产生一个 15Hz 高频反相位调节邻近两个随机点区域的一个虚幻边缘，同时形成一个自适应阶梯阈值程序（adaptive staircase thresholding algorithm，ASTA）策略[54, 58-60]。

HEP 的动态范围比 SAP 低[61]，因此，该技术仅局限于早期青光眼的诊断。在健康人群中已有报道出现学习和疲劳效应[63]。

在以高眼压、可疑青光眼和早期青光眼患者为受试对象的研究中，HEP 能够发现 SAP 显示为正常的视野缺损[61-64]。但是，这种研究设计排除了 SAP 检测异常而 HEP 显示正常的人群。在其中一项报道中，研究对象包括高眼压和青光眼患者（只是通过杯盘比诊断）以及正常人群，所有研究对象 SAP 正常，而 HEP 的结果显示有更多的青光眼患者视野异常。在频域光学相干断层扫描（spectral domain optical coherence tomography，SDOCT）测得的视网膜神经纤维层厚度（retinal nerve fiber layer thickness，RNFLT）异常的患者中，研究发现检测功能性损害方面，HEP 比 SAP 有更高的敏感性，尽管特异性没有报道[61]。在另一项研究中，青光眼和健康眼的 HEP 与海德堡视网膜断层扫描（Heidelberg retinal tomography，HRT）测量的结构参数有显著相关性[65]。

在一项研究中，HEP 在早期青光眼诊断中的敏感性与 FDT 和用 SDOCT 测量的 RNFLT 具有可比性，且具有一定的特异性[66]。

2.3.3.5   动态视野计（kinetic perimetry）

动态视野计使用固定大小和亮度的检测靶标。它们从视野中不能看到的区域移动到可以看见的部分，并且通过不同大小和亮度的靶标组合来确定视野的范围。Goldmann 视野计是动态视野检查最常见的一种（注：早期 Haag-Streit Goldmann 视野计已停产，而兼容的设备还在应用），一些自动视野计具有计算机辅助半自动的动态程序。

动态视野计的优点包括：①可以在短时间内以相同的方式对全部视野范围进行检测；②用于发现视野缺损的形状和模式；③可用于疾病晚期和视力差者；[67-69] ④可用于儿童[70-73]、老年人和不能配合的受试者；⑤可以发现 4%～10% 有正常中央视野的青光眼患者的外周视野缺损[74-78]；⑥它有助于评估驾驶所需的视觉质量[79]。

手动动态视野计的缺点包括：①需要训练有素的视野专家；②在不同检查者和检测机构中，重复性较差[80]；③不能提供进行比较的数值资料。

最近，计算机辅助的半自动动态视野计已经可以应用，如 Octopus 视野计和一些其他自动视野计。应用半自动动态方法的研究报道，与 Goldmann 视野计相兼容[81, 82]，可开展动态模式的基础研究，如学习和疲劳效应，以及刺激速度、靶标的大小、瞳孔大小、杂散光(stray light)和散焦(defocus)的影响[83-93]。在一些自动视野计中，检测到的周边视野缺损与 Goldmann 视野计的结果不一致。

半自动动态视野计的其他优点是：①靶标的速度由视野计精确控制；②自动计算等视线区域并进行定量分析；③提供年龄匹配的正常值；④通过测量患者的反应时间来调整反应，并获得更准确和可重复的结果[94-96]；⑤所有动态程序可以记录并用于下一次检查。

但是，半自动动态视野计仍然存在局限性。结果仍然取决于检查者的技能。已经报道了几种基于计算机的模拟研究和新的全自动动态测量算法[81, 97, 98]。而且，动态的方法较为耗时，特别在测量中心 30° 视野时，如果需要详细的盲点形状时，尤为耗时。据报道，中心静态视野计和周边动态视野计的组合似乎是解决这个问题的实用方法之一[99, 100]。

2.3.3.6 运动视野计(motion perimetry)

发现运动的能力是视觉功能的突出特性，特别在周边。运动视野测量通常有两种形式：①评估发现运动所需单个靶标的最小位移(位移阈值视野计)；②在一组较大数目的静止或随机移动点(运动相干阈值)内评判某些点的运动或方向[101-107]，运动视野计是一种全自动的视觉功能检查，相对其他检查来说不受屈光不正、对比敏感度、背景亮度以及其他多种因素的影响，这种优势使其特别适用于临床检查[108]。运动视野计是青光眼检测的有效手段[109, 110]，是大多数患者的优选检查方法。

2.3.3.7 脉冲式视野计(pulsar perimetry)

该方法在运动或脉冲方面都结合了对比敏感度和空间分辨率刺激。青光眼诊断的标准特征包括白光、30Hz 相位和反相位的时间调制，即 T30W 以及一种趋势导向的视野计(tendency oriented perimetry, TOP)策略[111]。测量单位是

"src"，源于它的测量空间分辨率（sr）和对比敏感度（c）的能力。

据报道，分别与 SAP 相比，脉冲周边和中央动态范围均更窄[114, 115]。波动也低于 SAP[112]。做过 SAP 检查的患者，学习效果不明显[113, 114]。

脉冲式视野计主要用于发现早期青光眼的功能损害。研究表明，在高眼压、疑似青光眼和早期青光眼患者中，脉冲式视野检查可以用于发现青光眼患者早期功能损害[115-118]。

有一项研究表明，在早期青光眼中，脉冲视野的敏感性优于 FDT[119]，并且另一项研究也表明，它在发现固定的特异性的功能丢失方面与 FDT、rarebit 视野计具有可比性[120]。

2.3.3.8　rarebit 视野计（rarebit perimetry）

rarebit 视野计是一个测试程序，可以显示在黑色背景上的又小又亮的靶标（超阈值），并显示在一个校准的计算机显示器上。观察者的任务是确定是否是 0 个、1 个或 2 个点同时显示在屏幕上，单击 0 次、1 次或 2 次鼠标按钮来显示看见的靶标数目，各种不同的模式可以评价中央 30° 或黄斑区的视野变化。通过结合各种不同的点排列，rarebit 视野计试图通过计算每个位置的点击率，试图提供详尽的发现靶标的视野图。已有报道表明，rarebit 视野计可以用于鉴别青光眼、其他视网膜和视神经疾病的视野丢失，它可以在任何个人计算机上实现，它可能有助于识别异质性或部分视野丢失[121-125]。

2.3.3.9　大小阈值视野计（size threshold perimetry）

Goldmann 视野计可以进行动态视野检查，它在视野检查过程中将靶标大小确定为重要变量。但是，随着 SAP 的出现，单一固定靶标大小（典型的 Goldmann Size Ⅲ，但是有时候 Size Ⅴ可以用于检测晚期青光眼的视野缺损）的运用成为标准。海德堡边缘视野计（HEP）的靶标大小不同，是根据靶标视野偏离度（大的目标更偏向外周的位置）决定的[52]，最近的研究表明，不同大小的靶标可以改变靶标可见性[126]。最近的报道表明，这个检查程序与传统的 SAP 法一样有效，并且是患者优先选择的一种诊断检查程序[126]。

所有的视野检查都存在不同个体之间以及不同检查之间的明显差异性；如果相对于 SAP 检查的信噪比报道了，评价备选视野计的研究才更有益处[126]。

2.4　视野诊断进展分析

Andrew McNaught，Stuart Gardiner，David Garway-Heath

2.4.1 研究需求

进一步的研究将着眼于使用最新的统计方法,确定评估早期青光眼结构和功能的最佳统计分析方法,并从中获得有价值的信息。

2.4.2 应用SAP发现功能性青光眼损害

在有青光眼发展风险的患者身上,检测出最早期的功能性青光眼损害是具有挑战性的,尤其是那些已经有明确证据表明青光眼结构性损害的患者。当前发现功能性损害的标准依然是标准自动视野计(SAP)。目前 HFA 是在眼科机构中流行的设备:英国有99%的眼科机构使用自动视野计,有78%使用 Humphrey 视野计(HFA)[127]。在英国社区视光师的一个调查中,目前使用最多的视野计是 Henson 系列的仪器(39%),或者是 HFA(22%)[128]。HFA 被所有眼科医生所使用,并且被广泛用于临床研究试验中,例如 AGIS、CIGTS、EMGT、OHTS 以及最近完成的 UKGTS 研究[129]。大量研究证明了 SAP 在发现和监测青光眼视功能进展方面的价值,包括 HFA、Octopus 或 Henson 视野计:使用全球指数分析中的"事件"分析和"趋势"分析,以及逐点技术[130]。

2.4.3 使用替代SAP去发现视功能损害的早期证据

2.4.3.1 短波长视野计(short-wavelength perimetry,SWAP)

这个视野计的技术特点是在黄色背景上有一个蓝色的刺激点。这种视功能检测的理论优势基础是在中央视野区域蓝色视锥细胞数量相对较少:这种"裁员"可能会导致早期青光眼的损害,而这种损害可以通过短波长的刺激检测到。几个团队的研究已经强调这种视野计相对于 SAP 具有较高的长期波动性,可能明显受白内障的影响。SWAP 较高长期波动的特性,理论上降低了 SWAP 发现 VF 进展的能力。已经发表的文章认为 SWAP 比 SAP 能更早检测到青光眼进展。但 Van de Schoot 等更多的最近工作并不支持这一观点:[131] 在对 416 名高眼压患者进行的研究中,21 名受试者的 24 只眼 SAP 有变化,在这些眼中,用 SWAP 的22 例没有显示出比 SAP 更早的变化。在 15 例中,SAP 甚至表现出比 SWAP 更早的变化。只有 2 只眼 SWAP 显示更早的长达 18 个月的变化。在大多数眼中,对青光眼的功能性变化,SAP 和 SWAP 一样敏感。目前认为 SWAP 对青光眼进展的发现和监测价值不大。

2.4.3.2 倍频视野计(frequence-doubling technology,FDT)

这种快速视觉功能检测方法的设计基础是利用倍频幻觉。早期的一些研究表明,使用 Humphrey 视野计作为"金标准","早期青光眼"检测的敏感度为 85%,特异性为 90%[132]。目前关于 FDT 是否适合检测视野进展的研究甚少。Xin 等最近的一项研究招募了 33 名青光眼患者(55 只眼)[133]。在两个基线和随访检查期进行了以下检测:FDT、24-2 HVF、多焦点视觉诱发电位,光学相干断层扫描和眼底立体照片,随访期为 21.1(±1.8)个月,对于 HVF 检查,8 只眼(14.5%)的平均缺损有显著改变。而 FDT 检测中,13 只眼(23.6%)的平均缺损变化明显。只有 5 只眼对 HVF 和倍频视野计检查均显示了平均缺损的变化。一些眼在一种检测中都显示出了进展,但在这些检测中的一致性都较差。在 Fan 等的进一步研究中,SAP 检查在正常范围的开角型青光眼患者,FDT 检查发现几乎 2/3 患眼有视野丢失,并且还在一定程度上预测了 SAP 检查的未来视野丢失。但是,观察预测 FDT 检查正常眼的 SAP 检查结果的研究尚未开展。Haymes 等在进一步研究中,随访中位数为 3.5 年(中位数为 9 例)的 65 名患者,比较了 SAP 与 FDT 检查(C-20/N-30 程序)对视野进展的评估[135],结果 FDT 检查发现 32 名(49%)患者有视野进展,SAP 发现 32 名(49%)患者有视野进展。只有 16 名(25%)患者用两种方法均能发现视野进展。迄今为止,仅有有限的证据表明 FDT 在早期检测青光眼进展中有用。Meira-Freitas 等表明在那些基线 SAP 检查没有视野缺损的眼,即使考虑 SAP PSD 改变率,FDT PSD 改变率是预测 SAP 重复检查出现视野缺损的指标[51]。他们也表明在随之进展的眼中,倍频视野计的图形标准差可能早于标准自动视野计的图形标准差。但是,倍频视野计矩阵比标准自动视野计灵敏度值低(总共 15 个),在某些可能性之间存在很大的差距。迄今为止,没有令人信服的数据表明标准自动视野计(SAP)和倍频视野计(FDT)在检测视野进展方面的区别。

2.4.3.3   运动敏感性

运动敏感性是用来测量患者对中央视野内运动刺激的敏感性。检测分辨率低的组件的运动测试为"超敏度"测试[136],更易受白内障和屈光间质混浊的影响[108]。早期的测试版本检测一个单一的视野位置,在功能运动异常的早期发现中具有潜在价值,并且以 75% 的敏感性和 84% 的特异性优于标准自动视野计(SAP)[103]。目前更多的研究描述了多个位置运动敏感性的测试[137],但目前还没有看到任何关于运动敏感性在青光眼进展监测中应用的文章发表。

目前还没有充分的证据去建议采用运动敏感性用于检测早期视野进展。

2.4.4   支持使用进展分析发现功能丢失优于 SAP 功能损伤标准定义的证据

应用系列 SAP 结果进行进展分析、评估功能缺损的风险的证据十分有限,采用普遍接受的视野分级系统,并没有发现清晰的视野缺损存在。似乎有理由认为,如果一只眼最初对视野正常范围的上限视敏度下降,那么在视敏度变得超出正常限度之前,通过任何指标都可能检测到进展,然而支持这一推断的证据十分缺乏。科学研究证据支持常规临床工作,主要观察疑似青光眼患者(可能危险因素,如相对高眼压和家族史),但是伴有可疑结构检查,随着时间的推移,是否能建立进行性(功能性)青光眼损伤的证据,对这种尚未确诊疾病的临床决策是有帮助的。

两个基于患者的研究表明,即使最初的功能测量值在正常范围内,但有理由相信视野缺损的风险较高。这些研究包含了高眼压症和被认为高危视野损害的正常眼压性青光眼(normal tension glaucoma,NTG)患者。即是说,已确诊为正常眼压性青光眼的对侧眼具有高危风险。

2.4.4.1　高眼压症患者(ocular hypertensive patients,OHT)

一项来自 Demirel 等的重要研究对来源于高眼压症治疗研究(ocular hypertension treatment study,OHTS)的数据进行了分析,统计 OHTS 研究参与者的 HFA(视野计)平均偏差(mean deviation,MD)的衰减率,根据最终的临床结果进行分组,即是说,是否到了研究终点,是否有视野进展,视野进展是否伴或不伴眼结构改变,患者处于干预组或非干预组。表 1 总结了各亚组中 MD 衰减的均值和中位数(从原始报告中转载):有趣的是,且是预料中,在有视野进展的亚组中,MD 衰减的速度较快,在视野和结构均有进展的亚组中,MD 衰减的速度更快。另一个有趣的发现表明,在那些达到了研究终点(具有视野或结构改变)并发展为青光眼的患眼组中,干预组和非干预组的 MD 衰减率无显著差异。

Demirel 等说:"也许,这项研究中最引人注目的是,患有高眼压症,包括那些转变为 POAG 的患者平均 MDR 进展比较缓慢(-0.08dB/ 年)。以这种速度,视野大约需要 30 年的从正常平均值(MD = 0dB)进展到仅有健康参考值的第 5 百分位数(MD ≈ -2.2dB)"。这是一个重要的发现:如果将高眼压患者的 MD 衰变率作为一个关键指标预测即将出现的视野缺损,则会满足损害的大多数定义。然而,事实上这种丢失率是很低的(与其他研究发现的丢失率比,例如 EMGT),表明在 OHT 患者中 MD 的回归分析可能不能作为一个"早期预警信号"应用于临床。但是,相对于没有到达研究终点(平均 -0.05dB/ 年)的患眼中,MDR 在那些已经到达研究终点(平均 -0.26dB/ 年)的患眼衰减更快。这一现象提示:如果平均值的水平变化不大的话,对于早期辨别疾病的快速进展是有帮助的。总之,如文中所述,虽然早期的视野缺损常见,但是并不是经常有局部视野缺损,MD 可能不是最有效的视野数据:MD 可以很好的检测到敏感性的下降,但是,很少能检测出局部缺损,而局部缺损对于 MD 也几乎没有影响。

在另一项来自 OHTS 数据的类似研究中，Artes 等[139] 分析比较了 OHTS 1570 人（3088 只眼）的视野数据 MD 衰减与模式标准差（PSD）衰减的变化。作者同时进行了视野进展的横断面分析，包括青光眼半视野检查（GHT）。研究发现无论横断面分析还是纵向分析，PSD（pattern standard deviation）都比 MD 相对保守，不管横断面分析还是趋势分析，发生率要低 3～5 倍。后续研究的重点将放在疑似青光眼的早期视野缺损，研究其对视敏度的总体下降和局部视野缺损的敏感性。

表 2   在不同类别眼中的平均变异率（MDR）（dB/ 年）

OHTS 分类	数量 （眼）	平均差的 衰变率 （dB/ 年）	95%CI	平均数	2.5%	97%
眼总数	2609	−0.08	−0.08～−0.07	−0.5	−0.52	0.19
到达终点但没有发展成 POAG	2250	−0.05	−0.05～−0.04	−0.04	−0.35	0.20
所有 POAG［视盘和（或）视野改变］	359	−0.26	−0.30～−0.22	−0.17	−1.31	0.12
POAG（只有视野改变）	74	−0.29	−0.36～−0.22	−0.22	−1.21	0.07
POAG（只有视盘改变）	158	−0.12	−0.15～−0.09	−0.09	−0.60	0.13
POAG（视盘或视野改变）	232	−0.17	−0.20～−0.14	−0.12	0.9	0.13
POAG（视盘和视野都改变）	127	−0.42	−0.50～−0.34	−0.27	−1.98	0.05
随机观察组 I 期研究	1302	−0.08	−0.10～−0.07	−0.05	−0.55	0.19
随机治疗组 I 期	1307	−0.07	−0.08～−0.06	−0.05	−0.46	0.19

CI，置信区间；POAG，原发性开角型青光眼；VF，视野

2.4.4.2   正常眼压性青光眼中最初功能正常的对侧眼

有些研究表明，已经有一只眼被确诊为正常眼压性青光眼的患者，其最初功能正常的对侧眼也有视野进展发生。由 Baez[140] 等所做的最早的研究发现：运动敏感性测试发现局部功能损失早于标准自动视野检查（SAP）发现异常。对于正常眼压性青光眼患者最初功能正常的对侧眼，运动敏感性预测 SAP 已经发现有局部缺损的进一步变化方面效能中等[140]。研究观察了在这些最初功能正常的对侧眼中，视野缺损发展的可能性：51 只眼中最初视野正常的 22 只眼（43%），在平均 1.7 年内（SD：1.6），在 Humphrey 位点显示一个或多个视野进展的位点上有进展。

Cho 等[141] 在正常眼压性青光眼中最初功能正常的对侧眼的研究中，发现的视野缺损进展百分比只有 6%：6 个患者（12%）都有视网膜神经纤维层缺损或者盘沿切迹，其中 3 个患者（6%）在 1.81 年、3.09 年、9.27 出现视野缺损[141]。

最后，Membrey 的研究显示，通过逐点线性回归分析，在正常眼压性青光眼中最初功能正常的对侧眼中，有 36.4% 出现了进展性视野缺损[142]。

2.4.5 讨论

目前只有少量研究涉及最初 SAP 正常、然后用 SAP 预测视野缺损进展分析的作用。SAP 分析技术是一种无论对整体还是局部视敏度丢失进展敏感检测的潜在十分有用的临床工具。平均偏差（MD）简单回归分析不能够捕捉局部视野缺损的最早期进展。然而，Artes 等的研究表明，单用局部视野缺损作为青光眼进展的早期指标，敏感性较低。因为部分 OHT 患者转变为青光眼时的唯一表现是视野中对比敏感度的普遍降低。来自正常眼压性青光眼对侧眼分析的证据不多，但提示我们，视野缺损的风险在 43%[140]（经过大约 2 年的随访）和 6%[141]（超过 9 年的随访）之间，虽然这一范围很宽，但也反映了不同研究中对视野缺损定义上的差异。

在临床上，准确地预测患者初次视野缺损进展是否有必要尚有争议。如果视野检查结果是模棱两可的话，临床医生会有结构检查结果的补充证据，如有 ONH 或者 RNFL 的损害。但是，Strouthidis 等[143] 的一项研究，在涉及 OHT 的不同研究中，对功能和结构都进行检测（用盘沿）[143]。作者发现："使用这两种方法检测该疾病的进展具有相对较高的检出率，至少观察 VF 的进展与观察 RA 进展具有一样的检出率。不管进展标准的特异性怎样，观察到 RA 和 VF 进展之间的一致性还是比较差的。结果表明，在高眼压症患者中，对视野和视盘两者的同时监测是必要的，由于视盘和视野进展之间有时并没有一致性。"

2.4.6 结论

在临床实践中，按照传统定义的视野正常的高眼压症患者，或者具有明显青光眼损害的正常眼压青光眼患者的对侧眼，临床上患者视野正常，但是结构上存在一定的损害，这通常表明需要治疗。发现功能进展应该是诊断青光眼的充分证据，即使它的视野仍然在正常范围内（特别是在正常范围的上限）；但是这并不是一个必要的标准，因为发现进展的方法还不够敏感和准确。尽管如此，后续研究将开发出更好的方法，充分利用 SAP 一系列随访结果或相对正常结果（如果是独立分析），结合结构检查，观察具备危险因素但最终出现功能性损伤患者的研究是值得的。

2.5 电生理学

Donald Hood，Carlos Gustavo De Moraes，Brad Fortune

2.5.1   研究所需

1. 研究需要阐明通过 PERG 和 PhNR 检测到的功能缺失的原因和可逆性变化机制。

2. 研究需要证明来自依赖于人在视网膜及视神经乳头中，对完整神经胶质细胞功能信号而获得的 PERG 和 PhNR 的作用。（例如：PERG 和 PhNR 的异常是否可以直接反映视网膜神经节细胞功能变化？或胶质细胞生理改变是否可以影响 PERG 和 PhNR 检测？）

3. 进一步的研究需要更精确地明确，PERG 和 PhNR 检查在青光眼进展的检测中具有预测价值（或阴性预测值）；以及是否有价值结合现有标准视野和 OCT。

2.5.2   图形视网膜电图（pattern electroretinogram，PERG）

PERG 是 ERG 技术中最受肯定的用于青光眼研究的方法（了解 PERG 的历史背景和其对于诊断青光眼的作用，参考文献 144～149）。

最近发表的两篇 PERG 研究结果，很好地描述了 PERG 对青光眼诊治的潜在作用。第一个研究由 Banitt 和其同事完成[150]，评价了可疑性青光眼患者，视盘周围视网膜神经纤维层（RNFL）厚度及 PERG 振幅的纵向变化率。他们发现，具有最小 PERG 基线振幅（≤年龄调整规范值的 50%）的可疑性青光眼，其 5 年内 RNFL 厚度下降速度最快[150]。Banitt 等得出结论："在有明显降低 PERG 的可疑性青光眼中，提示"由于患者 RNFL 变薄的概率增高，应进行更密切地监测和治疗。"

第二项最近发表的研究是由 Bode 等完成的，PERG 可以在出现视野改变的 4 年前检出青光眼，其敏感性／特异性达到 75%～76%[151]。另外一个有意义的发现：在视野改变出现之前 4 年中，PERG 从正常视野到青光眼视野损伤的过程中变化不大，也符合 PEGR 更早发生改变然后达到饱和的观点，说明 PERG 对疾病进展的监测意义不大。虽然 Bode 等研究的结果是视野改变，但结果与 Banitt 相类似[150]。特别是 RNFL 厚度无变薄，而 PERG 振幅明显降低。两项研究的结果表明，PERG 振幅的改变进展不明显，因此不适用于监测中晚期青光眼。

两项研究的证据表明，PERG 可能最有利于可疑性青光眼的诊断和管理[正常或接近正常的视野和（或）RNFL 厚度]并进行危险度分层：对于那些 PERG 严重降低的可疑性青光眼（没有合并其他外层视网膜功能受损），可以谨慎地增加随访和（或）开始治疗。

值得注意的是，PERG 类似于 RGC 功能测试，需要一系列完整的外层视网膜的信号，所以，如果没有单焦点黄斑视网膜电图或多焦点 ERG 去特异性评价黄斑视锥细胞和视锥 - 双极反应，单一的 PERG 是不能检测 RGC 功能的；PERG 在中、外层视网膜损伤患者中检测结果会出现异常。需要注意的是，大多数青光眼是老年患者，有可能表现出与年龄相关的外层视网膜功能下降。此外，PERG 值低，容易受到环境噪声和闪烁仪器的干扰。虽然它是独立于患者行为和认知的技术（不同于视野检查），它的结果仍然取决于患者的固视情况、屈光状态、刺激距离以及检查者的熟练操作，最好在一位有专业知识及有经验的电生理人员监督下检查。即使在理想的记录条件下，PERG 仍然存在明显的个体差异，在健康眼或青光眼之间的检查结果存在重叠[151-152]。因此，PERG 可能提供较高的阳性预测值，但阴性预测值较低。

2.5.3 明视负波反应(photopic negative response，PhNR)

PhNR 是一个视锥全视野 ERG 中 b 波后的缓慢负波，最初是由 Viswanathan 等描述的[153, 154]。类似于 PERG，PhNR 是依赖于完整的 RGC 的反应，也取决于视锥光感受器和视锥双极神经元的完整前馈反应（feed-forward responses）[153, 154]。因为 PhNR 由统一的全视野刺激引起，与图形视网膜电图（PERG）相反，它对屈光间质透明性或固视控制情况要求不高，这在临床应用中是其潜在优势。另一个比 PERG 具有明显优势的是 PhNR 能够从相同记录中同时评估远端视网膜的功能（视锥细胞和视锥双极细胞反应）。但是，其缺点在于：不同于 PERG，散大瞳孔有助于提高 PhNR 的可靠性和诊断效能。相对于 PERG，PhNR 是比较新的技术，考虑到刺激特征（强度和色度）以及信号分析（振幅测量细节），PhNR 并不是最好的用来鉴别青光眼的方法。2012 年，Machida 发表了一篇有关 PhNR 临床应用的很好的综述[155]。

自 2012 年 Machida 的综述发表之后，其他几个与青光眼相关的 PhNR 的研究也见到发表。例如，Niyadurupola 和同事证实[156]，青光眼患者经规范降眼压治疗眼压降低 1~2 个月后，PhNR 振幅会提高。相反，在同一时期内，没有达到显著眼压降低（降幅小于 25%）的眼，PhNR 振幅没有任何变化。

最近，Machida 和他的同事[157]用局灶性刺激技术来评估黄斑区域差异，探索 A 波，B 波与 PhNR 振幅的关系以及用频域光学相干断层成像（spectral domain optical coherence tomography，SD-OCT）测量青光眼神经节细胞复合体的厚度。他们发现，与黄斑周围（15°~30°）环形刺激引起的反应相比，PhNR 在中央黄斑区视网膜电图反应更为突出（15°）。此外，Machida 等[157]发现在中央黄斑区，PhNR 的振幅与神经节细胞复合体厚度密切相关，但与中央黄斑外的区域相关性不显著[157]。但是，在他们的数据中，研究人员并未提及的一个方面是，相对于用 SD-OCT 测量的视网膜神经节细胞复合体厚度，开角型青光眼和健康眼的 PhNR 振幅（以及 PhNR/b 波振幅之比）有更多的重叠性，这意味着 PhNR 诊断效用低于 SD-OCT（快速且非侵入方法）。事实上，在他们的研究中，神经节细胞复合体厚度正常而单焦 PhNR 振幅异常的青光眼病例非常少。

总体来说，ERG 对临床医生诊断与治疗青光眼的价值有限，对视网膜神经节细胞功能的客观评估仅局限于青光眼早期（包括可疑青光眼）中央黄斑区检测。对那些有或无主诉视力下降，但有代表 RGC 功能紊乱的 PERG 或 PhNR（最好为中央 15° 范围内单焦或者是多焦）显著降低的，尤其是伴有结构异常[如黄斑区内层视网膜变薄，视盘周围视网膜神经纤维层厚度减少，进展性的杯盘比改变和（或）片状出血]的患者，需要密切随访或必要时治疗干预。就这一点而言，PERG 和 PhNR 有利于对青光眼进展进行风险分层。证据表明 PERG 与 PhNR 测量也可能揭示青光眼损害可逆性，这具有重要的指导意义，希望未来的研究能揭示这些功能的来源和机制。

2.5.4　多焦视觉诱发电位（multifocal visual evoked potential, mfVEP）

在青光眼视功能的客观评价方面，mfVEP 远优于任何形式的 ERG[158-163]。但是，应该指出的是，在一般情况下，mfVEP 的诊断准确率和心理物理学视野计的差不多[158-163]。尽管假阳性结果是任何诊断技术所固有的，但之前的 mfVEP 技术报告显示，mfVEP 有大约 3% 的假阳性率[164]，而且与其他技术相比有较好的敏感性和特异性。

基于 mfVEP 的客观性，对于筛选不可靠的、未经证实的或过度变异的 SAP 视野缺损的患者，mfVEP 具有一定的应用价值。Fortune 等发现有 75%~81% 的早期青光眼患者 mfVEP 和 SAP 结果一致[161]。更进一步的研究结果揭示，由于 mfVEP 在中央 10° 范围内有高密度检测位点，它经常能通过 10-2 测试模式检测到 24-2 视野计遗漏的暗点。一项研究发现，对于正常眼压性青光眼，mfVEP 能证实 92% 的中央暗点，这些暗点可以通过 SAP 检测到。此外，在 SAP 显示中心视野正常的眼中，44% 的眼 mfVEP 显示异常[167]。一方面，由于在 mfVEP 测试中，固视差或信噪比低导致的一部分结果异常可能是假阳性结果。另一方面，与高眼压性青光眼相比，正常眼压性青光眼患者更常出现中央缺损[165]，因此，mfVEP 在发现中央区异常方面敏感性更高。然而，mfVEP 可能错过在 24-2 视野计上表现出上半视野弧形缺损的异常，主要是因为用于记录的表面电极的位置变化引起初级视皮层解剖结构分析结果变异。

mfVEP 比视觉功能的心理物理学测试更具优势之处在于其客观性。可疑青光眼或高眼压症有不可靠的或不确定的 SAP 的结果时，正常的 mfVEP 结果可以帮助排除视功能的损伤，对临床决策有很大意义。相反，异常 mfVEP 结果提示有真实的发现，特别是与视神经病变的区域能对应上时（如视盘照相或 OCT）。

（汪建涛　郭如如　译，张秀兰　王家伟　龙静姬　周柔兮　孙懿　审）

2.6　视野分期方法

Paolo Brusini, Remo Susanna Jr, David Crabb, Ryo Asaoka

对青光眼视野缺损的严重程度进行分期十分重要，可制定一个统一标准来定义青光眼的损害程度，并根据病情的严重性，提供一个相应标准来决定治疗的强度，同时，也可在临床和研究中采用一个通用、简短的术语来描述视野缺损的情况。过去提出过几种分类的方法，都使用了标准自动视野计测量和一些特殊视野测量技术如倍频技术。关于这一点，几年前已在 *Survey Ophthalmology* 上发表[166]，在这篇综述里，对当时所有可用的方法都进行了阐述和评论。

在所有方法中，目前只有四种方法被广泛用于视野损害程度分期。

1. Hodapp-Anderson-Parrish（H-A-P）分类法[167]，该方法基于两个标准：①总体的损害程度，是基于两方面计算出来的，一方面是 MD 数值，另一方面是在 30-2 全阈值检测程序中，测得的在 Humphrey Statpac-2 模式偏差概率图上出现的缺损位点的数量。②缺损位点与固视点的距离。视野缺陷程度用三种等级来归纳（早期缺损，中期缺损，进展期缺损）（表 3）。

表 3　H-A-P 分类法

早期缺损： ● MD<−6dB ● <25% 位点，$P<0.05$；<10% 位点，$P<0.01$（模式偏差） ● 在中央 5° 范围内无位点<15dB
中期缺损： ● MD<−12dB ● <50% 位点，$P<0.05$；<20% 位点，$P<0.01$ ● 在中央 5° 内无 0dB 数值位点 ● 在中央 5° 内，仅一个半视野中有光敏度<15dB 的位点
进展期缺损： ● MD>−12dB ● >50% 位点，$P<0.05$；或 >20% 位点，$P<0.01$ ● 在中央 5° 内存在一些 0dB 位点 ● 在中央 5° 内，在两个半视野中均存在一些<15dB 点

2. 进展期青光眼干预试验研究（AGIS）视野缺损评分[168]，是基于在视野不同分区相邻的压陷位点（译者注：看不见的地方，也就是暗点）的深度和数量来评分的（图 4）。AGIS 分数是计算单次视野（24-2 阈值检测程序）总体偏差。视

野分数范围从 0 到 20，分为 5 级。1999 年青光眼初始治疗协作研究（CIGTS）也采用了相似的分类方法[169]。

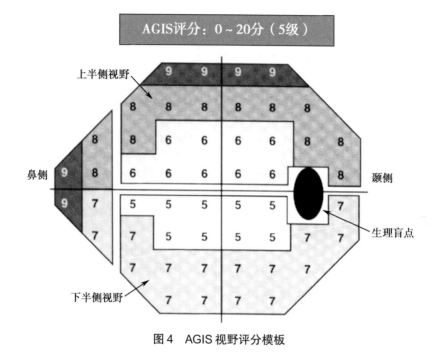

图 4　AGIS 视野评分模板

3. Bascom-Palmer 视野分级系统，于 2006 年由 Mills 等提出[170]，考虑了 MD（平均缺损）和 CPSD/PSD（视野指数矫正模式标准差／模式标准差）、模式概率图中异常的点数、是否在接近固视点处有深的压陷位点和青光眼半视野检测结果（1 期）（表 4）。这种方法看起来像是 H-A-P 分类法的加强版，它是详尽的，但是太费时，临床不适用。

4. 青光眼分级系统（GSS，1 版和 2 版），分别由 Brusini 于 1996 和 2006 年提出[171, 172]，在笛卡尔坐标图上标识 MD，CPSD/CLV（视野指数矫正模式标准差／矫正丢失方差）（或 CLV/LV）（图 5）。该图通过两个值的交叉点让检查者同时知道视野缺损的严重程度（共 6 级）和类型（弥漫缺损、混合缺损、局部缺损），也可以通过专用软件自动分级。

最近 8 年又有一些新的评价系统出现，包括 2009 年 Susanna 和 Vessani 提出的圣保罗大学青光眼视野分级系统（USP-GVFSS）[173] 和 Hirashawa 等提出的改良青光眼分级系统[174]。

USP-GVFSS 利用 Humphrey 视野指数（VFI）和模式偏差图把视野缺损分为 3 期（早期、中期和晚期）。判断视野缺损的标准同 H-A-P 一样。视野缺损的

表4　Bascom-Palmer 视野分级系统

0 期: 没有或极轻微视野缺损 / 高眼压症
　　未达到 1 期标准

1 期: 早期缺损
MD≥-6.00dB 且必备以下至少一项:
A. 模式偏差图, 在青光眼视野缺损常见部位, > 3 个相邻位点, $P < 0.05$, 其中至少 1 个位点, $P < 0.01$
B. 校正模式标准差 / 模式标准差 $P < 0.05$
C. 青光眼半视野检查结果是"超出正常范围外"

2 期: 中期缺损
MD 介于 $-6.00 \sim -12.00$dB 且必备以下至少一项:
A. 模式偏差图, 25%~50% 点位, $P < 0.05$; 15%~25% 点位, $P < 0.01$
B. 中心 5° 至少有 1 点敏感度 <15dB, 但没有 <0dB 的点
C. 仅在一个半视野, 固视点 5° 内 1 点 <15dB

3 期: 进展期缺损
MD $-12.01 \sim -20.00$dB, 且必备以下至少一项:
A. 模式偏差图, 50%~75% 点位, $P < 0.05$; 25%~50% 点位, $P < 0.01$
B. 中心 5° 有 <0dB 的点
C. 两个半视野固视点 5° 内, 均有 1 点 <15dB

4 期: 严重期缺损
MD -20.00dB, 且必备以下至少一项:
A. 模式偏差图, ≥75% 点位, $P < 0.05$, ≥50% 点位, $P < 0.01$
B. 中心 5° 至少 50% 的点 <0dB
C. 两个青光眼半视野固视点 5° 内有 50% 的点 <15dB

5 期: 终末期缺损
　　由于原发性开角型青光眼所致, 较差眼因为中心暗点或视力低于 0.1, 而无法检测 Humphrey 视野; 较好眼可在任何分期

位置(中心 10° 以内或以外)、侵犯半侧或双侧、缺损和盲点的关系都考虑在内(图6)。

改良 GSS 法仅依据视野指数(VFI)将青光眼视野缺损分为 5 级(1 级: VFI≥82%; 2 级 63%~81%; 3 级 43%~62%; 4 级 23%~42%; 5 级 ≤22%)。

考虑到分级方法众多, 选择哪一种方法取决于不同的目的: 快速简便用于常规临床用途, 标准精确的用于多中心临床研究。最近有两个研究涉及此: ① Hamzah JC 等 [175] 根据表 5 的参数评价 33 种不同的分级方法, 比较了 5 种评分最高的方法。② Ng 等 [176] 比较了 AGIS 评分系统、Mills 评分系统、[170] GSS2 评分系统(又称为 eGSS)。作者总结到: "eGSS 由于其使用简便对于临床和科研都是较好的选择。"

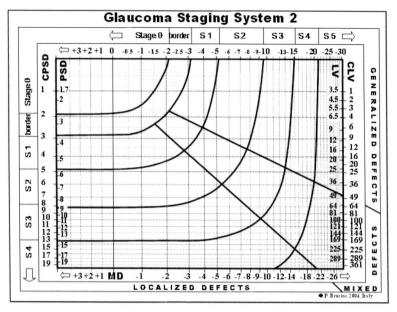

图 5　GSS 2 分级系统

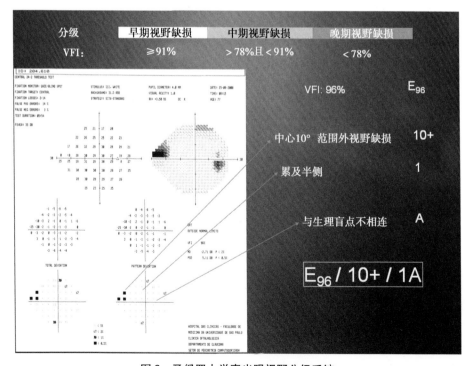

图 6　圣保罗大学青光眼视野分级系统

表5 5种量化工具评分最高的视野分级系统

视野分级系统	Brusini GSS2 (1996 & 2006)	CIGTS VFSS (1998)	MD VFSS	AGIS VFSS (1994)	OCTOSMART (1990)
覆盖青光眼谱	3	2	2	3	3
受其他眼病影响	2	1	1	1	1
单眼或双眼分期	1	2	1	1	1
可理解度	3	3	3	3	3
检查者间的可靠性	2	3	3	3	3
可重复性	2	3	0	3	1
响应性	3	2	2	3	3
费时	3	3	3	2	3
可用格式	2	2	3	2	3
需要训练	2	3	3	1	2
专业水平	3	3	3	3	3
适用性	3	1	3	1	1
总分	29	28	27	26	26

当然，现在还没有一种方法是完美的。此外必须记住，视野测量本身是一种主观心理物理学检查，基于这种来源的数据的分类不可能是完全正确和可重复的。

表6是之前提到 Survey Ophthalmology 发表的综述，在此基础上更新和补充后得出的分期方法，可作为一个简单实用的指南，帮助我们根据需要来选择最适合的方法。该表根据以下七个方面列举了目前一些常用的方法：①分级系统的名称；②分期数；③诊断能力，包括（a）发现视野缺损，（b）定义严重程度，（c）视野缺损分型，（d）进展监测，（e）评定残疾程度；④用户界面友好；⑤标准化；⑥广泛应用；⑦可找到参考文献数（PubMed 来源）。

双眼视野检查有时也用于衡量视功能丧失的程度。Gandolfo 等出于法医学和保险的目的尝试量化视野丢失[177]。这种方法用 100 个点，重点在中心和下方。Humphrey 视野计检查双眼视野，并通过视野率（VF%）来评分和定量，采用 60° 范围内 3 区 100 个点的检查策略的结果来评分。在最后的计算分数时，所有的相对暗点和绝对暗点都考虑在内。这个方法目前在意大利用于评估视野缩窄导致的残疾。

相关文章见参考文献178～180。

总之，一个被广泛应用的、标准化的、青光眼视野缺损类型和严重程度的分期方法，对临床研究和日常临床工作均有益，以期达到国际统一标准化。

表6　不同分级方法［基于发表的文献和个人经验定性评分，范围（从差－到非常好＋＋＋）］

分级系统名称	分期数	青光眼诊断能力	确定缺损严重程度的能力	确定缺损类型的能力	监测进展的能力	视力障碍分级	使用方便	标准化	使用广泛	被引用次数
H-P-A（1993）	3	+	++	－	－	－	+	+++	+++	+
AGIS/CIGTS（1994/1999）	5	+	+++	－	++	+	－	+++	+	++
Bascom-Palmer 视野分级系统（Mill 等，2006）	5	++	+++	－	++	－	－	+++	+	－
GSS/GSS2（Brusini，1996/2006）	5/6	－	+++	+++	++	+	+++	+++	++	+++
USP-GVFSS（Susanna & Vessani，2009）	3	++	+++	+++	+++	++	+	+++	+	－
改良分级系统（Hirasawa 等，2013）	5	－	+++	－	++	++	+++	+++	－	－

H-P-A，Hodapp-Parrish-Anderson；AGIS，进展期青光眼干预研究；CIGTS，青光眼初始治疗协作研究；GSS/GSS2，青光眼分级系统；USP-GVFSS，圣保罗大学青光眼视野分级系统。

* 被引用次数（Pubmed 来源）：－=＜5；+=5～10；++=11～20；+++=＞20

2.7　生活质量

Pradeep Ramulu，Makoto Araie，Aiko Iwase，Augusto Azuara Blanco，David Crabb

2.7.1　研究需要

1. 评估整体生活质量，以及特殊功能生活质量的量表，常用于康复服务部门。理论上，这些量表也可用于那些与青光眼所致的视功能障碍和生活质量下降的临床试验中。

2. 总体来说，关于青光眼相关视力丢失、青光眼治疗效果，以及青光眼患者日常生活的相关研究都是非常需要的。特别是青光眼患者跌倒和骨折的前瞻性研究，以及在极端照明条件下患者面临的困难、患者对不同照明的适应性方面的相关研究。

3. 需要更多的涉及青光眼诊断对患者生活质量的影响、患者的文化程度、患者与医护团队的关系对生活质量影响的研究。

4. 针对治疗副作用的问卷尚不够完善，这对我们今后工作中选择最佳的治疗方案很重要。

5. 需要更多的涉及患者随时间变化的生活质量，以及与视功能（例如视野）进展速率关系的研究。

6. 需要更多的涉及治疗效果与青光眼生活质量关系的研究，例如药物治疗剂量和（或）防腐剂暴露。

7. 需要更多的涉及早期青光眼患者生活质量方面的研究，以便知道青光眼相关的视力丢失是什么时候开始的。

2.7.2　生活质量（QoL）

2.7.2.1　背景

青光眼是人类主要致盲眼病之一。2010 年全球约有 6000 万人患青光眼，预计到了 2040 年，患者数将达到 1.12 亿[181, 182]。原发性开角型青光眼，包括眼压高和眼压不高的青光眼，是最为常见的青光眼类型[182]，其可导致患者视功能损害——主要是中心视野以外的损害（虽然中心缺损可能会被忽略），但最终会累及中心视野、对比敏感度和视力。

2.7.2.2　为什么确认疾病对患者的影响很重要?

A. 临床判断

患者主观感受、对青光眼的认知以及治疗效果都可影响他们的生活质量,研究其间的关系具有临床实用价值。首先,可以帮助我们了解他们目前的困境,并判断低视力助视设备和(或)定向移动设备是否可以帮助他们阅读和出行,也可以帮助我们判断他们是否适合驾驶,尽管不同地区此类行为限制的规则差异很大[183, 184]。

了解视功能和生活质量在青光眼病程中的不同,也有助于我们向患者解释病情进展。所有的青光眼治疗都不同程度地涉及费用和(或)风险,用我们预期的病情进展来平衡这些费用和风险是很重要的。

B. 临床治疗试验

患者如果要寻求新的治疗方法,需要先评估治疗和疾病对患者的影响。事实上,新药批准机构(例如美国 FDA)在批准降眼压药上市前,必须要有以患者为中心的研究结果。评估疾病对个体功能的影响,也帮助我们理解治疗(手术或非手术)对患者的影响,对产品改进也是必要的。

C. 低视力康复临床试验

不同于降眼压治疗,低视力康复的目的是利用患者残存的视力提高其功能。为评估此类临床试验的效果,需要评价整体生活质量和视功能相关生活质量(如阅读、运动等)。遗憾的是,关于提高青光眼患者视功能的研究和文章很少,这是今后工作的重要领域。

D. 基金支持

原发性开角型青光眼所致的视力残障影响患者的日常生活与健康。换句话说,它改变了患者视觉相关生活质量(vision-related QoL, VRQoL)[185-188]。因为临床常用的视功能指标如视力、视野和对比敏感度,以及在靠患者理解的 VRQoL,不足以全面评估青光眼对患者的影响,青光眼对患者 VRQoL 的影响,主要由涉及几个方面健康状态的自答式问卷调查来评定[189]。青光眼由于其早期常常没有症状而被称作“沉默的视力小偷”[190]。最近的研究,包括一个大样本的流行病学研究,提示哪怕只有轻微的单眼视野缺损,甚至患者并不知道自己有青光眼,也存在 VRQoL 异常。此外,VRQoL 分数与疾病严重程度相关[191-202]。

我们的服务、使用的工具和治疗,都基于青光眼对患者的影响,通过治疗延缓、阻止或逆转这个影响。关于青光眼对患者影响的清晰描述,是获得新疗法基金支持、临床服务健康基金的重要前提。

2.7.2.3　哪些视功能测量和 QoL 相关?

A. 视野检查

除了视力,视野是青光眼患者最常用的检查,许多视野程序可用于评估是否存在青光眼损害及其严重程度。许多评估 VRQoL 和(或)视野损害的关系的研究获得了有意义的结果。特别是,许多文章发表了功能和(或)VRQoL 与青光眼严重程度分期的关系,如定期连续测量视野平均偏差。新的研究聚焦更特别的问题,例如是否应该把左右眼的视力结合在一起,是否视野丢失的位置对认知功能或 VRQoL 有重要影响。

a. 双眼整合视野与单眼视野

VRQoL 与视野缺损位置和范围的关系具有临床相关性。双眼视野损害不一致的患者,视野损害轻的那只眼与 VRQoL 关联更强[185, 188, 191, 196, 203-208],也有一些研究认为越晚期的青光眼对 VRQoL 影响越大[209-211]。这些结果的不一致与入选的患者病情不同有关,事实上,视力和视野的影响在好眼和差眼是分开的独立研究,或者分析方法不能完全解决视力和视野之间多重共线性的关系[204]。视野损害轻的眼与 VRQoL 关联更紧密可以理解,因为好的眼可以补偿差的眼。因此,双眼视野更能反映真实世界,应该被用于视野缺损对视觉相关生活质量影响的研究[188, 212-215]。由于真正的双眼视野很难测得,常常用两只单眼视野来整合双眼视野(integrated binocular VF, IBVF),这个接近真正的双眼视野[216]。

但是,双眼视野相对单眼视野在 VRQoL 中的优势还不确定。同时 IBVF 和好眼视野平均偏差程度不一样[217]。有一项研究认为这个差异很小,不会影响结果,视野损害与 VRQoL 结果是相一致的[205]。此外,如果提示功能无受损,IBVF 结果可以由于受"半侧视野受损"的影响而结果不准确,例如双颞侧偏盲的患者,IBVF 可正常或接近正常。IBVF 还有几个引人注意的特点,我们可以持续纵向监测到好眼的变化。另外,评估一个人的视野丢失,看双眼视野比单眼视野更为重要(单眼视野不能定位对侧眼视野丢失)。

b. 视野定位信息

上半和下半视野缺损对 VRQoL 的影响大不一样。也就是说,下半视野缺损比上半视野更影响问卷结果、整体视觉、跌倒风险、手眼协调或移动,而上半视野缺损更影响近距离活动包括阅读[206, 207, 211, 218-220]。中心视野,尤其是中心下方视野,对问卷结果的影响是最大的[188, 211, 221, 222]。研究关于各个区域视野缺损的重要性、相关性及其原因揭示大多数视野损害起于上方和周边部都是富有挑战性的,下方和中心视野损害往往发生于已经存在上方和周边部损害之后。

另外,许多研究只关注中心 24°~30° 视野丢失,青光眼对周边视野影响还有许多未知的问题,尽管以人群为基础的研究认为关于跌倒的相关性,周边视野比中央视野更重要[223]。

VRQoL 与视野缺损区域关系的研究，多次回归模型不能完全解决相邻视野亚区间的敏感性互相干扰（多重线性）。机器学习，例如随机森林，在各变量间强有力的内部联系，可能是一种解决方法。

B. 对比敏感度

对比敏感度影响患者的视功能和 VRQoL，但往往被忽视。许多研究显示对比敏感度与 VRQoL/ 视觉质量密切相关[195, 227-229]。在某些方面，诸如阅读，对比敏感度下降的影响比视野缺损还要大，而且患者常常主诉对比敏感度相关的症状（雾、视物模糊等）多于视野缺损的症状（某一区域看不见）[231]。最后，医生必须明白的是，视野检查实质是检测视野中不同位点，患者能够分辨出刺激点与背景的对比度阈值。

C. 其他检查（色觉，立体视）

青光眼还影响视觉的其他方面，例如色觉和立体视[232-234]。值得注意的是，有些功能障碍（如认知力），虽然不是青光眼特有的，但立体视下降会加重这些功能障碍[233]。大多数 VRQoL 问卷设计问题包含了与周边视力有关的活动，但是很少涉及色觉与立体视。虽然非青光眼性视神经损害所致色觉异常及弱视所致的立体视异常更严重，然而青光眼的确也影响色觉和立体视。当然，与日常视觉功能和（或）VRQoL 相比，色觉和立体视异常可能相对较为次要。

2.7.2.4　用什么方法将疾病对人的影响量化?

A. 问卷调查

生活质量是一项主观感受，只有通过询问患者才能知道。生活质量也是考量疾病对患者影响的核心因素。事实上，已有一些量表被用于评估青光眼患者生活质量[235]。当测量 VRQoL 时，最基本的是要考虑患者是否存在其他与青光眼一样可能影响生活质量的疾病，包括抑郁、共存性疾病和认知障碍。当调查对象处于青光眼早期时，全面考虑十分重要，因为其他非青光眼因素可能对 VRQoL 影响还要大[236]。

当评估 QoL 结果时，特别要注意有无偏倚，部分患者可能夸大或者淡化他们的病情（例如，车祸）。事实上，我们也发现某些驾驶员对车祸情节的对自我报告与官方报告结果差异很大[237]。一些体检指标（BMI、甘油三酯、血糖、皮肤皱襞厚度），患者自我表述的结果与客观检测结果也不一致。

与调查问卷有关的另一个问题是使用哪一种量表更合适，是使用通用的健康调查表（例如 SF-36 表），专门的视觉量表（例如 NEI-VFQ 表），还是使用专门的青光眼量表（例如 GQL-15 表）[239, 240]。相对来说，每一种量表都有它的优点和缺点。通用的健康量表有时并不会显示青光眼和 QoL 之间的关联[239]，而专门的视觉和青光眼量表则能发现它们与 QoL 之间的关联。但是专门的量表的缺点是不能对比青光眼和其他疾病对 QoL 的影响。最佳的选择是使用检查 QoL 特定方面的调查量表，例如对跌倒的恐惧[199, 203]，青光眼与其他疾病均适用。

B. 实施检查

QoL 并不能通过功能检查来直接获取，尽管这些检查可定量某方面与功能和健康相关的残障。功能检查通常都是在临床门诊中完成的，包括直接观察和定量任务的完成情况。有些检查已经整合到一个设备上，例如由 Spaeth 及其同事开发的包括五个项目的测试"视觉相关功能评估"（Assessment of Function Related to Vision，AFREV）[241]。

以临床为基础的任务完成测验比较容易标准化，与主观评估相比，它们更少测量偏倚。此外，这些测试能够让我们更深入地理解为什么青光眼患者存在阅读困难、更容易跌倒、不能驾驶汽车，或者在驾驶汽车时会出现更高事故的概率。这些检测能帮助我们弥补以前认识上的不足，并且引导我们建立视力康复方面的智能策略。

虽然任务完成测定大多在临床上评估，从"Salisbury 眼评估"能做的前期工作来看，来自临床和家庭的能力测试（如阅读速度）具有很强的关联[242]。这样，基于临床的评估可能接近于真实世界的任务完成。

C. 事件监控

造成青光眼患者 QoL 不完整的一个重要原因是该病可能造成了严重创伤、残疾，甚至死亡，包括患者跌倒、骨折和交通事故。与 VRQoL 或任务完成检查不同，这些事件如果仅仅通过调查问卷的方式是不能被很好地反映出来的，也不能在临床中被评估出来。抓住这些低概率事件的策略包括预期的数据搜集（例如量化跌落频率），或者在无偏倚的样本中获取公共记录（来定义骨折或交通事故的频率）。

D. 行为测试

QoL 降低可能会造成人在真实世界行为的改变，社会参与度下降。随着移动健康跟踪设备的普及，如 GPS 跟踪器和加速计，与青光眼病有关的行为改变，如身体活动或者户外旅游的受限，都将更容易被量化。

2.7.2.5　与疾病有关的生活质量

A. 阅读

阅读困难可造成 VRQoL 的降低，它是患者寻求低视力帮助的首要原因[243]。阅读困难和中央视力有关[244]。尽管我们认为，在如原发性开角型青光眼这样的疾病中，阅读能力受影响较少，因为他们主要是周边视野缺损，而中央视力通常都较为保持正常[245]。一份更早的研究表明，有相当多的青光眼患者都意识到了他们存在阅读困难[246]。问卷调查表明，中心视野的特定区域与患者感知的阅读困难密切相关[211,247]。最近的研究引入了更多的针对阅读困难的评估，结果表明，在青光眼损害较轻一眼视野的平均偏差（MD）数值增加，或双眼对比敏感度下降，均与更慢地阅读速度，更明显的阅读困难相关，特别在安静环境长时间阅读尤为明显[195,196,201]。最近的研究也表明，对那些已经被判定对比敏感度更差的青光眼患者来说，一些特定的文字特征，如更长的单词、少见的单词，或者在一句话结尾处的单词，将导致阅读速度更慢。这些发现表明，青光眼阅读障碍有特殊机制。有一个研究团队已经关注青光眼患者阅读时眼球的运动。尽管这种方法很吸引人，也很令人惊讶，但还没有阐明青光眼患者阅读更慢的原因[248]。

B. 活动

我们都注意到青光眼患者身体活动受限。一个交叉横断面临床研究表明，在青光眼较好一眼，随着视野平均偏差每增加 5dB，中—大强度活动可降低 17%[191]。视野损害更严重的青光眼患者也更少地离开他们的家。双眼青光眼患者在一个特定的日子里，不离开他们自己的家概率是没有视野损害的对照组的 1.82 倍[249]。值得注意的是，药物治疗也可能阻碍出门，使用 α 肾上腺素受体激动剂的患者不离开他们的家有 4.4 倍高的概率，这比疾病本身造成的影响还大[249]。

C. 驾驶

发生机动车碰撞事件会影响 QoL。但既往的研究结果显示，机动车碰撞事件与视野损害区域之间的相互关系并不一致。有项研究报道，使用了模拟驾驶系统的基础上，在模拟驾驶器中，下半中央视野损害与机动车碰撞之间关系密切[250]。而另一项研究则表明对于安全驾驶来说，上半视野最为重要[251]。一项以病例为基础的研究也没有证实原发性开角型青光眼患者双眼中央视野损害与机动车碰撞之间存在显著相关[252]。而另一项以机动车碰撞记录为基础的研究则表明下半视野损害与机动车碰撞之间存在相关关系[253]。青光眼损害对安全驾驶的影响容易被理解，许多青光眼病患者应该停止驾驶，减少公路上的危险[254,255]。

D. 跌倒和平衡

好几项研究根据站立平衡试验或者摇摆姿势测试来判定平衡性，结果表明青光眼病患者具有更差的平衡性[256-259]。尽管不同文献结果相互有矛盾，但糟糕的平衡性可能会导致青光眼患者更高的跌倒率。根据回顾性数据评估之前的跌倒事件，已经表明患者病情越重，跌倒的频率越高，是正常对照的 4 倍[260]。然而在一项老年病的回顾性研究文献中，跌倒评估被大大地打了折扣[261]。只有一项前瞻性研究对青光眼患者进行了跌倒评估，发现跌倒频率与下方视野损害之间存在着一定联系[218]。

E. 理解力

在一项比较青光眼患者和非青光眼患者达到和抓住物体的研究中,青光眼患者动作启动延迟,整个移动时间也更长,提示青光眼患者达到目标的反应更慢[233]。当病情加重,视野损害加重和立体视变坏(和正常对照比),启动和整体移动时间变得更长。抓住物体在两组间并无差异,提示青光眼患者虽然有点慢,但能够正确地完成任务,或许也需要更多的注意力。

F. 适应环境困难

关于光线变化如何影响功能的研究不多,尽管这在将来是一个重要的研究领域,因为在极端的光照环境下(极亮或极暗)完成任务困难是青光眼患者最常见的主诉之一[246]。

G. 效用

效用分析是除问卷调查(VRQoL 计分)外的另一种评估对健康状态影响的方法[262]。效用分析为医生提供患者特定的健康状态(例如青光眼)的简单的数字表现值。效用值范围从 0(死亡)到 1(非常健康),代表患者对完成日常活动的自我感觉程度。在效用分析中引出偏好的方法里,TTO(时间权衡)被认为是监测青光眼进展相关的视力和视功能变化更敏感的方法[263],也更容易理解[264, 265]。TTO 得到的效用值低表示患者更愿意用一部分生命来交换健康(例如青光眼患者的视功能)。举例来说,一个青光眼患者的效用值为 0.5,表示这个患者愿意用剩余生命的一半来换回完全正常的视功能。据报道,青光眼患者的效用值在0.66～0.94,病情越轻的患者倾向于高分,反之病情重的倾向于低分[200, 266-268]。

H. 病情进展带来的 QoL 变化

在许多原发性开角型青光眼,尽管眼压维持在正常范围内,视野仍缓慢丢失[269]。尽管视野进展速度与 VRQoL 的关系研究较少,但两者在临床上是相关的。有报道视野敏感性或双眼视网膜神经纤维层厚度变化的速率与 VRQoL 相关[270-272]。在一项纵向的研究中,显示下方中心视野变化速率与 VRQoL 变化相关性最强。值得注意的是,基线视野越差的患者 VRQoL 变化越大[273]。目前还没有视力变化和(或)基线视功能严重程度与灾难性事件、行为、功能性能力之间关系的研究。

2.7.2.6 青光眼诊断对 QoL 的影响

患者对 VRQoL 的认知似乎受到他们的医生的影响。事实上,青光眼的诊断会让他们的 QoL 分数轻度下降。例如,在 CIGTS 研究里,许多患者描述他们的眼表疾病的症状并认为是青光眼造成的,尽管他们的青光眼治疗很简单[187]。未来不仅要研究青光眼的诊断是如何影响患者的,还要研究医生传递的信息是如何影响他们的 VRQoL 的。

2.7.2.7　治疗对 QoL 的影响

A. 药物治疗

不仅视功能障碍会影响 QoL，药物和（或）手术治疗也会影响青光眼患者的 QoL。Arora 等报道开始治疗 3 个月以后，针对新诊断患者的 QoL 问卷评估比治疗前明显变坏，尤其是那些使用两种以上药物者[187]。在一项随机对照试验里，新诊断的患者不治疗或推迟治疗（局部滴用倍他洛尔和激光小梁成形术），3～6 年后 QoL 并没有显著影响[274]。患者对眼药水的满意度受主观方便、容易使用、点药频次和性别的影响。局部用降压药的患者 QoL 差的主要原因是眼表疾病[276-278]，其他原因包括药物副作用，例如烧灼感、疼痛[279]和依从性[280]。

在药物治疗的青光眼患者中，眼表疾病的相关因素包括长期局部滴药、年龄、病情严重程度、BAK 暴露[277, 281, 282]。使用不含 BAK 的眼药水，眼表疾病会减少，QoL 也会更好[283, 284]。患者从单药联合用药转为固定复方制剂也可改善 QoL，可能是由于减少了用药次数和防腐剂暴露[285]。专门针对药物副作用的问卷调查尚没有被深入研究，这是将来研究的重要方向，以便我们学会选择最佳的治疗方案。事实上，既往的研究表明，眼表和干眼的问卷（OSDI）不能正确反映药物治疗对眼表的影响，因为这些问卷设计的一些问题可能更多地受青光眼视功能损害影响，而不是药物的影响[286]。但是，目前那些针对局部用药的患者的研究似乎低估了药物对个体的影响，因为他们排除了不能耐受药物的患者，并对那些由于药物副作用而不依从的患者错误分类。需要更多的研究评价药物治疗，尤其是防腐剂对 QoL 的影响。

B. 手术治疗

在一项随机对照试验中，患者被随机分配到药物治疗组和手术（小梁切除术）组，尽管手术组患者有更多的眼部症状，两组 QoL 没有显著差异[287]。另一方面，一项横断面研究显示和药物治疗相比较，在疾病早期，手术对 QoL 有负面影响[288]。激光小梁成形术，往往伴有用药史，据报道对 QoL 也有负面影响（心理幸福指数下降）[289]。粘小管成形术对比小梁切除术对 QoL 影响较小，患者满意度较高[290]。

（陈晓明　唐莉 译，张秀兰　王家伟　龙静姬　杨春满　孙懿 审）

参考文献

1. Burr JM, Mowatt G, Hernández R, et al. The clinical effectiveness and cost-effectiveness of screening for open angle glaucoma: a systematic review and economic evaluation. Health Technol Assess 2007;11(41):iii-iv,ix-x,1-190. Review.

2. Robin TA, Müller A, Rait J, et al. Performance of community-based glaucoma screening using frequency doubling technology and Heidelberg retinal tomography. Ophthalmic Epidemiol 2005;12(3):167-178.

3. Anderson AJ, Johnson CA. Frequency-doubling technology perimetry. Ophthal Clin North Am 2003;16:213-225.

4. Katz J, Sommer A, Gaasterland DE, Anderson DR. Comparison of analytic algorithms for detecting glaucomatous visual field loss. Arch Ophthalmol 1991;109:1684-1689.

5. Asaoka R, Iwase A, Hirasawa K, Murata H, Araie M. Identifying "preperimetric" glaucoma in standard automated perimetry visual fields. Invest Ophthalmol Vis Sci 2014;55:7814-7820.

6. Leske MC, Heijl A, Hyman L, Bengtsson B. Early Manifest Glaucoma Trial: design and baseline data. Ophthalmology 1999;106:2144-153.

7. Wong EYH, Keeffe JE, Rait JL, et al. Detection of undiagnosed glaucoma by eye health professionals. Ophthalmology 2004;111:1508-1514.

8. Heijl A, Lindgren A, Lindgren G. Test-retest variability in glaucomatous visual fields. Am J Ophthalmol 1989;108(2):130-135.

9. Bengtsson B, Olsson J, Heijl A, Rootzen H. A new generation of algorithms for computerized threshold perimetry, SITA. Acta Ophthalmol Scand 1997;75(4):368-375.

10. Schiefer U, Pascual JP, Edmunds B, et al. Comparison of the new perimetric GATE strategy with conventional full-threshold and SITA standard strategies. Invest Ophthalmol Vis Sci 2009;50(1):488-494.

11. Turpin A, McKendrick AM, Johnson CA, Vingrys AJ. Development of efficient threshold strategies for frequency doubling technology perimetry using computer simulation. Invest Ophthalmol Vis Sci 2002;43(2):322-331.

12. Johnson CA, Adams CW, Lewis RA. Fatigue effects in automated perimetry. Applied Optics 1988;27(6):1030-1037.

13. Henson DB, Chaudry S, Artes PH, Faragher EB, Ansons A. Response variability in the visual field: comparison of optic neuritis, glaucoma, ocular hypertension, and normal eyes. Invest Ophthalmol Vis Sci 2000;41(2):417-421.

14. Gardiner SK. Effect of a variability-adjusted algorithm on the efficiency of perimetric testing. Invest Ophthalmol Vis Sci 2014;55(5):2983-2992.

15. Gardiner SK, Swanson WH, Goren D, Mansberger SL, Demirel S. Assessment of the reliability of standard automated perimetry in regions of glaucomatous damage. Ophthalmology 2014;121(7):1359-1369.

16. Wall M, Kutzko KE, Chauhan BC. Variability in patients with glaucomatous visual field damage is reduced using size V stimuli. Invest Ophthalmol Vis Sci 1997;38(2):426-435.

17. Wall M, Woodward KR, Doyle CK, Artes PH. Repeatability of automated perimetry: a comparison between standard automated perimetry with stimulus size III and V, matrix, and motion perimetry. Invest Ophthalmol Vis Sci 2009;50(2):974-979.

18. Wall M, Woodward KR, Doyle CK, Zamba G. The effective dynamic ranges of standard automated perimetry sizes III and V and motion and matrix perimetry. Arch Ophthalmol 2010;128(5):570-576.

19. Gardiner SK, Demirel S, Goren D, Mansberger SL, Swanson WH. The Effect of Stimulus Size on the Reliable Stimulus Range of Perimetry. Transl Vis Sci Technol 2015;4(2):10.

20. Khuu SK, Kalloniatis M. Standard Automated Perimetry: Determining Spatial Summation and Its Effect on Contrast Sensitivity Across the Visual Field. Invest Ophthalmol Vis Sci 2015;56(6):3565-3576.

21. Curcio CA, Allen KA. Topography of ganglion cells in human retina. J Comp Neurol 1990;300(1):5-25.

22. Schira MM, Wade AR, Tyler CW. Two-dimensional mapping of the central and parafoveal visual field to human visual cortex. J Neurophysiol 2007;97(6):4284-4295.

23. Traynis I, De Moraes CG, Raza AS, et al. Prevalence and nature of early glaucomatous defects in the central 10 degrees of the visual field. JAMA Ophthalmol 2014;132(3):291-297.

24. Rao HL, Begum VU, Khadka D, et al. Comparing glaucoma progression on 24-2 and 10-2 visual field examinations. PLoS One 2015;10(5):e0127233.

25. Heijl A, Lundqvist L. The frequency distribution of earliest glaucomatous visual field defects documented by automatic perimetry. Acta Ophthalmol (Copenh) 1984;62(4):658-664.

26. Ehrlich AC, Raza AS, Ritch R, Hood DC. Modifying the Conventional Visual Field Test Pattern to Improve the Detection of Early Glaucomatous Defects in the Central 10 degrees. Transl Vis Sci Technol 2014;3(6):6.

27. Chen S, McKendrick AM, Turpin A. Choosing two points to add to the 24-2 pattern to better describe macular visual field damage due to glaucoma. Brit J Ophthalmol 2015;99(9):1236-1239.

28. Fankhauser F, Funkhouser A, Kwasniewska S. Evaluating the applications of the spatially adaptive program (SAPRO) in clinical perimetry: Part I. Ophthalmic surgery. 1986;17(6):338-42 contd.

29. Fankhauser F, Funkhouser A, Kwasniewska S. Evaluating the applications of the spatially adaptive program (SAPRO) in clinical perimetry: Part II. Ophthalmic surgery. 1986;17(7):415-428.

30. Schiefer U, Papageorgiou E, Sample PA, et al. Spatial pattern of glaucomatous visual field loss obtained with regionally condensed stimulus arrangements. Invest Ophthalmol Vis Sci 2010;51(11):5685-5689.

31. Wang Y, Henson DB. Diagnostic performance of visual field test using subsets of the 24-2 test pattern for early glaucomatous field loss. Invest Ophthalmol Vis Sci 2013;54(1):756-761.

32. Asaoka R, Russell RA, Malik R, Crabb DP, Garway-Heath DF. A novel distribution of visual field test points to improve the correlation between structure-function measurements. Invest Ophthalmol Vis Sci 2012;53(13):8396-8404.

33. Chong LX, McKendrick AM, Ganeshrao SB, Turpin A. Customized, automated stimulus location choice for assessment of visual field defects. Invest Ophthalmol Vis Sci 2014;55(5):3265-3274.

34. Johnson CA. Diagnostic value of short-wavelength automated perimetry. Curr Opin Ophthalmol 1996;7:54-58. (Review)

35. Johnson CA, Adams AJ, Casson EJ, Brandt JD. Blue-on-yellow perimetry can predict the development of glaucomatous visual field loss. Arch Ophthalmol 1993;111:645-650.

36. Johnson CA, Adams AJ, Casson EJ, Brandt JD. Progression of early glaucomatous visual field loss as detected by blue-on-yellow and standard white-on-white automated perimetry. Arch Ophthalmol 1993;111:651-656.

37. Sample PA. Short-wavelength automated perimetry: it's role in the clinic and for understanding ganglion cell function. Progr Ret Eye Res 2000;19:369-383. (Review)

38. Racette L, Sample PA. Short-wavelength automated perimetry. Ophthalmol Clin North Am 2003;16:227-236, vi-vii. (Review)

39. Sit AJ, Medeiros FA, Weinreb RN. Short-wavelength automated perimetry can predict glaucomatous standard visual field loss by ten years. Semin Ophthalmol 2004;19:122-124.

40. Keltner JL, Johnson CA. Short-wavelength automated perimetry in neuro-ophthalmologic dis-

orders. Arch Ophthalmol 1995;113:475-481.

41. Sample PA, Johnson CA, Haegerstrom-Portnoy G, Adams AJ. The optimum parameters for Short-Wavelength Automated Perimetry. J Glaucoma 1996;5:375-383.

42. Bengtsson B, Heijl A. Diagnostic sensitivity of fast blue-yellow and standard automated perimetry in early glaucoma: a comparison between different test programs. Ophthalmology 2006;113:1092-1097.

43. van der Schoot J, Reus NJ, Colen TP, Lemij HG. The ability of short-wavelength automated perimetry to predict conversion to glaucoma. Ophthalmology 2010;117:30-34.

44. Tafreshi A, Sample PA, Liebmann JM, et al. Visual function-specific perimetry to identify glaucomatous visual loss using three different definitions of visual field abnormality. Invest Ophthalmol Vis Sci 2009;50:1234-1240.

45. Johnson CA, Samuels SJ. Screening for glaucomatous visual field loss using the frequency-doubling contrast test. Investigative Ophthalmology and Visual Science, 1997, 38: 413-425.

46. Johnson CA, Wall M, Fingeret M and Lalle P. A Primer for Frequency Doubling Technology Perimetry. Skaneateles, New York: Welch Allyn 1998.

47. Cello KE, Nelson-Quigg JM and Johnson CA. Frequency Doubling Technology (FDT) perimetry as a means of detecting glaucomatous visual field loss. Am J Ophthalmol 2000;129:314-322.

48. Spry PGD, Johnson CA, Anderson AJ, et al. A Primer for Frequency Doubling Technology (FDT) Perimetry Using the Humphrey Matrix. Dublin, CA: Carl Zeiss Meditec 2008.

49. Anderson AJ, Johnson CA, Fingeret M, et al. Characteristics of the normative database for the Humphrey Matrix perimeter. IOVS 2005;46:1540-1548.

50. Liu S, Yu M, Weinreb RN, et al. Frequency doubling technology perimetry for detection of visual field progression in glaucoma: a pointwise linear regression analysis. IOVS 2014;55:2862-2869.

51. Meira-Freitas D, Tatham AJ, Lisboa R, et al. Predicting progression of glaucoma from rates of frequency doubling technology perimetry change. Ophthalmology 2014;121(2):498-507.

52. Yoshiyama KK, Johnson CA. Which method of flicker perimetry is most effective for detection of glaucomatous visual field loss?. IOVS 1997;38:2270-2277.

53. Anderson AJ, Vingrys AJ. Effect of eccentricity on luminance-pedestal flicker thresholds. Vis Res 2002;42:1149-1156.

54. Quaid PT, Flanagan JG. Defining the limits of flicker-defined form: effect of stimulus size, eccentricity and number of random dots. Vis Res 2005;45:1075-1084.

55. McKendrick AM, Johnson CA. Temporal Properties of Vision. In: Levin LA, Nilsson SFE, Ver Hoeve J, et al. (Eds.), Adler's Physiology of the Eye, 11th ed., pp. 698-712. Philadelphia: Elsevier Saunders 2011.

56. Casson EJ, Johnson CA and Shapiro LR. A longitudinal comparison of Temporal Modulation Perimetry to White-on-White and Blue-on-Yellow Perimetry in ocular hypertension and early glaucoma. J Opt Soc Am 1993;10:1792-1806.

57. Lachenmayr BJ, Kojetinsky S, Ostermaier N, et al. The different effects of aging on normal sensitivity in flicker and light-sense perimetry. IOVS 1994;35: 2741-2748.

58. Ramachandran VS, Rogers-Ramachandran D. Phantom Contours: A New Class of Visual Patterns that Selectively Activates the Magnocellular Pathway in Man. Bull Psychonom Soc 1991;29:391.

59. Quaid PT, Simpson TL, Flanagan JG. Frequency doubling illusion: detection vs. form resolution. Optom Vis Sci 2005;8(2):36-42.

60. Goren D, Flanagan JG. Is flicker-defined form (FDF) dependent on the contour? J Vis 2008;8:15.1-15.

61. Horn FK, Kremers J, Mardin CY, et al. Flicker-defined form perimetry in glaucoma patients. Graefes Arch Clin Exp Ophthalmol 2015;253(3):447-455.

62. Lamparter J, Schulze A, Schuff AC, et al. Learning curve and fatigue effect of flicker defined form perimetry. Am J Ophthalmol 2011;151(6):1057-1064.

63. Hasler S, Stürmer J. First experience with the Heidelberg Edge Perimeter® on patients with ocular hypertension and preperimetric glaucoma. Klin Monatsbl Augenheilkd 2012;229(4):319-322.

64. Reznicek L, Lamparter J, Vogel M, Kampik A, Hirneiß C. Flicker defined form perimetry in glaucoma suspects with normal achromatic visual fields. Curr Eye Res 2015;40(7):683-689.

65. Ichhpujani P, Lo DC, Cvintal V, et al. Flicker defined form, standard perimetry and Heidelberg retinal tomography: Structure-function relationships. Can J Ophthalmol 2015;50(4):290-296.

66. Horn FK, Scharch V, Mardin CY, Lämmer R, Kremers J. Comparison of frequency doubling and flicker defined form perimetry in early glaucoma. Graefes Arch Clin Exp Ophthalmol 2016;254(5):937-946.

67. Nowomiejska K, Vonthein R, Paetzold J, et al. Comparison between semi-automated kinetic perimetry and conventional Goldmann manual kinetic perimetry in advanced visual field loss. Ophthalmology 2005;112(8):1343-1354.

68. Nevalainen J, Paetzold J, Krapp E, et al. The use of semi-automated kinetic perimetry (SKP) to monitor advanced glaucomatous visual field loss. Graefes Arch Clin Exp Ophthalmol 2008;246(9):1331-1339.

69. Nowomiejska K, Wrobel-Dudzinska D, Ksiazek K, et al. Semi-automated kinetic perimetry provides additional information to static automated perimetry in the assessment of the remaining visual field in end-stage glaucoma. Ophthalmic Physiol Opt 2015;35(2):147-154.

70. Wilscher S, Wabbels B, Lorenz B. Feasibility and outcome of automated kinetic perimetry in children. Graefes Arch Clin Exp Ophthalmol 2010;248(10):1493-1500.

71. Walters BC, Rahi JS, Cumberland PM. Perimetry in children: survey of current practices in the United Kingdom and Ireland. Ophthalmic Epidemiol 2012;19(6):358-363.

72. Patel DE, Cumberland PM, Walters BC, Russell-Eggitt I, Rahi JS; OPTIC study group. Study of Optimal Perimetric Testing in Children (OPTIC): Feasibility, Reliability and Repeatability of Perimetry in Children. PLoS One 201519;10(6):e0130895.

73. Patel DE, Cumberland PM, Walters BC, Russell-Eggitt I, Cortina-Borja. Study of Optimal Perimetric Testing In Children (OPTIC): Normative Visual Field Values in Children. Ophthalmology 2015;122(8):1711-1717.

74. Stewart WC, Shields MB, Ollie AR. Peripheral visual field testing by automated kinetic perimetry in glaucoma. Arch Ophthalmol 1988;106(2):202-206.

75. Miller KN, Shields MB, Ollie AR. Automated kinetic perimetry with two peripheral isopters in glaucoma. Arch Ophthalmol 1989;107(9):1316-1320.

76. Stewart WC, Shields MB. The peripheral visual field in glaucoma: re-evaluation in the age of automated perimetry. Surv Ophthalmol 1991;36(1):59-69.

77. Stewart WC. Static versus kinetic testing in the nasal peripheral field in patients with glaucoma. Acta Ophthalmol (Copenh) 1992;70(1):79-84.

78. Ballon BJ, Echelman DA, Shields MB, Ollie AR. Peripheral visual field testing in glaucoma by automated kinetic perimetry with the Humphrey Field Analyzer. Arch Ophthalmol 1992;110(12):1730-1732.

79. McLean IM, Mueller E, Buttery RG, Mackey DA. Visual field assessment and the Austroads driving standard. Clin Experiment Ophthalmol 2002;30(1):3-7.

80. Schiefer U, Nowomiejska K, Krapp E, Pätzold J, Johnson CA. K-Train -- a computer-based, interactive training program with an incorporated certification system for practicing kinetic perimetry: evaluation of acceptance and success rate. Graefes Arch Clin Exp Ophthalmol 2006;244(10):1300-1309.

81. Ramirez AM, Chaya CJ, Gordon LK, Giaconi JA. A comparison of semi-automated versus manual Goldmann kinetic perimetry in patients with visually significant glaucoma. J Glaucoma 2008;17(2):111-117.

82. Rowe FJ, Rowlands A. Comparison of diagnostic accuracy between Octopus 900 and Goldmann kinetic visual fields. Biomed Res Int 2014;2014:214829.

83. Gandolfo E. Stato-kinetic dissociation in subjects with normal and abnormal visual fields. Eur J Ophthalmol 1996;6(4):408-414.

84. Schiller J, Paetzold J, Vonthein R, et al. Quantification of stato-kinetic dissociation by semi-automated perimetry. Vision Res 2006;46(1-2):117-128.

85. Dolderer J, Vonthein R, Johnson CA, Schiefer U, Hart W. Scotoma mapping by semi-automated kinetic perimetry: the effects of stimulus properties and the speed of subjects' responses. Acta Ophthalmol Scand 2006;84(3):338-344.

86. Nowomiejska K, Vonthein R, Paetzold J, et al. Reaction time during semi-automated kinetic perimetry (SKP) in patients with advanced visual field loss. Acta Ophthalmol 2010;88(1):65-69.

87. Wakayama A, Matsumoto C, Ohmure K, Inase M, Shimomura Y. Influence of target size and eccentricity on binocular summation of reaction time in kinetic perimetry. Vision Res 2011;51(1):174-178.

88. Nowomiejska K, Brzozowska A, Zarnowski T, et al. Variability in isopter position and fatigue during semi-automated kinetic perimetry. Ophthalmologica 2012;227(3):166-172.

89. Hirasawa K, Shoji N, Okada A, Takano K, Tomioka S. Evaluation of stimulus velocity in automated kinetic perimetry in young healthy participants. Vision Res 2014;98:83-88.

90. Hirasawa K, Shoji N. Learning effect and repeatability of automated kinetic perimetry in healthy participants. Curr Eye Res 2014;39(9):928-937.

91. Hirasawa K, Shoji N, Kobashi C, Yamanashi A. Effects of mydriasis and miosis on kinetic perimetry findings in normal participants. Graefes Arch Clin Exp Ophthalmol 2015;253(8):1341-1346.

92. Hirasawa K, Shoji N, Isono K, Tsuchiya M. Effects of different levels of intraocular stray light on kinetic perimetry findings. PLoS One 2015;10(5):e0127159.

93. Hirasawa K, Shoji N. Effect of Optical Defocus on the Kinetic Perimetry in Young Myopic Participants. Curr Eye Res 2015;40(8):847-852.

94. Schiefer U, Strasburger H, Becker ST, et al. Reaction time in automated kinetic perimetry: effects of stimulus luminance, eccentricity, and movement direction. Vision Res 2001;41(16):2157-2164.

95. Becker ST, Vonthein R, Volpe NJ, Schiefer U. F actors influencing reaction time during automated kinetic perimetry on the Tubingen computer campimeter. Invest Ophthalmol Vis Sci 2005;46(7):2633-2638.

96. Vonthein R, Rauscher S, Paetzold J, et al. The normal age-corrected and reaction time-corrected isopter derived by semi-automated kinetic perimetry. Ophthalmology 2007;114(6):1065-1072.

97. Shapiro LR, Johnson CA. Quantitative evaluation of manual kinetic perimetry using computer

simulation. Appl Opt 1990;29(10):1445-1450.

98. Hashimoto S, Matsumoto C, Okuyama S, et al. Development of a new fully automated kinetic algorithm (program k) for detection of glaucomatous visual field loss. Invest Ophthalmol Vis Sci 2015;56(3):2092-2099.

99. Bedwell CH. Recent developments in investigations of visual fields. Am J Optom Physiol Opt 1978;55(10):681-699.

100. Pineles SL, Volpe NJ, Miller-Ellis E, et al. Automated combined kinetic and static perimetry: an alternative to standard perimetry in patients with neuro-ophthalmic disease and glaucoma. Arch Ophthalmol 2006;124(3):363-369.

101. Westcott MC, Fitzke FW, Hitchings RA. Abnormal motion displacement thresholds are associated with fine scale luminance sensitivity loss in glaucoma. Vision Research 1998;38:3171-3180.

102. Westcott MC, Fitzke FW, Viswanathan AC, Hitchings RA. Response time prolongation for a motion stimulus in patients with glaucoma and its relationship with elevation of the motion threshold. J Glaucoma 2000;9:289-295.

103. Baez KA, McNaught AI, Dowler JG, et al. Motion detection threshold and field progression in normal tension glaucoma. Br J Ophthalmol 1995;79(2):125-128.

104. Wall M. Ketoff KM. Random dot motion perimetry in patients with glaucoma and in normal subjects. Am J Ophthalmol 1995;120:587-596.

105. Wall M, Jennisch CS. Random dot motion stimuli are more sensitive than light stimuli for detection of visual field loss in ocular hypertension patients. Optom Vis Sci 1999;76:550-557.

106. Wall M, Jennisch CS, Munden PM. Motion perimetry identifies nerve fiber bundlelike defects in ocular hypertension. Arch Ophthalmol 1997;115:26-33.

107. Gonzalez-Hernandez M, Fernandez-Vidal A, Garcia-Feijoo J, Gonzalez de la Rosa M. Combined spatial resolution and contrast perimetry in normal subjects. In: Wall M, Millam RP (Eds.), Perimetry Update 2000/2001, pp. 109-114. The Hague: Kugler Publications 2001.

108. Bergin C, Redmond T, Nathwani N, et al. The effect of induced intraocular straylight on perimetric tests. Invest Ophthalmol Vis Sci 2011;52(6):3676-3682.

109. Ong EL, Zheng Y, Aung T, et al. Performance of the Moorfields motion displacement test for identifying eyes with glaucoma. Ophthalmology 2014;121:88-92.

110. Dabasia PL, Fidalgo BR, Edgar DF, Garway-Heath DF, Lawrenson JG. Diagnostic Accuracy of Technologies for Glaucoma Case-Finding in a Community Setting. Ophthalmology 2015;122:2407-2415.

111. Gonzalez de la Rosa M, Gonzalez-Hernandez M. Pulsar perimetry. A review and new results. Ophthalmologe 2013;110(2):107-115.

112. González de la Rosa, M, González-Hernández M, García-Feijoo J, Sánchez Méndez M, García-Sánchez J. Comparing the ranges of defect measured with standard white on white and Pulsar perimetries. Arch Soc Esp Oftalmol 2011;86(4):113-117.

113. Gonzalez-Hernandez M, de la Rosa MG, de la Vega RR, Hernandez-Vidal A. Long-term fluctuation of standard automatic perimetry, pulsar perimetry and frequency-doubling technology in early glaucoma diagnosis. Ophthalmic Res 2007;39(6):338-343.

114. Salvetat ML, Zeppieri M, Parisi L, et al. Learning effect and test-retest variability of pulsar perimetry. J Glaucoma 2013;22(3):230-237.

115. González-Hernández M, Abreu A, Sánchez M, González de la Rosa M. Combined spatial, contrast and temporal function perimetry in early glaucoma and ocular hypertension. In: Henson DB, Wall M (Eds.), Perimetry Update 2002/2003, p. 247. Amsterdam: Kugler Publi-

cations 2004.

116. Fernández-Vidal AM, García-Feijoo J, García-Sánchez J. Pulsar perimetry: a new procedure for early glaucoma evaluation. In: Henson D, Wall M (Eds.), Perimetry Update 2002/2003, pp. 199-205. Amsterdam: Kugler Pub 2004.

117. Fernández-Vidal A, García Feijoo J, González-Hernández M, González de la Rosa M, García Sánchez J. Primeros hallazgos con perimetría Pulsar en pacientes hipertensos oculares. Arch Soc Esp Oftalmol 2002;77:321-326.

118. González-Hernández M, García-Feijoo J, Sánchez Méndez M, González de la Rosa M. Combined spatial, contrast and temporal functions perimetry in mild glaucoma and ocular hipertensión. Eur J Ophthalmol 2004;14:514-522.

119. González de la Rosa M, Méndez Hernández C, García Feijoo J, et al. TOP strategy and Pulsar T30W perimetry in glaucomaearly diagnosis. In: Reece SM (Ed.), Focus on Glaucoma Research, pp. 117-172. New York: Nova Science Publishers Inc. 2005.

120. Salvetat ML, Zeppieri M, Tosoni C, Parisi L, Brusini P. Non-conventional perimetric methods in the detection of early glaucomatous functional damage. Eye (Lond) 2010;24(5):835-842.

121. Frisén L. New, sensitive window on abnormal spatial vision: rarebit probing. Vis Res 2002;42:1931-1939.

122. Brusini P, Salvetat ML, Parisi L, Zeppieri M. Probing glaucoma visual damage by rarebit perimetry. British Journal of Ophthalmology 2005;89:180-184.

123. Frisén L. Performance of a rapid rarebit central-vision test with optic neuropathies. Optom Vis Sci 2012;89:1192-1195.

124. Hackett DA, Anderson AJ. Determining mechanisms of visual loss in glaucoma using Rarebit perimetry. Optom Vis Sci 2011;88:48-55.

125. Winther C, Frisén L. New rarebit vision test captures macular deficits hidden to acuity tests. Acta Ophthalmologica 2015;93:481-485.

126. Wall M, Doyle CK, Eden T, Zamba KD, Johnson CA. Size threshold perimetry performs as well as conventional automated perimetry with sizes III, V, and VI for glaucomatous detection loss. IOVS 2013;54:3975-3983.

127. Gordon-Bennett PS, Ioannidis AS, Papageorgiou K, Andreou PS. A survey of investigations used for the management of glaucoma in hospital service in the United Kingdom. Eye (Lond) 2008;22(11):1410-1418.

128. Myint J, Edgar DF, Kotecha A, Murdoch IE, Lawrenson JG. A national survey of diagnostic tests reported by UK community optometrists for the detection of chronic open angle glaucoma. Ophthalmic Physiol Opt 2011;31(4):353-359. doi: 10.1111/j.1475-1313.2011.00844.x.

129. Garway-Heath DF, Crabb DP, Bunce C, et al. Latanoprost for open-angle glaucoma (UKGTS): a randomised, multicentre, placebo-controlled trial. Lancet 2015;4;385(9975):1295-1304.

130. Heijl A, Bengtsson B, Chauhan BC,et al. A comparison of visual field progression criteria of 3 major glaucoma trials in early manifest glaucoma trial patients. Ophthalmology 2008;115(9):1557-1565.

131. Van der Schoot J, et al. The ability of short-wavelength automated perimetry to predict conversion to glaucoma. Ophthalmology 2010;117(1):30-34.

132. Johnson CA. Recent developments in automated perimetry in glaucoma diagnosis and management. Curr Opin Ophthalmol 2002;13(2):77-84.

133. Xin D, Greenstein VC, Ritch R, Liebmann JM, De Moraes CG, Hood DC. A comparison of functional and structural measures for identifying progression of glaucoma. Invest Ophthalmol Vis Sci 2011;52(1):519-526.

134. Fan X, Wu LL, Ma ZZ, Xiao GG, Liu F Jr. Usefulness of frequency-doubling technology for perimetrically normal eyes of open-angle glaucoma patients with unilateral field loss. Ophthalmology 2010;117(8):1530-1537.

135. Haymes SA, Hutchison DM, McCormick TA, et al. Glaucomatous visual field progression with frequency-doubling technology and standard automated perimetry in a longitudinal prospective study. Invest Ophthalmol Vis Sci 2005;46(2):547-554.

136. Fitzke FW. Clinical psychophysics. Eye 1988;2 Suppl:S233-241.

137. Verdon-Roe GM, Westcott MC, Viswanathan AC, Fitzke FW, Garway-Heath DF. Exploration of the psychophysics of a motion displacement hyperacuity stimulus. Invest Ophthalmol Vis Sci 2006;47(11):4847-4855.

138. Demirel S, De Moraes CGV, Gardiner SK, et al.; the Ocular Hypertension Treatment Study Group. Rate of Visual Field Change in the Ocular Hypertension Treatment Study. Invest Ophthalmol Vis Sci 2012;53(1):224-227.

139. Artes PH, Chauhan BC, Keltner JL, et al.; the Ocular Hypertension Treatment Study Group. Longitudinal and Cross-sectional Analyses of Visual Field Progression in Participants of the Ocular Hypertension Treatment Study. Arch Ophthalmol 2010;128(12):1528-1532.

140. Baez KA, McNaught AI, Dowler JG, Poinoosawmy D, Fitzke FW, Hitchings RA Motion detection threshold and field progression in normal tension glaucoma. Br J Ophthalmol 1995;79(2):125-128.

141. Cho HK, Suh W, Kee C. Visual and structural prognosis of the untreated fellow eyes of unilateral normal tension glaucoma patients. Graefes Arch Clin Exp Ophthalmol 2015;253(9):1547-1555.

142. Membrey WL, Poinoosawmy DP, Bunce C, Fitzke FW, Hitchings RA. Comparison of visual field progression in patients with normal pressure glaucoma between eyes with and without visual field loss that threatens fixation. Br J Ophthalmol 2000; 84(10):1154-1158.

143. Strouthidis NG, Scott A, Peter NM, Garway-Heath DF. Optic Disc and Visual Field Progression in Ocular Hypertensive Subjects: Detection Rates, Specificity, and Agreement'. Invest Ophthalmol Vis Sci 2006;47(7):2904-2910.

144. Bach M, Hoffmann MB. Update on the pattern electroretinogram in glaucoma. Optom Vis Sci 2008;85:386-395.

145. Bach M, Poloschek CM. Electrophysiology and glaucoma: current status and future chal-lenges. Cell Tissue Res 2013;353:287-296.

146. Ventura LM, Porciatti V. Pattern electroretinogram in glaucoma. Curr Opin Ophthalmol 2006;17:196-202.

147. Graham SL, Fortune B. Electrophysiology in glaucoma assessment. In: Shaarawy TM, Sherwood MB, Hitchings RA, Crowston JG (Eds.), Glaucoma, 2nd Edi-tion, pp. 149-168. London: Elsevier 2015.

148. Porciatti V. Electrophysiological assessment of retinal ganglion cell function. Exp Eye Res 2015;141:164-170.

149. Wilsey LJ, Fortune B. Electroretinography in glaucoma diagnosis. Curr Opin Ophthalmol 2016;27(2):118-124.

150. Banitt MR, Ventura LM, Feuer WJ, et al. Progressive loss of retinal ganglion cell function precedes structural loss by several years in glaucoma suspects. Invest Ophthalmol Vis Sci 2013;54:2346-2352.

151. Bode SF, Jehle T, Bach M. Pattern electroretinogram in glaucoma suspects: new findings from a longitudinal study. Invest Ophthalmol Vis Sci 2011;52:4300-4306.

152. Hood DC, Xu L, Thienprasiddhi P, et al. The pattern electroretinogram in glaucoma patients with confirmed visual field deficits. Invest Ophthalmol Vis Sci 2005;46:2411-2418.

153. Viswanathan S, Frishman LJ, Robson JG, et al. The photopic negative response of the macaque electroretinogram: reduction by experimental glaucoma. Invest Ophthalmol Vis Sci 1999;40:1124-1136.

154. Viswanathan S, Frishman LJ, Robson JG, Walters JW. The photopic negative response of the flash electroretinogram in primary open angle glaucoma. Invest Ophthalmol Vis Sci 2001;42:514-522.

155. Machida S. Clinical applications of the photopic negative response to optic nerve and retinal diseases. J Ophthalmol 2012;2012:397178.

156. Niyadurupola N, Luu CD, Nguyen DQ, et al. Intraocular pressure lowering is associated with an increase in the photopic negative response (PhNR) amplitude in glaucoma and ocular hypertensive eyes. Invest Ophthalmol Vis Sci 2013;54:1913-1919.

157. Machida S, Kaneko M, Kurosaka D. Regional variations in correlation between photopic negative response of focal electoretinograms and ganglion cell complex in glaucoma. Curr Eye Res 2015;40:439-449.

158. Hood DC, Greenstein VC. Multifocal VEP and ganglion cell damage: applications and limitations for the study of glaucoma. Prog Retin Eye Res 2003;22:201-251.

159. Klistorner AI, Graham SL, Grigg JR, Billson FA. Multifocal topographic visual evoked potential: improving objective detection of local visual field defects. Invest Ophthalmol Vis Sci 1998;39:937-950.

160. Graham SL, Klistorner AI, Goldberg I. Clinical application of objective perimetry using multifocal visual evoked potentials in glaucoma practice. Arch Ophthalmol 2005;123:729-739.

161. Fortune B, Demirel S, Zhang X, et al. Comparing multifocal VEP and standard automated perimetry in high-risk ocular hypertension and early glaucoma. Invest Ophthalmol Vis Sci 2007;48:1173-1180.

162. De Moraes CG, Liebmann JM, Ritch R, Hood DC. Clinical use of multifocal visual-evoked potentials in a glaucoma practice: a prospective study. Doc Ophthalmol 2012;125:1-9.

163. Hood DC, Ritch R. Other tests in glaucoma: multifocal visual evoked potential. In: Giaconi JA, Law SK, Coleman AL, Caprioli J. (Eds.), Pearls of Glaucoma Management, pp. 175-181. Berlin/Heidelberg: Springer 2010.

164. Klistorner A, Graham SL. Objective perimetry in glaucoma. Ophthalmology 2000;107:2283-2299.

165. Caprioli J, Sears M, Spaeth GL. Comparison of visual field defects in normal-tension glaucoma and high-tension glaucoma. Am J Ophthalmol 1986;102:402-404.

166. Brusini P, Johnson CA. Staging functional damage in glaucoma: review of different classification methods. Surv Ophthalmol 2007;52:156-179.

167. Hodapp E, Parrish II RK, Anderson DR. Clinical decisions in glaucoma, pp 52-61. St. Louis: The C.V. Mosby Comp 1993.

168. The Advanced Glaucoma Intervention Study Investigators. Advanced glaucoma intervention study. Visual field test scoring and reliability. Ophthalmology 1994;101:1445-1455.

169. Musch D, Lichter PR, Guire KE, Standardi CL; for the CIGTS Study Group. The Collaborative Initial Glaucoma Treatment Study. Study design, methods, and baseline characteristics of enrolled patients. Ophthalmology 1999;106:653-662.

170. Mills RP, Budenz DL, Lee PP, et al. Categorizing the stage of glaucoma from pre-diagnosis to end-stage disease. Am J Ophthalmol 2006;141:24-30.

171. Brusini P. Clinical use of a new method for visual field damage classification in glaucoma. Eur J Ophthalmol 1996;6:402-407.

172. Brusini P, Filacorda S. Enhanced glaucoma staging system (GSS 2) for classifying functional damage in glaucoma. J Glaucoma 2006;15:40-46.

173. Susanna R Jr, Vessani RM. Staging glaucoma patient: why and how? Open Ophthalmol J 2009;3:59-64.

174. Hirasawa K, Shoji N, Morita T, Shimizu K. A modified glaucoma staging system based on visual field index. Graefes Arch Clin Exp Ophthalmol 2013;251:2747-2752.

175. Hamzah JC, Ramsay CR, Azuara-Blanco A, Burt JM. Systematic evaluation of visual field staging systems for glaucoma. Poster ARVO, Fort Lauderdale, 1-5 May 2011.

176. Ng M, Sample PA, Pascual JP, et al. Comparison of visual field severity classification system for glaucoma. J Glaucoma 2012;21:551-561.

177. Gandolfo E, Zingirian M, Capris P. A new proposal for classification and quantification of visual disability In: Mills RP, Heijl A (Eds.), Perimetry Update 1990/91, pp. 545-549. Amsterdam/New York: Kugler Publications 1991.

178. Morescalchi F, Gandolfo E, Gandolfo F, Quaranta L, Capris P. A new scoring program for quantification of the binocular visual field. In: Henson DB, Wall M (Eds.), Perimetry Update 2002/2003, pp. 21-27. The Hague, The Netherlands: Kugler Publications 2004.

179. McGwin G Jr, Xie A, Mays A, et al. Visual field defects and the risk of motor vehicle collisions among patients with glaucoma. Invest Ophthalmol Vis Sci 2005;46:4437-4441.

180. Hu S, Smith ND, Saunders LJ, Crabb DP. Patterns of Binocular Visual Field Loss Derived from Large-Scale Patient Data from Glaucoma Clinics. Ophthalmology 2015;122(12):2399-2406.

181. Quigley HA, Broman AT. The number of people with glaucoma worldwide in 2010 and 2020. Br J Ophthalmol 2006;90:243-254.

182. Tham Y-C, Li X, Wong TY, et al. Global prevalence of glaucoma and projections of glaucoma burden through 2040. Ophthalmology 2014;121:2081-2090.

183. Saunders LJ, Russell RA, Crabb DP. Practical landmarks for visual field disability in glaucoma. Br J Ophthalmol 2012;96(9):1185-1189.

184. Owsley C, Wood JM, McGwin G Jr. A roadmap for interpreting the literature on vision and driving. Surv Ophthalmol 2015;60(3):250-262.

185. Gutierrez P, Wilson MR, Johnson C, et al. Influence of glaucomatous visual field loss on health-related quality of life. Arch Ophthalmol 1997;115:777-784.

186. Sherwood MB, Garcia-Siekavizza A, Meltzer MI, et al. Glaucoma's impact on quality of life and its relation to clinical indicators. A pilot study. Ophthalmology 1998;105:561-566.

187. Janz NK, Wren PA, Lichter PR, et al. Quality of life in newly diagnosed glaucoma patients: The collaborative initial glaucoma treatment study. Ophthalmology 2001;108(5):887-897.

188. Sumi I, Shirato S, Matsumoto S, Araie M. The relationship between visual disability and visual field in patients with glaucoma. Ophthalmology 2003;110:332-339.

189. Vandenbroeck S, De Geest S, Zeyen T, Stalmans I, Dobbels F. Patient-reported outcomes (PRO's) in glaucoma: a systematic review. Eye 2011;25:555-577.

190. American Academy of Ophthalmology Preferred Practice Patterns Glaucoma Panel. Primary Open-Angle Glaucoma. San Francisco: American Academy of Ophthalmology 2000.

191. Ramulu PY, Maul E, Hochberg C, et al. Real-world assessment of physical activity in glaucoma using an accelerometer. Ophthalmology 2012;119:1155-1166.

192. Kong XM, Zhu WQ, Hong JX, Sun XH. Is glaucoma comprehension associated with psychological disturbance and vision-related quality of life for patients with glaucoma? A cross-sec-

tional study. BMJ Open 2014.

193. Qiu M, Wang SY, Singh K, Lin SC. Association between visual field defects and quality of life in the United states. Ophthalmology 2014;121:733-740.

194. McKean-Cowdin R, Wang Y, Wu J, Zen SP, Varma R; Los Angeles Latino Eye Study Group. Impact of visual field loss on health-related quality of life in glaucoma. Ophthalmology 2008;115:941-948.

195. Nguyen AM, van Landingham SW, Massof RW, Rubin GS, Ramulu PY. Reading ability and reading engagement in older adults with glaucoma. Invest Ophthalmol Vis Sci 2014;55:5284-5290.

196. Ramulu PY, Swenor BK, Jefferys JL, Friedman DS, Rubin GS. Difficulty with out-loud and silent reading in glaucoma. Invest Ophthalmol Vis Sci 2013;54:666-672.

197. Floriani I, Quaranta L, Rulli E et al. Health-related quality of life in patients with primary open-angle glaucoma. An Italian multicenter observational study. Acta Ophthalmol 2015 Nov 19. doi: 10.1111/aos.12890. [Epub ahead of print]

198. Peters D, Heijl A, Brenner L, Bengtsson B. Visual impairment and vision-related quality of life in the Early Manifest Glaucoma Trial after 20 years of follow-up. Acta Ophthalmol 2015;93:745-752.

199. Yuki K, Tanabe S, Kouyama K, et al. The association between visual field defects severity and fear of falling in primary open-angle glaucoma. Invest Ophthalmol Vis Sci 2013;54:7739-7745.

200. Gothwal VK, Reddy SP, Bharani S, et al. Impact of glaucoma on visual functioning in Indians. Invest Ophthalmol Vis Sci 2012;53:6081-6092.

201. Burton R, Crabb DP, Smith ND, Glen FC, Garway-Heath DF. Glaucoma and Reading: Exploring the effects of contrast lowering of text. Optometry Vsi Sci 2012;89:1282-1287.

202. Onakoya AO, Mbadugha CA, Aribaba OT, Ibidapo OO. Quality of life of primary open angle glaucoma patients in Lagos, Nigeria; clinical and sociodemographic correlates. J Glaucoma 2012;21:287-295.

203. Ramulu PY, van Landingham SW, Massof RW, et al. Fear of falling and visual field loss from glaucoma. Ophthalmology 2012;119:135208.

204. Okamoto M, Sugisaki K, Murata H, et al. Impact of better and worse eye damage on quality of life in advanced glaucoma. Scientific Reports 4, Article number:4144(2014) doi:10.1038.

205. Arora KS, Boland MV, Friedman DS, et al. Relationship between better-eye and integrated visual field mean deviation and visual disability. Ophthalmology 2013;2010:2476-2484.

206. Sawada H, Yoshino T, Fukuchi T, Abe H. Assessment of the vision-specific quality of life using clustered visual field in glaucoma patients. J Glaucoma 2014;23:81-87.

207. Kulkarni KM, Mayer R, Lorenzana LL, Myers SS, Spaeth GL. Visual field staging systems in glaucoma and the activities of daily living. Am J Ophthalmol 2012;154:445-451.

208. Magacho L, Lima FE, Nery AC, et al. Quality of life in glaucoma patients: regression analysis and correlation with possible modifiers. Ophthalmic Epidemiol 2004;11:263-270.

209. Gothwal VK, Bagga DK, Rao HO, et al. Is utility-based quality of life in adults affected by glaucoma? Invest Ophthalmol Vis Sci 2014;55:1361-1369.

210. Hirooka K, Sato S, Nitta E, Tsujikawa A. The relationship between vision-related quality of life and visual function in glaucoma patients. J Glaucoma 2016.;25(6):505-509.

211. Murata H, Hirasawa H, Aoyama Y, et al. Identifying areas of the visual field important for quality of life in patients with glaucoma. PLos One 8,e58695 10.1371/journal.pone.0058695(2013).

212. Esterman B. functional scoring of the binocular field. Ophthalmology 1982;89:1226-1234.

213. Mills RP, Drance SM. Easterman disability rating in severe glaucoma. Ophthalmology

1986;93:371-378.

214. Crabb DP, Viswanathan AC, McNaught AI, et al. Simulating binocular visual field status in glaucoma. Br J Ophthalmol 1998;82:1236-1241.

215. Jampel HD, Friedman DS, Quigley HA, Miller A. correlation of the binocular visual field with patient assessment of vision. Invest Ophthalmol Vis Sci 2002;43:1059-1067.

216. Nelson-Quigg JM, Cello K, Johnson CA. Predicting binocular visual field sensitivity from monocular visual field results. Invest Ophthalmol Vis Sci 2000;41:3312-3321.

217. Asaoka R, Crabb DP, Yamashita T, et al. Patients have two eyes!: binocular versus better eye visual field indices. Invest Ophthalmol Vis Sci 2011;52(9):7007-7011.

218. Black AA, Wood JM, Lovie-Kitchin JE. Inferior field loss increases rate of falls in older adults with glaucoma. Optom Vis Sci 2011;88:1275-1282.

219. Van Gestel A, Weber CA, Beckers HJ et al. The relationship between visual field loss and health-related quality of life. Eye 2010;24:1759-69.

220. Cheng HC, Guo Cy, Cheng MJ, et al. Patient-reported vision-related quality of life differences between superior and inferior hemifield defects in primary open-angle glaucoma. JAMA Ophthalmol 2015;133:269-75.

221. Takahashi GI, Otori Y, Urashima M, Kuwayama Y. Evaluation of quality of life in Japanese glaucoma patients and its relationship with visual function. Quality of Life Improvement Committee. J Glaucoma. 2016 ;25(3):e150-156.

222. Sun Y, Linc C, Waisbourd M, et al. The impact of visual field clusters on performance-based measures and vision-related quality of life in patients with glaucoma. Am J Ophthalmol 2016;163:45-52.

223. Freeman EE, Muñoz B, Rubin G, West SK. Visual field loss increases the risk of falls in older adults: the Salisbury eye evaluation. Invest Ophthalmol Vis Sci 2007;48(10):4445-4450.

224. Suzuki Y, Araie M, Ohashi Y. Sectorization of central 30 degrees visual field in glaucoma. Ophthalmology 1993;100:69-75.

225. Douglas PK, Harris S, Yuille A, et al. Performance comparison of machine-learning algorithms and number of independent components used in fMRI decoding of belief vs. disbelief. Neuroimage 2011;56:544-553.

226. Hirasawa H, Murata H, Mayama C, Araie M, Asaoka R. Evaluation of various machine learning methods to predict vision-related quality of life from visual field data and visual acuity in patients with glaucoma. Br J Ophthalmol 2014;98:1230-1235.

227. Ekici F, Loh R, Waisbourd M, et al. Relationships Between Measures of the Ability to Perform Vision-Related Activities, Vision-Related Quality of Life, and Clinical Findings in Patients With Glaucoma. JAMA Ophthalmol 2015;133(12):1377-1385.

228. Richman J, Lorenzana LL, Lankaranian D, et al. Relationships in glaucoma patients between standard vision tests, quality of life, and ability to perform daily activities. Ophthalmic Epidemiol 2010;17(3):144-151.

229. Freeman EE, Muñoz B, West SK, Jampel HD, Friedman DS. Glaucoma and quality of life: the Salisbury Eye Evaluation. Ophthalmology 2008;115(2):233-238.

230. Mathews PM, Rubin GS, McCloskey M, Salek S, Ramulu PY. Severity of vision loss interacts with word-specific features to impact out-loud reading in glaucoma. Invest Ophthalmol Vis Sci 2015;56(3):1537-1545.

231. Crabb DP, Smith ND, Glen FC, Burton R, Garway-Heath DF. How does glaucoma look?: patient perception of visual field loss. Ophthalmology 2013;120(6):1120-1126.

232. Dave P, Villarreal G Jr, Friedman DS, Kahook MY, Ramulu PY. Ability of Bottle Cap Color

to Facilitate Accurate Patient-Physician Communication Regarding Medication Identity in Patients with Glaucoma. Ophthalmology 2015;122(12):2373-2379.

233. Kotecha A, O'Leary N, Melmoth D, Grant S, Crabb DP. The functional consequences of glaucoma for eye-hand coordination. Invest Ophthalmol Vis Sci 2009;50(1):203-213.

234. Lakshmanan Y, George RJ. Stereoacuity in mild, moderate and severe glaucoma. Ophthalmic Physiol Opt 2013;33(2):172-178.

235. Spaeth G, Walt J, Keener J. Evaluation of quality of life for patients with glaucoma. Am J Ophthalmol 2006;141(1 Suppl):S3-14.

236. Jampel HD, Frick KD, Janz NK, et al.; CIGTS Study Group. Depression and mood indicators in newly diagnosed glaucoma patients. Am J Ophthalmol 2007;144(2):238-244.

237. McGwin G Jr, Owsley C, Ball K. Identifying crash involvement among older drivers: agreement between self-report and state records. Accid Anal Prev 1998;30(6):781-791.

238. Atienza AA, Moser RP, Perna F, et al. Self-reported and objectively measured activity related to biomarkers using NHANES. Med Sci Sports Exerc 2011;43(5):815-821.

239. Parrish RK 2nd. Visual impairment, visual functioning, and quality of life assessments in patients with glaucoma. Trans Am Ophthalmol Soc 1996;94:919-1028.

240. Nelson P, Aspinall P, Papasouliotis O, Worton B, O'Brien C. Quality of life in glaucoma and its relationship with visual function. J Glaucoma 2003;12(2):139-150.

241. Altangerel U, Spaeth GL, Steinmann WC. Assessment of function related to vision (AFREV). Ophthalmic Epidemiol 2006;13(1):67-80.

242. West SK, Rubin GS, Munoz B, Abraham D, Fried LP. Assessing functional status: correlation between performance on tasks conducted in a clinic setting and performance on the same task conducted at home. The Salisbury Eye Evaluation Project Team. J Gerontol A Biol Sci Med Sci 1997;52(4):M209-217.

243. Brown JC, Goldstein JE, Chan TL, Massof R, Ramulu P; Low vision research Network Study Group. Characterizing functional complaints in patients seeking outpatient low-vision service in the United States. Ophthalmology 2014;121:1655-1662.

244. West SK, Rubin GS, Broman AT, et al. How does visual impairment affect performance on tasks of everyday life? The SEE Project. Salisbury Eye Evaluation. Arch Ophthalmol 2002;120:774-780.

245. Ramulu PY, West SK, Munoz B, et al. Glaucoma and reading speed: the Salisbury Eye Evaluation Project. Arch Ophthalmol 2009;127:82-87.

246. Nelson P, Aspinall P, O'Brien C. Patients' perception of visual impairment in glaucoma: a pilot study. Br J Ophthalmol 1999;83:546-552.

247. Tabrett DR, Latham k. Important area of central binocular visual field for daily functioning in the visually impaired. Ophthalmic Physiol Opt 2012;32:156-163.

248. Burton R, Smith ND, Crabb DP. Eye movements and reading in glaucoma: observations on patients with advanced visual field loss. Graefes Arch Clin Exp Ophthalmol 2014;252(10):1621-1630.

249. Ramulu PY, Hochberg C, Maul EA, et al. Glaucomatous visual field loss associated with less travel from home. Optom Vis Sci 2014;91(2):187-193.

250. Kunimatsu-Sanuki S, Iwase A, Araie M, et al. An assessment of driving fitness in patients with visual impairment to understand the elevated risk of motor vehicle accidents. BMJ Open 2015;5(2):e006379.

251. Glen FC, Smith ND, Crab DP. Impact of superior and inferior visual field loss on hazard detection in a computer-based driving test. Br J Ophthalmol 2015;99:613-617.

252. Yuki K, Asaoka R, Tsubota K. The relationship between central visual field damage and motor vehicle collisions in primary open-angle glaucoma patients. PLoS One 2014;9(12):e115572.

253. Huisingh C, McGwin G jr, Wood J, Owsley C. The driving visual field and a history of motor vehicle collision involvement in older drivers: a population-based examination. Invest Ophthalmol Vis Sci 2015;56:132-138.

254. Ramulu PY, West SK, Munoz B, Jampel HD, Friedman DS. Driving cessation and driving limitation in glaucoma: the Salisbury Eye Evaluation Project. Ophthalmology. 2009;116(10):1846-1853.

255. van Landingham SW, Hochberg C, Massof RW, et al. Driving patterns in older adults with glaucoma. BMC Ophthalmol 2013;13:4.

256. Friedman DS, Freeman E, Munoz B, Jampel HD, West SK. Glaucoma and mobility performance: the Salisbury Eye Evaluation Project. Ophthalmology 2007;114(12):2232-2237.

257. Black AA, Wood JM, Lovie-Kitchin JE, Newman BM. Visual impairment and postural sway among older adults with glaucoma. Optom Vis Sci 2008;85(6):489-497.

258. Kotecha A, Richardson G, Chopra R, et al. Balance control in glaucoma. Invest Ophthalmol Vis Sci 2012;53(12):7795-7801.

259. Diniz-Filho A, Boer ER, Gracitelli CP, et al. Evaluation of Postural Control in Patients with Glaucoma Using a Virtual Reality Environment. Ophthalmology 2015;122(6):1131-1138.

260. Haymes SA, Leblanc RP, Nicolela MT, Chiasson LA, Chauhan BC. Risk of falls and motor vehicle collisions in glaucoma. Invest Ophthalmol Vis Sci 2007;48(3):1149-1155.

261. Cummings SR, Nevitt MC, Kidd S. Forgetting falls. The limited accuracy of recall of falls in the elderly. J Am Geriatr Soc 1988;36:613-616.

262. Kassierer JP. Incorporating patients' preferences into medical decisions N Engl J Med 1994;330:1895-1896.

263. Bozzani FM, Alavi Y, Jofre-Bonet M, Kuper H. A comparison of the sensitivity of EQ-5D, SF-6D and TTO utility values to changes in vision and perceived visual function in patients with primary open-angle glaucoma. BMC Ophthalmol 2012;12:43.

264. Kymes SM, Lee BS. Preference-based quality of life measurements in people with visual impairment. Optom Vis Sci 2007;84:809-816.

265. Richardson J. Cost utility analysis. What should be measured? Soc Sci Med 1994;39:7-21.

266. Zhang S, Liang Y, Chen Y, et al. Utility analysis of vision-related quality of life in patients with glaucoma and different perceptions from ophthalmologists. J Glaucoma 2015;24:508-514.

267. Gupta V, Srinivasan G, Mei SS, et al. Utility values among glaucoma patients. An impact on the quality of life. Br J Ophthalmol 2005;89:1241-1244.

268. Jampel HD. Glaucoma patients' assessment of their visual function and quality of life. Trans Am Ophthalmol Soc 2001;99:301-317.

269. Araie M, Shirato S, Yamazaki Y, et al.; the Nipradilol-Timolol Study Group. Risk factors for progression of normal- tension glaucoma under beta-blocker monotherapy. Acta Ophthalmol 2012;90(5):e337-343.

270. Lisboa R, Chun YS, Zangwill LM, et al. Association between rates of binocular visual field loss and vision-related quality of life in patients with glaucoma. JAMA Ophthalmol 2013;131:486-494.

271. Gracitelli CP, Abe RY, Tatham AJ, et al. Association between progressive retinal nerve fiber layer loss and longitudinal change in quality of life in glaucoma. JAMA Ophthalmol 2015;133:384-390.

272. Medeiros FA, Cracitelli CPB, Boer ER, et al. Longitudinal changes in quality of life and rates

of progressive visual field loss in glaucoma patients. Ophthalmology 2015;122:293-301.

273. Abe RY, Diniz-Filho A, Costa VP, et al. The impact of location of progressive visual field loss on longitudinal changes in quality of life of patients with glaucoma. Ophthalmology 2016;123(3):552-557.

274. Hyman LG, Komaroff E, Heijl A, Bengtsson B, Leske MC; the Early Manifest Glaucoma Trial Group. Treatment and vision-related quality of life in the Early Manifest Glaucoma Trial. Ophthalmology 2005;112:1505-1513.

275. Kerr MN, Patel HY, Chew SSL, et al. Patient satisfaction with topical ocular hypotensives. Clin Exp Ophthalmol 2013;41:27-35.

276. Rossi GC, Tinelli C, Pasinetti GM, Milano G, Bianchi PE. Dry eye syndrome-related quality of life in glaucoma patients. Eur J Ophthalmol 2009;19:572-579.

277. Skalicky, SE, Goldberg I, Mccluskey P. Ocular surface disease and quality of life in patients with glaucoma. Am J Ophthalmol 2012;153:1-9.

278. Actis AG, Rolle T. Ocular surface alterations and topical antiglaucomatous therapy: a review. Open Ophthalmol J 2014;8:67-72.

279. Nordmann J-P, Auzanneau A, Ricard S, Berdeaux G. Vision related quality of life ant topical glaucoma treatment side effects. Health and Quality of Life Outcomes 2003;1:75.

280. Loon SC, Jin J, Goh MJ. The relationship between quality of life and adherence to medication in glaucoma patients in Singapore. J Glaucoma 2015;24:e36-342.

281. Rossi GC, Pasinetti GM, Scudeller L, Raimondi M, Lanteri S, Bianchi PE. Risk factors to develop ocular surface disease in treated glaucoma or ocular hypertension patients. Eur J Ophhthalmol 2013;23:296-302.

282. Baudouin C, Renard J-P, Nordmann J-P, et al. Prevalence and risk factors for ocular surface disease among patients treated over the long term for glaucoma or ocular hypertension. Eur J Ophthalmol 2013;23:47-54.

283. Michele I, Serena T, Paolo F, et al. Ocular surface changes in glaucomatous patients treated with and without preservatives beta-blockers. J Ocul Pharmacol Ther 2014;30:476-481.

284. Pinto LA, Vandewalle E, Gerlier L, Stalmans I; The Cosopt UD Switch Study Group. Improvement in glaucoma patient quality of life by therapy switch to preservative-free timolol/dorzolamide fixed combination. Ophthalmologe 2014;231:166-171.

285. Dunker S, Schmucker A, Maier H; The Latanoprost/Timolol Fixed Combination Study Group. Adv Ther 2007;24:376-386.

286. Mathews PM, Ramulu PY, Friedman DS, Utine CA, Akpek EK. Evaluation of ocular surface disease in patients with glaucoma. Ophthalmology 2013;120(11):2241-2248.

287. Janz NK, Wren PA, Lichter PR, et al. The Collaborative Initial Glaucoma Treatment Study. Interim quality of life findings after initial medical or surgical treatment of glaucoma. Ophthalmology 2001;108:1954-1965.

288. Guedes RAP, Guedes VM, Freitas SM, Chaoubah A. Quality of life of medically versus surgically treated glaucoma patients. J Glaucoma 2013;22:369-373.

289. Bailey LA, Okereke OI, Kawachi I, et al. Ophthalmic and glaucoma treatment characteristics associated with changes in health-related quality of life before and after newly diagnosed primary open-angle glaucoma in nurses' health study participants. J Glaucoma 2016;25(3):e220-228.

290. Klink K, Sauer J, Körber NJ, et al. Quality of life following glaucoma surgery: canaloplasty versus trabeculectomy. Clin Ophthalmol 2014;9:7-16.

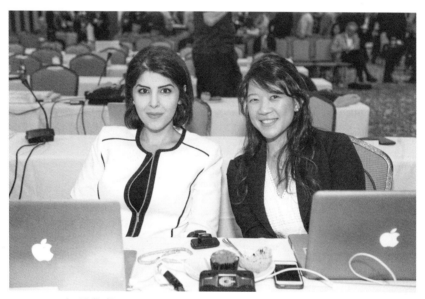

记录秘书：Adeleh Yarmohammadi 和 Patricia Manlastas

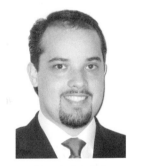 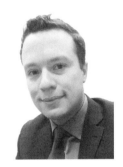 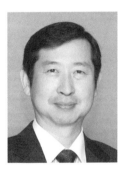

Felipe A. Medeiros   Gustavo De Moreas   Ki Ho Park

第3章　结构和功能

章节主编：Felipe A. Medeiros

章节共同主编：Gustavo De Moraes，Ki Ho Park

编著者：Makoto Araie，Eytan Blumenthal，Joseph Caprioli，Murray Fingeret，John Flanagan，Christopher Girkin，Donald Hood，Tae-Woo Kim，Miriam Kolko，Catherine Liu，Jose Martinez de la Casa，Allison Maree McKendrick，Kouros Nouri-Mahdavi，Lyne Racette，Harsha Rao，Lisandro Sakata，Andrew Tatham，Christopher Teng

共识声明

1. 青光眼患者结构性检查结果与功能性检查结果（视野中的分贝值）之间存在一定的关联性，用现有的检查方法和传统的计算分级方法研究提示这种关联性是非线性关系。

注释：若这两项检查结果均被转化成线性表，那么结构性检查结果与功能性检查结果可以观察到线性关系。

2. 现有的结构性和功能性检查方法提示检查结果具有较大的变异性。

3. 视野检查结果与视盘、盘周视网膜和黄斑区视网膜损伤有关。

注释：理解这些特异性的关联有助于青光眼的诊断。

4. 在现有的技术条件下，青光眼患者眼部结构性损伤通常出现于功能性损伤之前，也有部分患者功能性损伤先于结构性损伤。

注释：基于正常参考值范围的结构检测往往比功能检查更早检测到青光眼性变化，因为功能检查具有较大的变异性。

5. 结合结构和功能检查的结果可大大提高青光眼的诊断率。

注释：如果有进展性的变化或者其他危险因素出现，比如眼压升高，则可进一步提高青光眼诊断的可能性。

6. 条件允许时应该进行OCT（或其他影像设备）和视盘照相以获得基线资料，有助于准确检测病情变化。

注释：视盘照相有助于检测到出血和视盘颜色苍白，也有助于以后临床评估病情变化。只有临床眼底检查和视盘照相才能发现盘沿出血。

7. 到目前为止，还没有一种公认的结合结构和功能检查结果的方法。

注释：几种推荐的整合方法相比于传统测量具有优越性但是还需进一步的研究。

8. 医师应注意假阳性检查结果以及过度诊断青光眼，尤其是应用多种诊断方法时。

　　注释：虽然应用多种检测参数可以提高整体诊断敏感性，但是标记明显变化的错误概率也会增加。

3.1　青光眼结构与功能关系：青光眼的结构损害与功能丧失有怎样的关系？这里总结一下现有的青光眼结构与功能模型

a. 现有的青光眼结构与功能关系的模型
- Harwerth 等人的模型[1]：视野阈值敏感度与 RGC 密度。
- Hood-Kardon 模型[2]（简单线性模型）。
- "曲棍球棍（hockey-stick）"模型：结构 - 功能关系的斜率变化作为视网膜偏心度的函数。
- Drasdo 等人的模型[3]：
  - RGC 密度与视野敏感度相关联的二分模型；
  - 也解释了中央黄斑区 RGC 密度与视野中央检测位点对应关系的位移现象。

b. 影响结构功能关系精确度的因素
- 结构和功能检查的变异性。
- 检查的度量单位：结构检查常用线性单位表示，功能检查常用对数单位表示。
- 青光眼严重程度。
- 视网膜神经纤维层非神经成分，盘沿或黄斑检查。
- 轴突数量和 RNFL 厚度之间的关系。
- 视盘解剖与黄斑中心凹位置关系的变异：视野位点对应的视盘入口的位置变异：可达 $20° \sim 30°$。
- 求均值"掩盖"了许多局灶性丢失；同时，功能和结构的均值存在个体差异，某些结构区域可能对应更大的视野范围，反之亦然；这包括 24-2 视野检查中检测位点抽样的不均匀性。

c. 其他心理物理学混杂因素
- Riccò 面积（Riccò's area）和空间总和。
- 大脑皮质的合并效应。

d. 黄斑结构与功能的关系：有什么不同？

e. 视网膜神经节细胞计数作为结构和功能之间统一的联系。

3.1.1　引言

　　青光眼是一种以典型视盘和视网膜神经纤维层（RNFL）改变为特征的视神

经病变。结构的改变通常导致功能损害，后者在青光眼中常用视野检查来评估。而这些结构和功能变化都有一个共同的病理生理过程，即视网膜神经节细胞（RGC）及其轴突的减少[4]。青光眼结构与功能的关系是临床医生诊治患者时每天都要面对的问题。从根本上说，这种相关性使我们能够更好地了解青光眼的病程及其发病机制。更加复杂精密的诊断技术的出现能够将组织结构异常与功能检查如视野相结合，将有可能更早诊断青光眼或明确青光眼改变。大量文献讨论了青光眼视网膜神经节细胞损伤时，结构损害和功能损害哪个先检测出来。早期的文献表明，人眼中的 RGC 数目相对富余的，当视网膜神经节细胞丢失达到 40% 才能在现有的检测功能损害的"金标准"即标准自动视野计上观察到[5]。

发现这一现象的组织学研究只纳入了极少数眼[5]。临床上常常发现，在标准自动视野检查（SAP）出现异常之前，视神经乳头（ONH）、RNFL 或黄斑等就已出现了明确的结构损害[6,7]。相反的情况也偶尔出现，即青光眼视野损害可先于明确的结构损害。例如在欧洲青光眼预防研究（European Glaucoma Prevention Study, EGPS）中，许多眼的视野损害是青光眼最早的表现[8]。然而，在 EGPS 中，可能一些眼已经存在青光眼结构损害而未被视盘立体照相这一客观检查检测出来。大多数情况下，结构和功能的关系似乎是非线性的，尤其是在青光眼早期，所以相当大比例的视网膜神经节细胞丢失时，功能检查（标准自动视野检查，SAP）才出现微小损害。

基于最近的许多研究，现在认为，青光眼结构和功能间明显的非线性关系可能是结构和功能检查的度量单位不同或两类检查变异性不同的一种表现。例如，视野评估通常是用对数单位，而结构参数通常用线性单位。当视野灵敏度转化为线性单位与盘沿面积就变成线性关系[9]。虽然没有报道表明正常眼的结构和功能之间有显著关系，但在青光眼猴子模型[10]和青光眼人眼[9]中发现，当视野灵敏度用线性单位（1/L）代替 dB 单位表示时，结构和功能具有直接的线性关系。下面我们将讨论现有的描述青光眼结构与功能之间关系的各种模型。

3.1.2 目前描述青光眼结构与功能的模型

3.1.2.1 Harwerth 团队的模型：视野阈值的敏感度与 RGC 密度

Harwerth 等人通过青光眼猴子模型研究 RGC 计数及视野敏感度的关系（单位是 1/L）研究，对我们理解结构和功能的关系具有重要意义[1]。结果显示在中央视网膜区 RGC 计数和视野灵敏度之间成线性关系。有趣的是，这种相关性的斜率随视网膜偏心度的增加而增加。后一发现可能是中央黄斑部的 RGC 分布变化的函数。这说明两种检测结果间具有一定比例关系，即一定比例的 RGC

丢失对应一定比例的视野灵敏度损失。这与 Swanson 等人提出的两阶段模式一致 [11]。后者认为如果 RGC 的丢失和视野灵敏度损失都用百分比表示，它们的关系至少在 0.5～2 周期 / 度的范围内是线性的。然而线性关系的斜率随着距离固视中心的距离的变化而变化。这个发现可能是 Drasdo 团队提出的二分模型中的一种解释 [12]。另外，Goldmann Ⅲ 号刺激视标与 Riccò 临界面积之间的关系可以解释这种斜率变化。临界面积是指刚好完成空间总和时视网膜上的面积大小。靠近视网膜中央，Riccò 面积比 Goldmann Ⅲ 号刺激视标小，检测周边位置时，Riccò 面积比 Goldmann Ⅲ 号刺激视标大。当刺激面积大于临界面积（如 Goldmann Ⅲ 号刺激面积）时视野灵敏度变化较小，因此，RGC 密度或神经纤维层厚度与视野灵敏度之间相关性的斜率较小。Pan 和 Swanson 最近提出，通过多个大脑皮层空间滤波器来检测目标也可解释这种关系 [13]。

3.1.2.2　Hood-Kardon 模型（简单线性模型）

Hood-Kardon 模型的前提是基于结构测量，特别是对 RNFL 层：主要包括以 RGC 轴突为主的神经组成成分，以及由神经胶质、血管和其他结缔组织组成的非神经组成成分。随着青光眼病情发展，RNFL 层的神经成分变薄，而非神经成分保持稳定，实际上厚度可能增加。这一假设 Harwerth 等人也曾提出 [1]。这定义了结构 - 功能关系的动态范围，在一定区间内，当视野数据以线性单位表达时，结构和功能之间成线性相关，此时与 Harwerth 的研究结果相似。该模型中，当大约 90% 的视觉功能丢失时（约 −10dB），结构测量才逐渐趋向其测量最低值。而这时，RNFL 也已经很薄了，加上 RNFL 分层的干扰信号太大，使得监测结构指标如 RNFL 变得非常困难。

3.1.2.3　"曲棍球棍（hockey-stick）"模型：结构功能关系的斜率是视网膜偏心度的函数

该模型认为视敏度与神经节细胞密度成线性关系，但随偏心度变化（斜率为 1 表示偏心度大，黄斑部的斜率为 0.16）。总体而言，双线或"曲棍球棍"与数据的拟合度较好，并且类似于空间总和曲线，后者认为固视点附近的斜率较小而周边部斜率较大。斜率的变化可以用 Goldmann Ⅲ 号刺激视标与临界面积（Riccò 面积）的相对大小来解释。在中心 15° 视野范围内，Goldmann Ⅲ 号刺激视标大于 Riccò 面积，敏感度变化较小。虽然神经元检测信号的概率总和是目前最被认可的解释，但还有一种解释是通过多个皮层空间滤波器来检测刺激 [4]。

Drasdo 等人的模型 [3]：RGC 密度与视野敏感度相关联的二分模型；也解释了中央黄斑区 RGC 密度与视野中央检测位点对应关系的位移现象。Drasdo 等利用 RGC 胞体从黄斑中心凹视锥细胞位移的组织学数据进行研究，研究出改良的中央视野内正常神经节细胞密度的分布图。他们提出了将神经节细胞感受野密度与视野检查敏感性相关联的模型。该模型认为，视野敏感度在 0～29dB时，对比敏感度与节细胞密度成线性关系，当视敏度升高时，两者间变为非线性关系。该模型的非线性部分预测到黄斑区结构 - 功能关系斜率较小，而周边部视网膜斜率增加。

3.1.3   影响结构 - 功能关系的因素

由于结构和功能变化都是由共同的病理生理过程（RGC 胞体和轴突的丢失）引起的，两者在疾病进程中理应彼此相关。然而，目前的结构和功能测量方法显示出相当大的变异性，两者都有多套度量单位，且受到各种局限性的影响，不能很好地评估两者之间的关系，此外疾病的严重程度和被测试的位置也会影响关系评估。

自动成像设备通常用于结构评估（ONH、RNFL、黄斑），旨在量化盘沿面积（mm^2）、RNFL 厚度（μm）或各种内层视网膜厚度（μm）的指标。这些都是线性单位，与 RGG 密度成线性相关。标准自动视野检查（SAP）在所有测试位置所用的刺激大小都是相同的，视野敏感度以对数单位（分贝，dB）表示。dB 是相对参考水平而言的（刺激亮度相对背景亮度），反映的是比率而不是绝对值。因此，dB 是非线性单位，3dB 的变化表示光强度的加倍或减半。当 dB 增量以线性维度度量时，它表明不同程度的 dB 增量在线性单位上的增量差异非常大。例如，同样是减少 2dB，从 38dB 到 36dB，在线性度量单位上的变化是在 28dB 的基础上变化的 10 倍。结构和功能参数的不同测量单位是评估结构 - 功能关系时的混杂因素。基于实验和临床研究的强有力证据表明，将 dB 转换为线性尺度可以使结构和功能测量之间的线性关系更加明确。然而，进行对数转换后，在早期阶段视野损害的严重性就被压缩了，而在之后会被扩大。虽然线性化视野数据表明，功能变化可能发生在疾病进程的早期阶段，但简单的线性化过程可能不会提高对早期功能损失的检测，因为 SAP 数据最初是基于对数单位（分贝）的梯度程序获得的 [14]。因此，当前 SAP 设备无法检测出疾病早期阶段的少量 RGG丢失。另一方面，后期视野损害的严重性被扩大，SAP 对少量 RGG 丢失可能更敏感，尽管此时 RNFL 厚度检测可能无法反映出 RGC 的丢失。

视野检查在受试者之间存在显著差异，视野指标的正常范围内有相当一段是成线性的。此外，视野评估是一种心理物理学评估，具有相当大的重测结果变异性。对于 Goldmann Ⅲ 号刺激视标，视野受损区域的视野敏感度的重测结果变异可以跨越视敏度的整个动态范围。这些影响功能检查的变异因素干扰了结构 - 功能关系的评估，特别是在评估青光眼病情进展时。视野敏感度取决于刺激面积（空间总和），当小范围视网膜被刺激时，刺激的视网膜大小与视觉敏感度（Riccò 定律）成线性关系。值得注意的一点是，这个区域的面积（Riccò 面积）随着被刺激的视网膜的位置（偏心度）变化，而在固视点 15° 范围内，该区域面积小于 Goldmann Ⅲ 号视标。此外，大脑皮层对神经节细胞信息的整合可以用多个空间传动机制或多个皮层探测器来定义，在不同空间频率下达到峰值。大脑皮层整合分析发现对高频机制的敏感度下降将导致敏感度随着神经节细胞密度下降而线性下降。因此，对于 Goldmann Ⅲ 号视标的敏感度可能随着相应神经节细胞的丢失而下降，中心视野的变化斜率较小，而周边视野斜率较大[11]。

另一个混杂来源是神经节细胞功能障碍（而不是死亡）的概念。在某些情况下，RGG 可能会功能失调，导致功能缺陷反应，这也许是可逆的，也许是不可逆的。在这种情况下，测量的功能异常可能超过单独从结构测量预测的功能障碍。电生理研究表明，升高眼压可以诱导图形视网膜电图（PERG）振幅的可逆性降低[16]，且 IOP 降低可使功能恢复。心理物理学证据显示的 RGG 功能障碍与树突野减小相关[17]。结构测量也显示受试者间显著的变异性。正常人眼中神经节细胞数量在个体之间的差异可达 2 倍之多，结构指数具有相当宽的正常值范围[11]。虽然重测结果变异性较低，但它能进一步扩大受试个体之间的变异性。检查者、仪器或患者相关的因素均可引起重测结果的变化，并且在某些成像模式中一些位置可能显示更宽的测量变异性（如 OCT 中，颞侧和鼻侧象限 RNFL）。结构（和功能）检查的变异性使得真实的损伤程度难以确定，这是评估 - 功能关系随时间变化的一个相关混杂来源。

虽然视神经盘沿和 RNFL 厚度与 RGG 丢失有关，但是这些结构检查包含了非神经成分，例如胶质细胞和血管。在视功能下降到零的盲眼中，解剖上残留的非神经元成分也可能是非常多的（盘周 RNFL 厚 35～55μm）。关于 RNFL 的非神经成分的数量以及其如何受年龄和疾病严重程度的影响尚不确定。视神经乳头周围轴突直径和密度均在变化，这意味着轴突数量的变化，并且这种关系可能受年龄的影响。盘沿的非神经成分似乎比 RNFL 少，但 ONH 的形态在个体之间变异很大，且盘沿测量可能受到视乳头旁巩膜和筛板的生物力学变化的影响。

空间结构 - 功能关系需要了解盘沿或盘周 RNFL 与视野测试位置解剖对应关系。Garway-Heath 等人提出一种最常用的结构功能对应图[9]。这些作者和其他人已经观察到，视乳头与黄斑中心凹的相对位置，视盘大小和眼轴长度，是影响 RNFL 神经纤维束走行的最重要的因素[20]。并且对于一个 VF 位置，ONH 入口也存在较大的变化，跨越达 20°～30°[21]。此外，颞缝的位置也可能因人而异，极大地影响空间结构 - 功能的对应关系。事实上，这些个体差异性可能是导致空间结构 - 功能关系评估中误差的主要原因。将引起视网膜位点与盘周 RNFL 象限之间对应关系以及颞缝位置的个体差异的影响因素考虑进结构 - 功能对应关系中，将有助于了解空间结构和功能的联系[4]。

3.1.4 未来的方向

结合结构 - 功能检查提高了对青光眼和青光眼进展的诊断能力。结构和功能检查方法有许多混杂因素,影响了更好地整合这两个测试结果。提高对这种复杂关系评估的措施,包括改进结构测试技术,改良视野检查,以及改进结合两种检查所提供的信息的方法。

理想的情况是,快速发展的成像技术可评估活体内 RCG 细胞核的含量,并允许与视网膜敏感度进行直接对比。另外可以改良常规 24-2 网格视野测试点以更好地反映 RGC 的分布,同时,通过估计在中心 30° 的 RGC 感受野密度来"缩放"视标大小。

同时,Medeiro[15, 22] 等人最近提出了一种通过结合结构和功能检查来估计青光眼 RGC 丢失的新方法。从功能和结构的试验数据(分别为 SAP 和 OCT)估计RGC 计数。从 SAP 数据估计的 RGC 计数考虑了每个测试点的偏心度,并且认为细胞密度在与 6°×6° 视野范围对应的这片视网膜区域上是均匀的,这在 SAP中是各自独立的测试位置。从 OCT 数据估计的 RGC 计数考虑了年龄对轴突密度的影响,以及疾病严重程度对 RNFL 厚度中神经元和非神经元成分之间的关系的影响。然后,根据疾病的严重程度(通过 MD 值评估)获得两者 RGC 估计的加权平均值,在疾病早期,从 OCT 获得的 RGC 估计值比 SAP 获得的权重更大,而在疾病晚期 SAP 估计将比从 OCT 获得的权重更大。对 52 只健康眼纵向随访(4±0.7)年,获得的数据计算了年龄相关的 RGC 丢失率。这个研究的作者观察到,该模型估计的 RGC 丢失率在检测青光眼进展方面,优于单独的结构或功能测量。

3.2 结构和功能地形图:我们应该依赖哪一个?

3.2.1 引言

结构和功能检查被广泛用于青光眼的诊断和治疗。最常用的功能评价方法是视野检查,通常用于估计对视觉刺激的敏感度(通常是小的圆形视标的亮度增加),测试会在中心大约 30° 视野的多个位置取样。结构评估有多种方式,但通常包括通过照相或光学相干断层扫描(OCT)评估视神经乳头、OCT 评估盘周视网膜神经纤维层厚度,以及 OCT 评估黄斑区视网膜各层的厚度。为了将功能检查和结构检查的结果进行对比,需要两者之间的映射模式。这里我们将讨论能够结合功能和结构检查结果的映射模式。建立青光眼映射模式主要有两大难点:①视野位点与视网膜神经节细胞轴突进入视盘的角度之间对应关系;

②视野位点与黄斑区视网膜神经节细胞复合体厚度之间的对应关系。其他部分将讨论如何结合结构与功能的检查。

3.2.2 视野位点与视盘相关位置的绘制

3.2.2.1 建立对应图的方法

已有几种方法用来建立视野与视盘位置之间的对应图，最常用的方法有：①目测 / 与视野检查位点有关的视网膜神经纤维束示踪检查（或青光眼中视网膜神经纤维层的缺损）（例如参考文献 9、21 和 23）；②以眼科知识构建计算机模型[23, 24]；③统计学方法研究视野缺损位置与视盘结构损伤之间的相关性强度[25, 26]，以及结合上述方法[27, 28]。在正常眼中这些建模方法均出现相似的结果。每种方法都有局限性。例如，基于照片的检查受到图像质量的影响，即使由经验丰富的临床医生操作重复性也有限[29]。计算机模型需基于一系列假设，可能对单只眼不适用。尽管如此，所有上述方法所产生的结果都具有相当强的一致性，与预期的眼部解剖基本特征相一致。

3.2.2.2 "一刀切"与"一对一"

目前临床仪器和分析中常用的结构功能对应图使用的是"一刀切"的方法，这种对应图反映的是"平均状况"。一种常用的方法是结合 Garway-Heath 团队的对应图[9]，用 24-2 视野图去对应视盘上的六个区域。这种映射模式可以提供视野检测位点对应到视盘上的大致位置，在科研和临床上能用于粗略分析结构和功能的数据。Octopus 视野计用的是另一种映射模式，在它的"极性分析图（polar plot）"中，可以更精确地定位到视盘上的某一位置。以上映射模式均可用于临床中快速检查视野位点与视盘的对应关系。

需要注意的是，对于解剖参数不典型的个体来说，"总体平均"对应图是不准确的。现在已经认识到，不同个体之间，视盘与中心凹的相对位置变异很大[30, 31]。例如，视盘相对中心凹的平均垂直位移大约为 3°，在人群中的变异可达到 20°[30, 31]。OCT 技术和自适应光学方法论的进步可以直接显示颞缝[32-34]，有些人的颞缝不是水平的[32, 33]。需要更大的数据库分析颞缝位置与其他解剖参数之间的关系，前期的小数据库提示视盘和中心凹之间角度与颞缝和中心凹之间的角度存在一定的关系[32, 33]。目前没有足够的数据来确定这些因素与眼轴之间的相互关系，然而目前认为近视也会影响结构和功能之间对应关系的准确性，因为颞缝是将视网膜神经纤维从视盘上分为上半部分和下半部分的关键，颞缝位置的个体差异预示着在靠近鼻侧视野中线的视野位点对应图存在很大的差异。的确，靠近中线的视野位点可能对应到上、下半视盘区域，而不是传统地认为取决于颞缝的位置。

3.2.2.3　应用前景

今后的临床对应图应该包含以下方面：①在显示结构与功能之间的关系时，考虑到解剖因素的个体差异；②能够自定义选择视神经/视野中的重要象限或区域而不是一个固定的区域。现有的计算机模型可以包含个体解剖学特征，例如：眼轴长度、颞缝的位置、视盘相对黄斑中心凹的位置（见参考文献 24）。因为没有"金标准"，所以难以验证这些方法，目前的方法是通过直接目测判断对应关系[29]。这种方法表明，模型和手绘之间的差异比不同被检者之间的差异要小[29]。值得注意的是，因为已经建立起来的映射方法对于多数普通眼可以得出比较好的结果，但目前的难点就是在一些解剖不典型的个体中建模。使用固定的大的视盘扇形圆心角进行制图会限制结构功能分析，但是减少了对视盘分割过多带来的制图错误。以往的研究表明，用现有的技术，视野位点与视乳头的对应可以精确到 ±15°范围内[35]，因此目前大多数临床设备（4 个或 6 个象限）都可以减小扇形圆心角。现在的建模方法能够为各个患者选取特定象限，建立局部结构 - 功能对应图[23, 35, 36]，但尚未用于商业仪器中，因此青光眼诊断的潜在临床价值尚待确定。

3.2.3　视野位点对应到黄斑区视网膜神经节细胞复合体厚度

解剖上，在中心凹处，神经节细胞体在空间上与相应的光感受器分离。这与黄斑区结构与功能对应关系相关，因为引起了该处感光细胞位置和对应的视网膜神经节细胞丢失位置之间的一个小的空间位移，其中感光细胞感受中心视野（用 10-2 视野检查检测）。这种位移大小与视网膜偏心度之间的函数关系已被很多团队研究[3, 37, 38]。最近被纳入青光眼黄斑区结构与功能关系的分析当中[39]。Hood 等报道根据解剖上分析 Henle 纤维长度来指出视野位置的位移，可提高黄斑区结构和功能检查之间的一致性[39]。Hood 和 Raza 提出将这些信息应用于黄斑区 OCT 和视野联合报告的临床图谱[40]。由于黄斑结构正常的不同个体间的黄斑中心凹形态存在差异[41]，有人提出对黄斑区位移个体化可以更加准确反映黄斑区结构和功能之间的关系[42]。这类工作目前在研究中，还需要大量的工作来以确定这种方法是否确实有临床应用价值。

3.3　通过结构和功能检查来检测青光眼。结构损害先于视功能损害吗？证据是什么？

3.3.1　共识目标

临床医生普遍认为，青光眼结构损害发生在视功能损害之前。本章节主要回顾该观点的理论基础和证据。

　　结构或功能检查对青光眼诊断的准确性,主要取决于所使用的参考标准[43,44]。然而,尚没有一个简单的"金标准"检测青光眼。在研究结构时,以功能检测作为参考标准,在研究功能时以结构检测作为参考标准。因此,就对青光眼疾病诊断而言,很难直接比较结构检测与功能检测的能力大小。一个间接比较结构和功能检测效能的方法,是比较文献报道的定义青光眼的标准的敏感性和特异性。Sample 等评估诊断青光眼的各视觉功能检测方法的敏感性(将系列眼底照上出现进行性青光眼视神经病变作为参考标准),发现特异性达到 80% 时,敏感性约 50%~65%[45]。当特异性达到 90% 时,敏感性更低。这意味着约 35%~50% 的青光眼视神经病变患者(主观视盘照相评估)无法检测到视功能损害。大多数针对结构检测诊断能力评估的研究都将(成像方法中,频域 OCT 是目前最受欢迎的方法)视野和青光眼视神经病变作为青光眼的参考标准。对 SD-OCT 诊断效能的评估研究发现(仅将视野作为参考标准)特异性达 80% 时,敏感性约 60%~80%[46-48]。这意味着 20%~40% 的患者出现可重复的视野缺失时,在 SD-OCT 上并没有明确的结构异常表现。

　　根据 Quigley[5,49] 和 Sommer[50] 的研究,通常认为青光眼的结构改变发生在功能变化之前。最近一项研究支持这一观点,与健康眼相比,最终发展为青光眼性视野缺损的患眼,在 8 年前尚未出现视野缺损时,就发现 RNFL 出现明显的变薄[51]。然而,多项研究显示出相反的结果。Malik 等人分析了 Quigley 等人的研究数据发现,许多眼的视网膜神经节细胞(RGC)数目正常,但其在自动视野计的平均缺失值(MD)出现了异常[46]。其中有 3 只眼的平均缺失值低于 −5dB,神经节细胞数检查仍大于 100%。关于高眼压症和早期青光眼的大型临床研究表明,许多患者的功能改变先于视乳头改变出现[8,52,53]。但应指出的是,结构改变的评估是基于视盘照片的主观评价。这些患眼在基线时可能已有结构损伤。猴眼的组织学数据也表明,很早期的青光眼即可出现视野缺损,少量的神经节细胞丢失时,可能存在大于 5dB 的敏感度下降[10]。究竟结构和功能谁先发生变化,均取决于终点指标的选择以及是如何测量的。矛盾的结果可能由于青光眼疾病进程中视网膜神经节细胞结构和功能下降的不同步[54]。有人提出"神经节细胞功能障碍"(而不是死亡)的概念来解释为什么在一些患者中,视野缺损先于结构变化。神经节细胞损伤的早期阶段,细胞可能出现功能异常,导致视野敏感度降低,所以"结构检测"可能不能完全代表有功能的神经节细胞或轴突的数量[4]。

　　尽管上述的证据模棱两可,但毫无疑问的是许多病例在出现视网膜神经纤维层异常(无论眼底照还是影像学技术)时视野仍是正常的。之前的一些研究结果正好详细解释了这一现象[2,4,14,55]。在临床实践中,究竟哪种检查能够最先发现具有统计学意义的损害,取决于检查结果在正常眼的结构和功能检查中的相对变异性。在正常眼中,在其他条件相同时,标准差较大的检查相较于标准差小的检查而言需要更大的变化来达到统计学意义。关于结构改变明显早于视野异常是否是由于后者的变异性较大一直存在争议。

（梁亮　何理烨　朱梦男　陈保吉 译，

张秀兰　李征　张静　周柔兮　孙懿 审）

3.4　临床医生如何通过结构和功能检查来随诊可疑青光眼患者?

3.4.1　目的

本节主要是讨论如何利用现有的技术来监测可疑青光眼患者的共识。本节没有把重点放在功能和结构检查敏感性和特异性上,这是本章的另一个讨论内容。同样,这些技术间的差异也不会在这里讨论。本节讨论的前提是通过结构和(或)功能检查的异常结果能很好地诊断青光眼。

当患者的结构或功能检查结果不能判断是否存在青光眼或青光眼样损害时,该患者就被定义为可疑青光眼。一些临床医生和研究者提倡只要存在可疑视盘(外观或影像学证实是青光眼性视盘),在正常与非正常的灰色地带视野损害,或眼压升高(高眼压)就定义为可疑青光眼。本节将拓宽可疑青光眼的定义。而且,根据青光眼发生的危险性可将可疑青光眼进一步分级。对于高眼压症,客观风险模型可用于评估其 5 年转变为开角型青光眼的风险。这一特征不适合通过视盘的表现来定义可疑青光眼。然而,临床医生可以根据青光眼发生和进展的已知危险因素,如种族、家族史、年龄、中央角膜厚度和客观的影像技术来分级这些可疑青光眼患者。

因为青光眼被定义为一种进展性疾病,所以通过结构和功能检查来监测可疑青光眼就可以提供是否存在青光眼性损伤的结论性信息(有或没有)。另外,所有的结构和功能检测都存在内在的缺陷,其中一个就是重复性不好,即使其可靠性和质量指数是合格的。例如:一个患者在基线评估时,通过已给的检查结果被定义为可疑青光眼。几周后在相同的模式下进行同样的检查,并没有得出青光眼进展的结论,这可能归咎于在该模式下存在的变异性(学习效应)。

随诊可疑青光眼患者的方法应该在如下方面制定指南:哪些临床和辅助检查应该检查?间隔多久检查?这些时间间隔在未来的几年中是否固定不变?还未转变成青光眼的患者是否应该无限期地随访?

因此,“临床医生如何通过结构和功能检查来随诊可疑青光眼患者”的答案取决于两个主要因素：①进展的速度（变化的速率）；②测量和重复测量结果的变异性；以及③按照上述的客观或主观的方法评价青光眼进展风险。

与 WGA 第八次会议关于青光眼进展意见一致："在辨别青光眼进展（或发生）上，使用多种检测方法比反复使用一种检测方法证实青光眼的变化更有效和快速。"这就是本节第一个要讨论的问题。尽管我们在 WGA 上提出了"发生"的概念，同样的讨论也支持从正常到青光眼的转变，即进展性的变化包括神经节细胞的丢失。

简单地说，我们认为静态视野（标准自动视野检查，SAP）是应用最广泛的功能检测，视盘照相（不论是否带有辅助的影像技术）是应用最广泛的结构检测。拥有正常视野和视盘结构的高眼压症患者，相比使用其中一个检查来定义的可疑青光眼能减少分级的偏移。随诊这样的患者，提供有意义的定期自动视野和视盘检查，可以发现早期青光眼损伤。在高眼压症治疗研究（OHTS）中，根据 SAP 和视盘结果，相似数量的参与者转变成开角型青光眼这组了。因此，我们要阐述的第二个观点就是可疑青光眼患者要长期随诊视野和视盘检查。

尽管倍频视野计（FDT）在诊断青光眼方面非常有用，但是没有数据显示它能代替 SAP，而且两种视野检查都有用时就应该都做。同理，在电生理检查中，多焦 VEP 和图形 ERG 在青光眼检测上都应该进行。尽管在评价电生理检查的客观性和检测损伤的能力上要早于视野，但是这些检查手段只能作为视野随诊可疑青光眼的辅助功能检测手段（与第八次会议一致）。这些辅助的功能检测技术如果可靠的话，那么在随诊可疑青光眼方面可以和视野任选其一。

光学相干断层扫描（OCT）是目前被广泛应用于随诊可疑青光眼结构方面改变的检测技术。本节将讨论 OCT 和其他进行结构检测的技术。一些患者在功能缺损之前就已经出现了严重的结构损伤。OCT 的客观性能够揭示视盘的异常。与上述的功能检测的讨论一致，在随诊可疑青光眼方面，OCT 可以和其他视盘结构检测技术任选其一。

3.4.2 随诊频率

对可疑青光眼多长时间随诊较合适，上述检查技术的测量变异性需要考虑进去。这种可靠性有内在因素，也有患者相关的外在因素。一些患者相关的外在因素包括：疾病的严重程度、屈光间质的透明度、检查时的配合程度。关于严重程度，可疑青光眼在检查结果方面是正常或近乎正常的，因此短期和长期变异性都较低。剩余的外在因素，为简化目的，我们会选择最优的。

最初至少进行 2 次可靠的基线检查，而重复检查的频率取决于上面讨论的疾病进展程度和检测的可靠性。当随诊可疑青光眼的视野变化时，Chauhan 等推荐的测量青光眼患者视野变化的方法也可谨慎的用于可疑青光眼的监测[56]。

假定一个变异性低的患者每年进行 2 次的 24-2 视野检查，5 年内检出中到快速的视野进展（平均缺损 -0.5～-2.0dB/ 年）的概率为 80%。对于缓慢进展的视野缺损（-0.25dB/ 年），经过 6.5 年也能达到相同的程度。尽管这些推荐是基于整合的平均数据，我们相信这些数据为这一章节的讨论提供了巨大的评估价值。尽管这些建议没有提供局部信息，而是基于总体的视野指数（MD）基础上，它具有变异性小的优势。目前尚无基于视野的局部变化的建议，且要分析视野内在的巨大变异性 - 需要分析大量的视野位置。此刻，我们建议每年进行 2 次视野随访不会对患者造成巨大的困扰，同时通过 5 年高危患者的视野随诊结果，为可疑青光眼到青光眼的转变提供更高程度的确定性。

对于视盘检测，它的主要局限性是各个分级者之间以及分级者自身的主观性。至今为止，没有研究能表明，确诊从正常 / 可疑到异常的视盘，最佳的随诊频率是多久。除了频繁地眼底照相能发现视盘出血的机会外，通过人眼所看到的青光眼患者视盘结构的改变通常是微小和缓慢的。那么，对于可疑青光眼视盘检测的随诊频率就应该考虑这种平衡，即这种频繁检查所带给患者的困扰和多长时间才能检测到微小的结构变化。其中一个选择就是根据视野的随诊频率来确定视盘检测的频率。每年进行 1 次视盘照相，临床医生能够加深他们的印象，同时可以看到 2 次视盘照相和一系列至少 2 次重复的（或确定的）视野检查。

相对于视盘照相和视野检查，OCT 更具有优势，主要是由于的它的客观性和重复变异性低。这些特征为检测到从正常 / 可疑到青光眼的转变提供理论优势。OCT 不仅能提供结构 - 功能方面的整合信息，还能够结合视盘检测提供结构 - 结构方面的整合信息。根据 OCT 重复变异性比较低，和其他的功能和结构检查结合的能力，结构检查可以每年进行 1 次，也可以在视盘照相 6 个月后，或者与其中的一次视野检查同时进行。

尽管在临床实践工作中，与视盘照相相比较，临床医生越来越依赖于 OCT 来诊断和监测青光眼患者，但眼底照相仍可以提供基本的信息。重要的一点是 OCT 无法检测到视盘出血。另外，眼底照相可以看到神经纤维层缺损，再结合 OCT 的结果就可以检测到异常或进展。如果不进行眼底照相，我们就会错过类似青光眼变化的视网膜异常或其他视神经病变。

3.5　视野异常要结合结构改变

3.5.1　目的

青光眼的诊断有赖于功能和结构两者信息，但视野和影像两者的测量方法的套路是不同的。如果利用结构检查结果来提示进行视野检查可能具有优势。

这一节的目的就是看看如何把视野和功能检查结合起来。

3.5.1.1　结构和功能检查结合起来的优势

Hood 等[57]制作了一页关于 OCT 扫描和视野信息主要特征的报告。这份报告的优势就是把结构和功能参数之间的一致性关系简化。而且，对比视野和 OCT 的异常可避免遗漏微小的异常。从 OCT 的黄斑立体扫描所获得的结构 - 功能报告能检测到青光眼对黄斑的损伤。报告中大的扫描图提供了扫描误差和结构异常信息。Hood 等[57]显示了两位专家报告（独立分析 OCT 和视野）判读结果一致性非常好的重复性，与青光眼专家相比也表现非常好的诊断能力。

采用 NSTIN 格式代替 TSNIT 格式显示 RNFL 厚度图。Hood 等[57]建议在 NSTIN 模式下展示 RNFL 厚度曲线更容易分辨出 RNFL 变薄和中心视野缺损的联系。

商业化的视野计结果也包括结构的信息。有一些设备将结构和功能信息结合起来。这样可以将结构 - 功能结合报告呈献给更多的临床医生，对患者的宣教上也起到了作用。

极性分析。这种分析可以在 OCTOPUS 视野计（Haag-Streit，瑞士）中得到，也可以提供结构和功能关系的图表。定位模式的 G 检测主要根据神经纤维层的解剖分布。根据视盘旁每一个位点的视野结果来获得极性分析曲线。柱的长度代表缺损的程度。与年龄匹配的对照组相比，绿色标尺表视野结果相对较好，而红色标尺代表视野结果较差。这个曲线可以使临床医生快速评估视野和结构的关系。

聚类分析。这种分析可以在 OCTOPUS 视野计（Haag-Streit，瑞士）中得到，也可以提供结构和功能关系的图表。在聚类分析中，视野对应的神经纤维束的位置是每 10 束的平均缺损。

海德堡视野计。这种视野计有标准的自动视野计和闪光视野计。HEYEX 软件可以将视野结果，与来自于海德堡 HRT 和 Spectralis OCT 的视盘结果和神经纤维层结果整合起来。通过 HEYEX 软件后生成的一份报告就可以获得结构和功能的分析数据。

3.5.1.2　眼底彩照辅助下的视野计（通常指微视野）对于青光眼的诊断是有意义的，但是需要充分理解结构 - 功能图

眼底彩照辅助下的视野计可以在参照眼底彩照下评估视野。这种视野计，在特定的结构位置进行视野检查，可以降低重复检查的变异性。眼底彩照辅助下的视野计在评价黄斑疾病和地图样萎缩疾病的视功能方面是有用的。眼底彩照辅助下的视野计在青光眼方面也是有用的，这需要充分地理解结构 - 功能图

来精确地预测有意义的病变部位。视网膜的病变部位和视功能异常定位的空间一致性的程度，是黄斑疾病和青光眼的一个重要区别。在视网膜病变中这种一致性非常高，但在青光眼中就不高。毫无疑问，眼底彩照辅助下的视野计中的固定追踪技术减少了眼球微震对于青光眼视野检查的影响，即使这种刺激的特殊定位并不是个性化的（这种检查并不是真正意义上的眼底指导）。

目前，商业可利用的眼底彩照辅助下的视野计有：尼德克的微视野[58]（Nidek Technologies Srl.，Padua，意大利），黄斑整合仪 MAIA[59]（CenterVue，Padova，意大利），Compass[60]（CeterVue，Padova，意大利）。

对已经出现结构缺损的部位增加测试点数可能有助于诊断青光眼。视野检查的时间和病变定位的数量之间有一个平衡。这限制了视野的空间分辨率，或者说也限制了视野定位病变部位数量。一些证据表明根据结构信息加密的视野检查对于定位病变部位是有用的。

在黄斑区增加测试点数对于诊断青光眼也许是有用的。Hood 等证实青光眼患者存在黄斑区视功能的损伤[60]。如果视网膜神经节细胞丢失可以解释青光眼的发病机制，那么视网膜神经纤维层和视野缺损的直接对比就有可能。视野中黄斑疾病的检测使用 10-2 的程序。10-2 程序结合 24-2 程序会提供更有用的诊断信息，但是这在临床实践中不可行。Ehrlich 等调整了 24-2 的程序，即增加了 10-2 程序中的一些检测位点[62]。他们注意到了调整后的 24-2 程序有以下优势：① 24-2 程序的结果报告能提供纵向的随诊结果；② 10-2 程序中正常化的数据已收集并可以使用；③调整程序中增加的 10-2 的检测位点可以进行对比。在固有的 85% 的特异性中只把 4 个 10-2 程序的位点加到 24-2 的程序中，使结果有更高的敏感性[62]。Chen 等也证实在 Medmont 视野检查中黄斑上方增加 2 个检测位点就会增加青光眼的检出率[63]。

Octopus 视野计，G 程序的中心检测位点数量要多于 HFA 视野计 24-2 程序。G 程序是按照神经纤维束走向设计的，包含更多的中心位点，可用于检测中心和旁中心位点的缺损。

利用结构信息结合加密的检测位点来确定病变部位。对不同的患者，可以通过结构异常、功能异常或结合两者的分析，首先诊断青光眼[8,64]。有的患者在功能出现异常之前就出现了结构异常，我们可以根据结构异常来监测结构相对应部位的功能异常。自定义程序是使用更密集的位点去发现更小范围的视野缺损。但这样的程序是没有正常人数据库的，他们只能靠自己的基线检查来随诊。运算方法，包括以暗点为导向的视野检查（scotoma-oriented perimetry，SCOPE）[65]和梯度引导的自动自然相邻方法（gradient-oriented automated natural neighbor approach，GOANNA）[66]，可以被发展成为自动提供有关视野区域检测评估的结果。

　　利用结构信息来改进临床视野计的研究，为将来提高青光眼的诊断率提供了方法。现在正有大量的方法被用于和持续用于学术研究中。这些方法很有前途，但仍有局限性，目前还不能应用于临床实践。下面将介绍一些方法。

　　根据结构制定的偏离之前的贝叶斯定理程序。Denniss 等[67] 使用患者已有的结构损伤信息来改进视野计的程序。在连续检测的结构评估中（structure-zippy estimation by sequential testing，SZEST），他们根据结构损伤信息，利用计算机制定了偏离之前的贝叶斯定理程序。他们发现根据患者特定的结构信息制定的贝叶斯定理视野程序，当以前预测的敏感性大约在 ±9dB 时，可以降低重复检测的变异性和需要出现的数量。

　　利用结构信息制定一个联合筛选模式。Ganeshrao 等[68] 发明了最小不确定性的结构评估模式（structure estimation of minimum uncertainty，SEMU），即利用结构信息的视野程序来决定选择的刺激。在这个方法中，他们利用神经纤维层的厚度来预测视野的敏感性。这种预测被用于设定阈上值的水平，这样就可以改变最后结果分布的可能性。平均来说，利用神经纤维层信息来指导视野刺激程序可以保持准确性，提高精确性，缩短检查时间，且假阳性率小于 15%。

　　利用结构信息去预测现在的视野。Zhu 等[69] 使用神经纤维层厚度信息来预测视功能。在一个实验中，使用贝叶斯定理（BRBF）来描述结构 - 功能的特点。BRBF 允许通过神经纤维层厚度的测量来预测视野的敏感性。

　　结合结构参数来预测视野的丢失。Sugimoto 等[70] 发明了一种机器学习分类器，可以使用随机运算分类法则，根据可疑青光眼患者的 OCT 结果来预测视野的损伤。相对于单独的 OCT 结果，使用随机运算分类法则可以获得更大受试者工作特征曲线面积。

　　结合结构和功能检测结果来筛选降低视野的变异性。Deng 等[71] 认为这种筛选可以降低视野纵向随诊的变异性，还可以提高预测下一次检测结果的准确性。

　　根据结构信息来发展视野检测程序。Asaoka 等[72] 开发了一种新的视野检测程序，把中心定在视盘中心而不是中心凹。结构 - 功能视野检测程序（structure-function field，SFF）相对于 24-2 程序来说，有更少的检测位点和更强的结构 - 功能关系。

3.6　结构和功能检测的结合

3.6.1　目的

　　这一部分主要讨论现有的结构和功能检查的结合以及评估他们诊断青光眼

的能力。同时也探讨结构和功能检查结合的结果是否比传统参数能提高评价青光眼进展的能力。

3.6.2　定义

青光眼的诊断主要依靠结构特征性的改变,包括视神经乳头(ONH)和视网膜神经纤维层(RNFL)的缺失,同时与标准自动视野检查(SAP)的功能检查结果相结合。尽管青光眼的结构和功能变化都是来自于视网膜神经节细胞的丢失这一病理生理过程,但是一些大型的临床研究已经证实最早期的青光眼改变可能是结构或功能之一先出现异常。现在的检测技术中,同时进行结构和功能变化的检测手段很稀少[8,64,73]。因此,同时评价结构和功能对于早期青光眼的诊断非常重要。

如何最好地整合结构和功能检查结果是一大难题。目前,临床医生直观地将两个领域的信息相结合,试图将视神经和神经纤维层的变化与视野的变化联系起来。如果这种变化在结构和功能检查方面都有体现,那么这种变化是可信的,然而,当两者检查结果不一致时判断就比较困难。

尽管结构和功能改变最终反映的是视网膜神经节细胞的丢失,但是由于每种检测方法有不同的检测模式和变异性,所以会有不一致的现象。例如,视野是利用对数分贝模式,使得疾病早期阶段的数据被压缩,而结构测量使用一种线性模式呈现数据。结构和功能的不一致(不同的结构测量之间也存在差异)可能与设备的不断增多有关,还与用于定量青光眼变化的度量方法不断增加有关。这增加了发现重要变化的可能性,而非偶然。把结构和功能测量数据结合起来的统计学方法可以减少这些问题的影响。

3.6.3　方法的评估

把结构和功能测量数据结合起来的一些分析方法可提高青光眼的诊断率和发现青光眼的进展。

3.6.3.1　方法1:贝叶斯定理的方法

贝叶斯方法的统计学提供了一种客观和定量的方法来整合不同来源的数据[74]。它们的理论依据就是根据已知的贝叶斯理论,利用一个公式借助以前的信息来调整以后的数据[75]。利用贝叶斯统计方法,从一种检查(如OCT)获得的信息能提供疾病的可能性(或疾病的进展),这可以影响另一项检查(如SAP)的结果。例如,出现在视野中的一个变化会被认为没有统计学意义,但是同一只眼出现了结构变化,那么视野的变化可能就有意义了。这种方法可以根据时间推导出变化率。一些研究者利用贝叶斯理论开发了青光眼患者结构和功能的结合信息[74,76,77]。

Medeiros 等利用贝叶斯理论将视野结果和扫描激光偏振仪（SLP）测量的平均神经纤维层厚度结合起来，把眼病患者分为进展类和非进展类[77]。这种结合的方法相较于普通的最小二乘回归方法，利用商业的视野和 OCT 的结果能得出更多的患眼出现进展与否的结果。在一组使用立体照相确定患眼进展的实验中，结合方法检测进展的敏感性为 74%，而使用普通的最小二乘回归方法得出进展的敏感性是 37%。贝叶斯方法具有卓越的特异性，能准确地 100% 辨别 29个正常健康眼是不进展的。在一个随后的研究中，Russell 等发现通过 CSLO 测量高眼压患者的神经视网膜盘沿面积可以提高视野变化率的评估[74]。盘沿面积的变化率使用线性回归，盘沿面积的变化斜率来预测视野的变化率，平均敏感性使用贝叶斯线性回归。贝叶斯方法相较于 SAP 视野中的趋势分析方法具有更好的预测将来视野变化的能力。但是，这种方法的局限性是 CSLO 和视野检查测量模式的不同，解决之道就是利用同一患者样本来源的数据换算成 CSLO的数据，这样就可能产生误差[74]。Medeiros 等使用贝叶斯结合回归模式将青光眼患者的 CSLO 和视野信息结合起来。贝叶斯斜率变化相较于传统的最小二乘回归方法能更准确地预测视野的未来[76]。

优势

贝叶斯方法的优势是提供了一种将两者检测方法联系起来的方法。这样可以帮助解决矛盾的结果，并且当结果不一致时能够确定是否有这种变化。另一方面，他们降低了发生 I 类误差的机会，例如偶然出现的变化被认为是重要的变化。贝叶斯方法还降低了所有检测方法内在的变异性。例如，一些视野丢失相对快的眼睛使用传统的存在内在变异性的最小二乘回归方法，就会得出没有进展的结论。统计学上回归斜率产生大的标准差就会很明显。在这样的情况下，需要更多的测量方法来精确确定变化率，但是这会导致临床医生和患者要花费大量的时间和金钱，也会延迟对真正变化的认识。结合不同检测方法的信息可能会降低个体差异的影响。贝叶斯方法也可以整合像眼内压、角膜厚度等危险因素[15]。

局限性

贝叶斯方法的局限性是它不能解决所有不同的结构和功能测量模式的困难。当检查时间变化率时，目前的方法都假设结构和功能成线性变化。功能变化不会是线性关系，因为数据来自视野的对数模式和视网膜的空间总和[4,78]。

3.6.3.2 方法 2：将结构和功能测量转化成一种共同的模式

之前描述的方法都是为了解决在将结构和功能信息结合时的困难，并想在同一的模式里表达结果 [22, 69, 74]。例如：Zhu 等制定了一种通过神经网络的结构测量来预测视野敏感度的方法 [69]。其他人将视野以分贝的形式转化成一种线性模式 [1, 78]。将结构和功能测量转化成一个共同的模式对于后续的贝叶斯系列分析是有用的，然而，这些研究最初的主要目的是研究结构和功能检测的关系，而不是将不同的结果转化成一种模式。本共识是讨论将结构和功能关系结合起来的这些方法。

3.6.3.3 方法 3：结构 - 功能结合的指数

Medeiors 和同事提出的结构 - 功能结合的指数（combined structure-function index，CSFI）可以用来描述结构和功能结合的结果 [22]。CSFI 是对视网膜神经节细胞相对于年龄匹配的正常健康人的丢失率的评估。例如：一只眼睛的 CSFI 是 25%，代表视网膜神经节细胞相对于年龄匹配的正常人丢失了 25%。

应用结构和功能检测实验性青光眼模型猴所得出的一系列公式可用于评估视网膜神经节细胞，而且在后续的人类试验中得到了证实 [22, 1]。由于实验结果得出的视网膜偏心误差的功能被转化到人类的临床视野计，根据这些历史结果得出的相关的标准自动视野检查（SAP）视野敏感性模型与组织学上视网膜神经节细胞的数量有关 [1]。视网膜神经节细胞数量评估的公式来自于视野敏感参数的阈值。OCT 中神经纤维层厚度和视网膜神经节细胞数量的关系也有人做了研究，发现疾病的严重程度影响了神经纤维层神经和非神经的成分，由此得出的公式可以在 OCT 检查中评价视网膜神经节细胞的数量。

通过 OCT 和标准自动视野检查（SAP）获得的评估视网膜神经节细胞的能力为结构和功能信息的整合提供了一个共同单位。CSFI 结合一种加权项评估来解释在疾病的不同阶段 OCT 和视野性能的不同，即 OCT 在疾病的早期阶段更重要，而视野在疾病的中晚期更重要，这时候结构测量是一个瓶颈 [15, 19]。

CSFI 具有很好的把青光眼和正常人区分开来的能力，优于将结构和功能检查分开得出的结论 [22]。在一项纳入了 333 例青光眼和 165 例健康眼的研究中，CSFI 可以取得 0.94 的受试者工作特征曲线面积（AROC），要高于 OCT 的神经纤维层厚度（AROC = 0.92，$P = 0.008$），视野的平均缺损（AROC = 0.88，$P < 0.001$）和视野指数（AUC = 0.89，$P < 0.001$）[22]。在一项有 38 例视野前青光眼的亚群分析中，通过立体照相证实有视盘病变进展的眼中，得到的 CSFI 可以区分正常人和疾病眼（AROC = 0.85）。CSFI 相较于 OCT 在疾病严重程度的分级上有优势。CSFI 相较于独立的结构或功能检查，在可疑青光眼中预测青光眼的能力也非常有用（视野中重复出现的异常或视盘病变的进展）[79]。

优势

CSFI 的一个潜在优势是加权了疾病的严重程度，这样就把结构和功能检查在疾病的不同阶段的优势区分开来。视网膜神经节细胞数量的评估对于青光眼严重程度的表达是一种直观的单位。

局限性

CSFI 具有潜在的局限性，例如视网膜神经节细胞数量的联合评估并没有在人类的临床数据中得以证实。然而，值得注意的是它可以与文中提到的用于疾病进展诊断和评估的指数也许是不相关的。事实上，不同 OCT 设备得出的神经纤维层厚度和组织学上测量的神经纤维层厚度是有很大不同的，但这并不影响 OCT 在临床实践中的应用。

（原慧萍 译，张秀兰　李征　张静　周柔兮　孙懿 审）

参考文献

1. Harwerth RS, Wheat JL, Fredette MJ, Anderson DR. Linking structure and function in glaucoma. Prog Retin Eye Res 2010;29(4):249-271.
2. Hood DC, Kardon RH. A framework for comparing structural and functional measures of glaucomatous damage. Prog Retin Eye Res 2007;26(6):688-7.
3. Drasdo N, Millican CL, Katholi CR, Curcio CA. The length of Henle fibers in the human retina and a model of ganglion receptive field density in the visual field. Vision Res 2007;47:2901-2911.
4. Malik R, Swanson WH, Garway-Heath DF. 'Structure-function relationship' in glaucoma: past thinking and current concepts. Clin Experiment Ophthalmol 2012;40:369-380.
5. Quigley HA, Dunkelberger GR, Green WR. Retinal ganglion cell atrophy correlated with automated perimetry in human eyes with glaucoma. Am J Ophthalmol 1989;107:453-464.
6. Medeiros FA, Alencar LM, Zangwill LM, Bowd C, Sample PA, Weinreb RN. Prediction of functional loss in glaucoma from progressive optic disc damage. Arch Ophthalmol 2009;127(10):1250-12doi: 10.1001/archophthalmol.2009.276.
7. Gordon MO, Beiser JA, Brandt JD, et al. The Ocular Hypertension Treatment Study: baseline factors that predict the onset of primary open-angle glaucoma. 2002;120 (6):714-720.
8. Miglior S, Zeyen T, Pfeiffer N, et al. Results of the European Glaucoma Prevention Study. Ophthalmology 2005;112:366-375.
9. Garway-Heath DF, Poinoosawmy D, Fitzke FW, Hitchings RA. Mapping the visual field to the optic disc in normal tension glaucoma eyes. Ophthalmology 2000;107(10):1809-1815.
10. Harwerth RS, Carter-Dawson L, Shen F, et al. Ganglion cell losses underlying visual field defects from experimental glaucoma. Invest Ophthalmol Vis Sci 1999;40:2242-2250.
11. Swanson WH, Felius J, Pan F. Perimetric defects and ganglion cell damage: interpreting linear relations using a two-stage neural model. Invest Ophthalmol Vis Sci 2004;45(2):466-472.
12. Drasdo N, Mortlock KE, North RV. Ganglion cell loss and dysfunction: relationship to perimetric sensitivity. Optom Vis Sci 2008;85(11):1036-10doi: 10.1097/OPX.0b013e31818b94af.

Erratum in: Optom Vis Sci. 2008Dec;85(12):1205.

13. Pan F, Swanson WH. A cortical pooling model of spatial summation for perimetric stimuli. J Vis 2006;6(11):1159-1171.

14. Medeiros FA, Zangwill LM, Bowd C, Mansouri K, Weinreb RN. The structure and function relationship in glaucoma: implications for detection of progression and measurement of rates of change. Invest Ophthalmol Vis Sci 2012;53(11):6939-69doi: 10.1167/iovs.12-10345.

15. Medeiros FA, Zangwill LM, Anderson DR, et al. Estimating the rate of retinal ganglion cell loss in glaucoma. Am J Ophthalmol 2012;154(5):814-824.

16. Ventura LM, Porciatti V. Restoration of Retinal Ganglion Cell Function in Early Glaucoma after Intraocular Pressure Reduction. Ophthalmology 2005;112(1):20-27.

17. Sun H, Swanson WH, Arvidson B, Dul MW. Assessment of contrast gain signature in inferred magnocellular and parvocellular pathways in patients with glaucoma. Vision Res 2008; 48(26):2633-26.

18. Sihota R, Sony P, Gupta V, Dada T, Singh R. Diagnostic capability of optical coherence tomography in evaluating the degree of glaucomatous retinal nerve fiber damage. Invest Ophthalmol Vis Sci 2006;47(5):2006-2010.

19. Mwanza JC, Budenz DL, Warren JL, et al. Retinal nerve fibre layer thickness floor and corresponding functional loss in glaucoma. Br J Ophthalmol 2015;99(6):732-7doi: 10.1136/bjophthalmol-2014-3057Epub 2014 Dec 9.

20. Lamparter J, Russell RA, Zhu H, et al. The influence of intersubject variability in ocular anatomical variables on the mapping of retinal locations to the retinal nerve fiber layer and optic nerve head. Invest Ophthalmol Vis Sci 2013;54(9):6074-60doi: 10.1167/iovs.13-11902.

21. Jansonius NM, Nevalainen J, Selig B, et al. A mathematical description of nerve fiber bundle trajectories and their variability in the human retina. Vision Res 2009;49(17):2157-2163.

22. Medeiros FA, Lisboa R, Weinreb RN, et al. A combined index of structure and function for staging glaucomatous damage. Arch Ophthalmol 2012;130:1107-1116.

23. Jansonius NM, Schiefer J, Nevalainen J, Paetzold J, Schiefer U. A mathematical model for describing the retinal nerve fiber bundle trajectories in the human eye: average course, variability, and influence of refraction, optic disc size and optic disc position. Exp Eye Res 2012;105:70-78.

24. Denniss J, McKendrick AM, Turpin A. An anatomically-customisable computational model relating the visual field to the optic nerve head in individual eyes. Invest Ophthalmol Vis Sci. 2012;53(11):6981-6990.

25. Ferreras A, Pablo LE, Garway-Heath DF, Fogagnolo P, García-Feijoo J. Mapping standard automated perimetry to the peripapillary retinal nerve fiber layer in glaucoma. Invest Ophthalmol Vis Sci 2008;49:3018-3025.

26. Gardiner SK, Johnson CA, Cioffi GA. Evaluation of the structure-function relationship in glaucoma. Invest Ophthalmol Vis Sci 2005;46(10)3712-37

27. Turpin A, Sampson GP, McKendrick AM. Combining ganglion cell topology and data of patients with glaucoma to determine a structure-function map. Invest Ophthalmol Vis Sci 2009;50(7):3249-3256.

28. Erler NS, Bryan SR, Eilers PHC, Lesaffre EM, Lemij HG, Vermeer KA. Optimizing Structure–Function Relationship by Maximizing Correspondence Between Glaucomatous Visual Fields and Mathematical Retinal Nerve Fiber Models, Invest Ophthalmol Vis Sci 2014;55: 2350-2357.

29. Denniss J, Turpin A, Tanabe F, Matsumoto C, McKendrick AM. Structure-Function Mapping: Variability and Conviction in Tracing Retinal Nerve Fibre Bundles and Comparison to a Com-

putational Model. Invest Ophthalmol Vis Sci 2014a;55(2):728-736.

30. Chauhan BC, Burgoyne CF. From Clinical Examination of the Optic Disc to Clinical Assessment of the Optic Nerve Head: A Paradigm Change. Am J Ophthalmol 2013;156:218-227.

31. Amini N, Nowroozizadeh S, Cirineo N, et al. Influence of the disc-fovea angle on limits of RNFL variability and glaucoma discrimination. Invest Ophthalmol Vis Sci 2014;55:7332-7342.

32. Chauhan BC, Sharpe GA, Hutchinson DM. Imaging of the temporal raphe with optical coherence tomography. Ophthalmology 2014;121(11):2287-2288.

33. Tanabe F, Matsumoto C, Okuyama S, et al. Imaging of temporal retinal nerve fiber layer with transverse section analysis. Invest Ophthalmol Vis Sci 2014;55:901.

34. Huang G, Luo T, Gast TJ, et al. Imaging glaucomatous damage across the temporal raphe. Invest Ophthalmol Vis Sci 2015;56(6):3496-3504.

35. Denniss J, Turpin A, McKendrick AM. Individualised structure-function mapping for glaucoma: practical constraints on map resolution of clinical and research applications. Invest Ophthalmol Vis Sci 2014b;55(3):1985-1993.

36. Ganeshrao SB, Turpin A, Denniss J, McKendrick AM. Enhancing structure-function correlations in glaucoma with customised spatial mapping. Ophthalmology 2015;122(8):1695-1705.

37. Sjöstrand J, Popovic Z, Conradi N, Marshall J. Morphometric study of the displacement of retinal ganglion cells subserving cones within the human fovea. Graefes Arch Clin Exp Ophthalmol 1999;237:1014-1023.

38. Watson AB. A formula for human retinal ganglion cell receptive field density as a function of visual field location. J Vis 2014;14:1-17.

39. Hood DC, Raza AS, de Moraes CGV, Liebmann JM, Ritch R. Glaucomatous damage of the macula. Prog Retin Eye Res 2013;32:1-21.

40. Hood DC, Raza AS. On improving the use of OCT imaging for detecting glaucomatous damage. Br J Ophthalmol 2014;98:ii1-ii9.

41. Tick S, Rossant F, Ghorbel I, et al. Foveal Shape and Structure in a Normal Population. Invest Ophthalmol Vis Sci 2011;52(8):5105-5110.

42. Turpin A, Chen S, Sepulveda JA, McKendrick AM. Customising structure-function displacements in the macula for individual differences. Invest Ophthalmol Vis Sci 2015;56(10):5984-5989.

43. Garway-Heath DF, Hitchings RA. Sources of bias in studies of optic disc and retinal nerve fibre layer morphology. Br J Ophthalmol 1998;82:986.

44. Rao HL, Yadav RK, Addepalli UK, et al. Reference Standard Test and the Diagnostic Ability of Spectral Domain Optical Coherence Tomography in Glaucoma. J Glaucoma 2015;24:e151-156.

45. Sample PA, Medeiros FA, Racette L, et al. Identifying glaucomatous vision loss with visual-function-specific perimetry in the diagnostic innovations in glaucoma study. Invest Ophthalmol Vis Sci 2006;47:3381-3389.

46. Leung CK, Cheung CY, Weinreb RN, et al. Retinal nerve fiber layer imaging with spectral-domain optical coherence tomography: a variability and diagnostic performance study. Ophthalmology 2009;116:1257-1263, 63 e1-2.

47. Moreno-Montanes J, Olmo N, Alvarez A, et al. Cirrus high-definition optical coherence tomography compared with Stratus optical coherence tomography in glaucoma diagnosis. Invest Ophthalmol Vis Sci 2010;51:335-343.

48. Rao HL, Zangwill LM, Weinreb RN, et al. Comparison of different spectral domain optical coherence tomography scanning areas for glaucoma diagnosis. Ophthalmology 2010;117:1692-

1699, 9 e1.

49. Kerrigan-Baumrind LA, Quigley HA, Pease ME, et al. Number of ganglion cells in glaucoma eyes compared with threshold visual field tests in the same persons. Invest Ophthalmol Vis Sci 2000;41:741-748.

50. Sommer A, Katz J, Quigley HA, et al. Clinically detectable nerve fiber atrophy precedes the onset of glaucomatous field loss. Arch Ophthalmol 1991;109:77-83.

51. Kuang TM, Zhang C, Zangwill LM, et al. Estimating Lead Time Gained by Optical Coherence Tomography in Detecting Glaucoma before Development of Visual Field Defects. Ophthalmology 2015;122:2002-2009.

52. Keltner JL, Johnson CA, Anderson DR, et al. The association between glaucomatous visual fields and optic nerve head features in the Ocular Hypertension Treatment Study. Ophthalmology 2006;113:1603-1612.

53. Heijl A, Leske MC, Bengtsson B, et al. Reduction of intraocular pressure and glaucoma progression: results from the Early Manifest Glaucoma Trial. Arch Ophthalmol 2002;120:1268-1279.

54. Tatham AJ, Medeiros FA, Zangwill LM, Weinreb RN. Strategies to improve early diagnosis in glaucoma. Prog Brain Res 2015;221:103-133.

55. Harwerth RS, Quigley HA. Visual field defects and retinal ganglion cell losses in patients with glaucoma. Arch Ophthalmol 2006;124:853-859.

56. Chauhan BC, Garway-Heath DF, Goñi FJ, et al. Practical recommendations for measuring rates of visual field change in glaucoma. Br J Ophthalmol 2008;92(4):569-5doi: 10.1136/bjo.2007.1350Epub 2008 Jan Review.

57. Hood DC, Raza AS, De Moraes CG, et al. Evaluation of a One-Page Report to Aid in Detecting Glaucomatous Damage. Transl Vis Sci Technol 2014;3(6):8.

58. Wong EN, Mackey DA, Morgan WH, Chen FK. Intersession test-retest variability of conventional and novel parameters using the MP-1 microperimeter. Clin Ophthalmol 2016;10:29-42.

59. Sato S, Hirooka K, Baba T, et al. Correlation between the ganglion cell-inner plexiform layer thickness measured with cirrus HD-OCT and macular visual field sensitivity measured with microperimetry. Invest Ophthalmol Vis Sci 2013;54(4):3046-3051.

60. Rossetti L, Digiuni M, Rosso A, et al. Compass: clinical evaluation of a new instrument for the diagnosis of glaucoma. PloS one 2015;10(3):e0122157.

61. Hood DC, Raza AS, de Moraes CG, et al. Initial arcuate defects within the central 10 degrees in glaucoma. Invest Ophthalmol Vis Sci 2011;52(2):940-946.

62. Ehrlich AC, Raza AS, Ritch R, Hood DC. Modifying the Conventional Visual Field Test Pattern to Improve the Detection of Early Glaucomatous Defects in the Central 10 degrees. Transl Vis Sci Technol 2014;3(6):6.

63. Chen S, McKendrick AM, Turpin A. Choosing two points to add to the 24-2 pattern to better describe macular visual field damage due to glaucoma. Brit J Ophthalmol 2015;99(9):1236-1239.

64. Kass MA, Heuer DK, Higginbotham EJ, et al. The Ocular Hypertension Treatment Study: a randomized trial determines that topical ocular hypotensive medication delays or prevents the onset of primary open-angle glaucoma. Arch Ophthalmol 2002;120(6):701-713; discussion 829-830.

65. Schiefer U, Papageorgiou E, Sample PA, et al. Spatial pattern of glaucomatous visual field loss obtained with regionally condensed stimulus arrangements. Invest Ophthalmol Vis Sci 2010;51(11):5685-5689.

66. Chong LX, McKendrick AM, Ganeshrao SB, Turpin A. Customized, automated stimulus location

choice for assessment of visual field defects. Invest Ophthalmol Vis Sci 2014;55(5):3265-3274.

67. Denniss J, McKendrick AM, Turpin A. Towards Patient-Tailored Perimetry: Automated Pe-rimetry Can Be Improved by Seeding Procedures With Patient-Specific Structural Information. Transl Vis Sci Technol 2013;2(4):3.

68. Ganeshrao SB, McKendrick AM, Denniss J, Turpin A. A perimetric test procedure that uses structural information. Optometry and vision science: official publication of the Amer Acad Optom 2015;92(1):70-82.

69. Zhu H, Crabb DP, Schlottmann PG, et al. Predicting visual function from the measurements of retinal nerve fiber layer structure. Invest Ophthalmol Vis Sci 2010;51(11):5657-5666.

70. Sugimoto K, Murata H, Hirasawa H, et al. Cross-sectional study: Does combining optical co-herence tomography measurements using the 'Random Forest' decision tree classifier improve the prediction of the presence of perimetric deterioration in glaucoma suspects? BMJ Open 2013;3(10):e0031doi: 10.1136/bmjopen-2013-003114.

71. Deng L, Demirel S, Gardiner SK. Reducing variability in visual field assessment for glaucoma through filtering that combines structural and functional information. Invest Ophthalmol Vis Sci 2014;55(7):4593-4602.

72. Asaoka R, Russell RA, Malik R, Crabb DP, Garway-Heath DF. A novel distribution of visual field test points to improve the correlation between structure-function measurements. Invest Ophthalmol Vis Sci 2012;53(13):8396-8404.

73. Artes PH, Chauhan BC. Longitudinal changes in the visual field and optic disc in glaucoma. Prog Retin Eye Res 2005;24:333-354.

74. Russell RA, Malik R, Chauhan BC, et al. Improved estimates of visual field progression using Bayesian linear regression to integrate structural information in patients with ocular hyperten-sion. Invest Ophthalmol Vis Sci 2012;53:2760-2769.

75. Thomas R, Mengersen K, Parikh RS, et al. Enter the reverend: introduction to and application of Bayes' theorem in clinical ophthalmology. Clin Experiment Ophthalmol 2011;39:865-870.

76. Medeiros FA, Zangwill LM, Girkin CA, et al. Combining structural and functional mea-surements to improve estimates of rates of glaucomatous progression. Am J Ophthalmol 2012;153:1197-1205.e1.

77. Medeiros FA, Leite MT, Zangwill LM, et al. Combining structural and functional measure-ments to improve detection of glaucoma progression using Bayesian hierarchical models. Invest Ophthalmol Vis Sci 2011;52:5794-5803.

78. Garway-Heath DF, Caprioli J, Fitzke FW, et al. Scaling the hill of vision: the physiological relationship between light sensitivity and ganglion cell numbers. Invest Ophthalmol Vis Sci 2000;41:1774-1782.

79. Meira-Freitas D, Lisboa R, Tatham A, et al. Predicting progression in glaucoma suspects with longitudinal estimates of retinal ganglion cell counts. Invest Ophthalmol Vis Sci 2013;54:4174-4183.

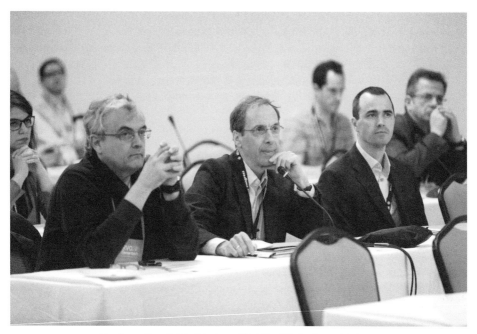

Stefano Gandolfi，Norbert Pfeiffer 和 Andrew Tatham

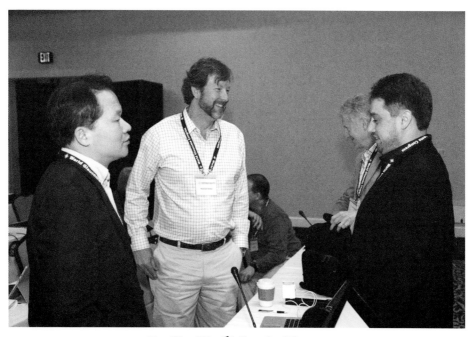

Tae Woo Kim 和 Crawford Downs

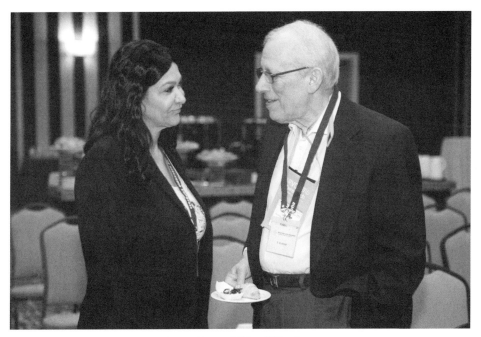

Neeru Gupta 和 Paul Kaufman

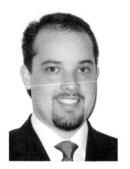
Felipe A. Medeiros

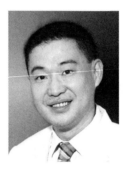
Mingguang He

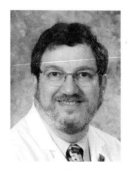
James Brandt

第4章 危险因素（眼部）

章节主编：Felipe A. Medeiros

章节共同主编：Mingguang He，James Brandt

编著者：Tin Aung，Eytan Blumenthal，Anne Louise Coleman，Jonathan Crowston，Gustavo de Moraes，Crawford Downs，Robert Fechtner，Panayiota Founti，Christopher Girkin，Neeru Gupta，Alon Harris，Henny D. Jampel，Vijaya Lingam，Christopher Leung，Steve Mansberger，Stefano Miglior，Augusto Paranhos，Louis R，Pasquale，Remo Susanna Jr.，Ningli Wang

共识声明

1. 任何眼压都有可能发生原发性开角型青光眼（POAG），但仍有充分证据表明随访期间较高的平均眼压是青光眼视神经损伤发生和进展的危险因素。

注释：尚需进一步研究阐明哪项眼压参数[眼压均值、峰值和（或）波动、眼压曲线下面积等]是青光眼发病或进展的决定性危险因素。

目前尚无充分证据表明眼压波动是青光眼发病或进展的独立危险因素。

2. 横断面研究表明，眼灌注压降低（ocular perfusion pressure，OPP）（血压与眼压之差）与开角型青光眼患病率的增加有关。

注释：在日常临床实践中尚未普及对 OPP 的监测。由于 OPP 和眼压的内在关联，证明 OPP 是否是青光眼发病的独立危险因素十分困难。

3. 目前尚缺乏足够的证据证明激发试验（如饮水试验等）是否可用于评估青光眼发病及进展的危险性。

注释：在确定青光眼发病和进展的风险时，有必要进行前瞻性队列研究来确定饮水试验能否比门诊眼压测量提供更多信息。

4. 大量证据表明中央角膜厚度（central corneal thickness，CCT）可作为高眼压症患者和疑似青光眼患者发展为青光眼的重要预测因素。对疑似青光眼患者应进行基线 CCT 测量。

注释：在临床实践中不推荐常规使用 CCT 来校正眼压。

目前尚缺乏足够的证据证明 CCT 是否是青光眼发病或进展的独立危险因素，或 CCT 对眼压的影响是否与眼压测量人为误差有关。

没有证据表明连续的 CCT 测量在青光眼的临床评估中具有价值。

5. 大量证据表明较低的角膜黏滞性是青光眼发病和进展的危险因素。

注释：目前尚缺乏关于角膜黏滞性与青光眼进展风险相关性的机制研究。

6. 现有证据表明,近视人群比正常人患开角型青光眼的风险更高,高度近视人群的风险更大。

注释:在近视患者中诊断青光眼具有挑战性。通过与精确的基线数据对比确定患者是否存在青光眼病情进展对于近视人群的青光眼诊断是十分重要的。

7. 视盘出血增加了青光眼的发病风险,是青光眼病情进展的标志。

注释:对视盘出血患者应给予更积极的治疗或更密切的随访。

8. 预测模型(风险计算器)可以客观评估个体患病风险,也可用于疑似青光眼的预测。

注释:目前已确定的预测模型只适用于高眼压症(OHT)患者,并且不涵盖所有已知的危险因素。

4.1 眼压

眼压已被公认为与青光眼的发病和进展相关。下面我们总结了关于眼压参数作为青光眼进展危险因素的一些证据。

4.1.1 平均眼压是青光眼发生的危险因素

多项临床研究得出的结果证明较高的平均眼压是青光眼发生以及青光眼患者病情进展的危险因素。高眼压症治疗研究(Ocular Hypertension Treatment Study,OHTS)、欧洲青光眼预防研究(European Glaucoma Prevention Study,EGPS)、青光眼早期研究(Early Manifest Glaucoma Trial,EMGT)、进展期青光眼干预研究(Advanced Glaucoma Intervention Study,AGIS)、加拿大青光眼研究(Canadian Glaucoma Study)、青光眼诊断创新研究(Diagnostic Innovations in Glaucoma Study,DIGS)、英国青光眼治疗研究(the United Kingdom Glaucoma Treatment Study,UKGTS)都表明平均眼压每上升 1mmHg,青光眼的进展风险增加 10%～25%。

OHTS 为将眼压列为青光眼进展的危险因素提供了强有力的证据。该研究中,1636 名高眼压症的患者被随机分至观察组和药物治疗组,中位随访时间为72 个月。高眼压症的定义为,单眼眼压介于 24～32mmHg 之间,对侧眼眼压介于 21～32mmHg 之间;房角镜检查房角开放,视野及视盘检查正常 [1]。治疗组的目标眼压定义为小于等于 24mmHg,或眼压下降幅度至少为平均有效眼压及基线眼压的 20%。治疗组及观察组基线平均眼压分别为(24.9±2.6)mmHg 和(24.9±2.7)mmHg。治疗组及观察组眼压分别降低 22.5%±9.9%,4.0%±11.6%。在 60 个月内,治疗组患 POAG 的累积概率为 4.4%,而观察组为 9.5%,这意味着药物治疗可将 POAG 发生的相对风险降低 54%。在 POAG 发生的基线预测因素中，校正多因素模型中的其他预测因素后，基线眼压每升高 1mmHg，随访中发生 POAG 风险将升高 10%[2]。其中基线眼压的测定结果基于 4～6 次眼压测量的平均值。

欧洲青光眼预防研究（EGPS）[3] 也是一项关于高眼压症患者的研究，观察通过药物降眼压治疗是否可以预防或延迟 POAG 的发生。EGPS 的入组标准与 OHTS 类似，要求受试者基线视野及视盘检查正常。然而，入组时眼压必须在 22～29mmHg，每只眼至少在间隔 2 个小时后连续测量 2 次。研究方案中并未提及另一只眼的眼压情况[4]。EGPS 研究将 1081 名患者随机分为多佐胺治疗组和安慰剂组，计划随访 5 年。仅有 64% 的多佐胺治疗组患者和 75% 安慰剂组患者完成了随访。多佐胺治疗组和安慰剂组患者的基线平均眼压分别为 23.4mmHg 和 23.5mmHg，5 年内平均眼压的降幅分别为多佐胺治疗组 22.1%，安慰剂组 18.7%。研究结束时，两组患者发展为 POAG 的累积概率未见显著差异（多佐胺组 13.4% vs. 安慰剂组 14.1%；HR＝0.86；95%CI：0.58～1.26）。

以下几种原因可以解释 OHTS 和 EGPS 两项研究为何得出不一致的结果，包括均值回归效应、目标眼压的缺乏以及选择性随访的丢失[5,6]。尽管在 EGPS 中多佐胺治疗组和安慰剂组在是否发展为 POAG 方面未见显著性差异，其结果仍支持高眼压是 POAG 发病的重要危险因素这一观点。在包括年龄、心血管疾病、中央角膜厚度以及假性囊膜剥脱[7] 的多因素模型中，基线眼压每升高 1mmHg，POAG 的发病风险会相应增加 18%（HR＝1.18；95%CI：1.06～1.31；P＝0.002）。

在关于 OHTS 和 EGPS 对照组的汇总分析中（共 1319 名随访患者未接受任何干预措施），校正其他预测因素后[8]，基线眼压每升高 1mmHg 会使 POAG 的发生风险相应增加 9%（HR＝1.09；95%CI：1.03～1.17）。值得注意的是，汇总分析得出的风险比的 95%CI 仍然相对较大：1.03～1.17。也就是说，基线眼压每升高 1mmHg 会使 POAG 的发生风险相应增加 3%～17%。

青光眼诊断创新研究（Diagnostic Innovations in Glaucoma Study，DIGS）是一项非随机纵向前瞻性观察研究，该研究结果显示，在校正多因素模型中的其他预测因素后（HR＝1.17；95%CI：1.05～1.30）[9]，平均眼压每升高 1mmHg，高眼压症转变为青光眼的风险就增加 17%。

青光眼早期研究（Early Manifest Glaucoma Trial，EMGT）[10] 意在评估降眼压治疗对青光眼进展的影响。该研究纳入了 255 例新确诊的未经治疗的，基线检查具有可重复视野缺损（平均 MD＝-4dB）的开角型青光眼患者。排除晚期视野缺损和眼压超过 30mmHg 的患者后，受试者被随机分为 360° 小梁成形术＋倍他洛尔滴眼液治疗组和对照组。如无显著病情进展，则分组情况保持不变。当治疗眼在随访中连续 2 次眼压超过 25mmHg，或对照眼眼压超过 35mmHg，则加用拉坦前列腺素滴眼液。患者随访依从性良好，中位随访时间为 6 年。治疗组和对照组基线眼压分别为（20.6±4.1）mmHg和（20.9±4.1）mmHg。治疗组平均眼压降幅为25%，而对照组眼压没有变化。在研究结束时，对照组与治疗组相比，病情进展患者比例明显增大（分别为62%和45%；HR=0.60；95%CI：0.42~0.84；P=0.003）。当以基线眼压（<21mmHg或≥21mmHg）、视野缺损程度、年龄、是否存在囊膜剥脱等条件进行分层时，治疗组和对照组的患者的结果仍存在差异。

EMGT分析了用于预测青光眼进展的因素，发现基线眼压每升高1mmHg会增加5%的进展风险（HR=1.05；95%CI：1.01~1.10）[11]。同样，治疗后眼压每降低1mmHg（基线眼压值减去3个月随访时的眼压值），进展风险下降10%（HR=0.90；95%CI：0.86~0.94；P<0.001）。分析完整随访数据发现，平均眼压每升高1mmHg会增加13%的进展风险（HR=1.13；95%CI：1.07~1.19；P<0.001）。校正多因素模型中的其他预测因素后，结果依然一致。

正常眼压性青光眼协作研究（the Collaborative Normal Tension Glaucoma Study，CNTGS）[12]纳入230例单眼或双眼正常眼压性青光眼患者，确诊依据为存在青光眼视盘凹陷、典型视野缺损、10次基线测量平均眼压不高于20mmHg（每次眼压测量不超过24mmHg）[12]。患者被随机分为没有治疗的对照组和经药物或手术治疗后眼压下降30%组（以下称治疗组）。治疗组和对照组的基线平均眼压分别为（16.9±2.1）mmHg和（16.1±2.3）mmHg。随访期间的平均眼压分别为（10.6±2.7）mmHg和（16.0±2.1）mmHg。值得注意的是，治疗组与对照比较，病情进展例数较少（12% vs. 35%）。

研究者们分析了CNTGS研究中青光眼进展的危险因素，但是未发现中位基线眼压与青光眼进展率的显著相关性。CNTGS研究者认为[13]，导致这种差异可能是由于疾病进展的速率不取决于眼压绝对值，而取决于眼压超出个体损害阈值的程度。这种超出的程度与NTG患者的基线眼压并无关联。降眼压治疗可以降低超出个体损害阈值的眼压水平，并能减慢疾病进展速度。

其他前瞻性临床试验也表明眼压是青光眼进展的一个危险因素。然而，需要注意的是，起初这些临床试验的目的并不是专门设计去探讨降低眼压与青光眼进展的关系。晚期青光眼干预性研究（Advanced Glaucoma Intervention Study，AGIS）[14]是一项长期的用于评价经过药物治疗病情无法控制而行2次手术治疗的OAG患者临床病程的研究。591例患者（789眼）被随机分为两组，第一组治疗顺序为：氩激光小梁成形术、小梁切除术、小梁切除术（ATT）；第二组治疗顺序为：小梁切除术、氩激光小梁成形术、小梁切除术（TAT）。AGIS要求入组患眼必须同时满足下列标准，包括：药物治疗眼压控制不理想；出现青光眼视野损害和（或）视盘损害。在随访期间，在手术治疗的基础上，必要时给予药物治疗，以期将眼压降至18mmHg或更低。AGIS报道了眼压控制与视野损害的关系[14]。在这个关联分析中,受试眼按照随访期间眼压小于 18mmHg 的时间所占百分比分组。受试眼被分配至如下四组中的一组:100%(A 组);75%~100%(B 组);50%~75%(C 组);0~50%(D 组)。在超过 6 年的随访中,各组平均眼压分别为:A 组:12.3mmHg;B 组:14.7mmHg;C 组:16.9mmHg;D 组:20.2mmHg。随访终点时 A 组受试眼平均视野损害和基线水平相比,变化接近 0。B 组、C 组、D 组受试眼与 A 组相比,视野损害程度逐渐递增。随访 7 年,在矫正潜在混杂因素后,与 A 组相比,D 组受试眼的视野缺损增加 1.93 个单位(90%CI: 0.82~3.05)。

AGIS 在关于影响视野进展的预测因素分析中提到,校正种族、干预顺序、年龄、糖尿病、性别、参考眼压、参考视野缺损评分等因素后[14],开始的 18 个月内平均眼压每升高 1mmHg,视野缺损评分会在其后随访期间内增加 0.10($P = 0.002$)。

值得注意的是,即使 AGIS 的结果支持眼压会影响青光眼进展速率,以上涉及非随机分组的后续分析结果存在潜在的不均衡协变量。然而,在利用统计学方法校正潜在混杂因素后,其结果仍然保持不变。

青光眼初始治疗协作研究(the Collaborative Initial Glaucoma Treatment Study,CIGTS)[15],将 607 名新确诊为 OAG 的患者随机分为药物治疗组和手术治疗组,并根据基线眼压以及视野为每位患者制定目标眼压值,因此病情较严重的患者眼压需要下降更多。基线视野平均 MD 为 −5dB。药物治疗组患者经医生诊断后接受相应降眼压治疗,而手术治疗组患者接受小梁切除术(由医生决定是否应用 5-FU)。手术组和药物治疗组患者基线眼压分别为 27mmHg 和 28mmHg;治疗后手术治疗组和药物治疗组患者平均眼压降幅分别约为 48% 和 35%。视野缺损依据自定评分标准进行分级(分为 0~20 分,分值递增表示视野缺损增加)。试验期间两组的平均视野评分都有微小变化。校正基线视野评分、年龄、种族、性别以及诊断等因素后,根据方差模型的多次分析结果,得出手术治疗与药物治疗相比,平均视野评分低 0.36 分($P = 0.003$),但当模型中纳入白内障这一影响因素时,两种疗法的视野评分差值降为 0.28 分($P = 0.07$)。在 CIGTS 研究中,手术治疗组的较低平均眼压似乎对患者的远期预后没有帮助。然而,对于基线视野缺损严重的患者进行长期随访结果分析,发现手术治疗组治疗效果更好[16]。

与 EMGT 相比,CIGTS 研究似乎显示眼压的大幅下降会减少青光眼进展的速率。虽然评价视野损害进展的方法各不相同,但两项研究所纳入患者的基线病情均相对较轻(平均视野缺损分别为 EMGT: −4dB;CIGTS: −5dB)。CIGTS 研究中药物治疗组患者在眼压下降 35% 的情况下未出现明显的视野进展;而 EMGT 研究中,平均眼压下降 25% 的患者,随着时间推移 45% 出现了视野进展。CIGTS 研究用药物将眼压降至目标眼压,EMGT 研究则应用了固定治疗方案。EMGT 研究中眼压降低平均值 ± 标准差为 (−4.5±3.1) mmHg，这意味着在正态分布情况下，约 25% 患者的眼压降幅不超过 2mmHg；约 35% 患者眼压降幅不超过 3mmHg。EMGT 研究中许多患者眼压降低幅度并不理想，这可能与较高的视野进展率有关。

英国青光眼治疗研究 (the United Kingdom Glaucoma Treatment Study, UKGTS)，是第一项评估降眼压治疗在防止青光眼进展方面疗效的前瞻性随机安慰剂对照临床研究。该研究在 2006.12.01—2010.03.16 期间纳入 516 病例，被随机分至拉坦前列腺素治疗组和安慰剂对照组。拉坦前列腺素治疗组患者基线平均眼压为 19.6mmHg (SD: 4.6)，对照组患者基线平均眼压为 20.1mmHg (SD: 4.8)。随访 24 个月，拉坦前列腺素治疗组患者眼压平均降幅为 3.8mmHg (SD: 4.0)，安慰剂组眼压平均降幅 0.9mmHg (SD: 3.8)。与安慰剂组相比，拉坦前列腺素治疗组对视野进展的预防效果更加显著，标准化风险比 HR 为 0.44 (95%CI: 0.28～0.69；$P=0.0003$)，意味着眼压每升高 1mmHg，会使青光眼进展风险升高 24%。

4.1.2　眼压波动是青光眼的危险因素

眼压是一个具有昼夜节律和自发变化的动态参数。虽然眼压的波动常会被关注，但通常由于特征不明显，在青光眼患者的诊疗中常被忽略。这些变化是外界刺激与内在的眼压生物节律之间复杂相互作用的结果。健康人眼压波动在 4～5mmHg 左右，有报道称青光眼患者眼压波动更大。

目前虽有一些关于 POAG 患者眼压波动与临床相关性的报道，但时至今日，关于 POAG 发生和进展与 24 小时眼压波动或眼压的长期波动是否有关的研究通常相对局限，结果也不一致，这在某种程度上与眼压的持续监测较为困难有关[17]。

4.1.2.1　长期眼压波动是青光眼的危险因素

EGPS 研究尚未发现长期眼压波动与高眼压症转变成青光眼相关。一直以来，长期眼压波动通常被计算为平均眼压的标准差。在一项长期眼压波动的单因素分析中，眼压升高 1mmHg，高眼压症转变成青光眼的风险比为 0.87 (95%CI: 0.70～1.09；$P=0.23$)。校正多因素模型中其他内在因素，如视盘出血、糖尿病、高血压、应用利尿剂、应用血管紧张素转换酶抑制剂、治疗分组及所有基线预测因素 (年龄、中央角膜厚度、模式标准差、垂直杯盘比、垂直杯盘比不对称等) 后，得出平均眼压与高眼压症转变成青光眼的风险显著相关 (眼压升高 1mmHg，校正风险比 HR =1.12；95%CI: 1.03～1.22；$P=0.007$)[18]。

DIGS 研究中，Medeiros[19] 等纳入 126 例高眼压症患者，平均随访 7 年。结果发现长期眼压波动与高眼压症转变成青光眼的风险不具有显著相关性。所有患者基线特点为:高眼压(>22mmHg),视盘形态正常,视野正常。是否转变为青光眼的判定是基于出现可重复性视野缺损或立体照相显示进展性视盘改变。31 例患者(40 只眼)在随访期间进展为 POAG。长期眼压波动以随访过程中平均眼压的标准差表示。在校正年龄、中央角膜厚度、模式标准差、垂直杯盘比、平均眼压等因素后,多因素模型显示长期眼压波动与青光眼转变率无显著相关性(眼压升高 1mmHg,校正风险比 HR = 1.08; 95%CI: 0.79~1.48; P = 0.620)。平均眼压值与青光眼转变率显著相关(眼压升高 1mmHg 校正风险比为 1.20; 95%CI: 1.06~1.36; P = 0.005)。

在 Malmö 高眼压症研究中,Bengtsson 和 Heiji[20] 进行了前瞻性调查,随访高危高眼压症患者 10 年,比较噻吗洛尔治疗组与安慰剂组患者青光眼性视野损害的进展比例,患者每 3 个月进行 1 次眼压测量,用 Goldmann 眼压计分别测量早上 8:00、上午 11:30、下午 3:30 患者的眼压情况。发现长期眼压波动与青光眼的进展风险并无显著性相关。

在 EMGT 研究中,Bengtsson 等[21] 未发现长期眼压波动与视野损害的进展相关。长期眼压波动以平均眼压的标准差表示。对视野有进展的患者眼压测量至视野进展时终止,对于视野无进展患者眼压测量持续至最后一次随访。本研究纳入 255 例患者,随访时间中位数为 8 年。病情进展和未进展患者的平均长期眼压波动分别为 2.02mmHg 和 1.78mmHg。在多元 Cox 回归模型中,眼压波动并不是疾病进展的一项显著危险因素(校正风险比为 1.0; 95%CI: 0.81~1.24; P = 0.999)。研究模型校正了平均眼压、年龄、基线眼压、囊膜剥脱、基线视野损害程度、纳入研究的眼别等因素,得出平均眼压与视野损害进展风险显著相关。平均眼压每升高 1mmHg 会增加 11% 风险。分别对治疗组和对照组进行分析,也得到相似的结果。

对 AGIS 数据的析因分析中,Nouri-Mahdavi 等[22] 发现,长期眼压波动是视野进展的相关危险因素。长期眼压波动以初次手术治疗后随访期间的眼压标准差表示。在多元 logistic 回归模型中,眼压标准差每升高 1mmHg 会增加 31% 的疾病进展风险。根据该项研究,眼压标准差 <3mmHg 的患者病情稳定;而眼压标准差≥3mmHg 的患者病情会出现显著的进展。对 EMGT 和 AGIS[17] 两项研究中关于眼压波动得出的不同结论可以从以下原因来解释:实验设计的差异、人群的差异以及结果评价标准的差异。虽然两项研究中长期眼压波动都用各次平均眼压的标准差替代,但在 AGIS 中计算眼压的波动包括了疾病进展后测得的眼压;而 EMGT 中,眼压的测量在试验终点即停止。疾病出现进展时医生可能会相应增加治疗手段,使眼压进一步降低,眼压波动值增加。这可能导致 AGIS 中,眼压波动与进展风险之间存在伪正相关关系。实际上,对 EMGT 数据进行重新分析,计算眼压波动时纳入视野进展后眼压测量值,发现眼压波动与进一

步的视野损害依然相关[21]。Caprioli 和 Coleman 对 AGIS 数据重新分析后，发现去除进展后的眼压数据后，眼压的波动与较低眼压患者疾病进展风险相关，而与较高眼压患者疾病进展风险无关。

　　在设计或评价眼压波动与青光眼发生进展风险间关系的研究中，能够认识到眼压波动通常与平均眼压水平相关，这一点很重要。平均眼压较高者通常眼压波动更大。因此，当建立长期眼压波动风险的多元模型时，校正平均眼压水平是至关重要的。

4.1.2.2　24 小时眼压波动是青光眼的危险因素

　　一项前瞻性研究针对一天内眼压波动与青光眼视野进展间的相关性进行了分析[23]。尽管这项研究提出了眼压波动是青光眼的一项独立危险因素，但它是采用家庭眼压测量法测定一天内眼压波动，这种测量方法可能不可靠[24]。相反，另外几项回顾性研究报道了与之相反的结果[25-28]。Bergea[26] 等对被新确诊为开角型青光眼的 76 名患者进行激光小梁成形术治疗或毛果芸香碱滴眼液治疗，并随访 24 个月。他们为每位患者进行 12 次日间眼压测量，并评估六项眼压参数对病情进展的预测价值。其研究结果证明眼压波动较小的患者视野进展较小。然而，该研究并未同时矫正随访平均眼压以及随访眼压范围等混杂因素。Collaer 等[25] 回顾了 93 名接受门诊眼压测量（一日内早 7：00 至晚 5：00 每小时测量 1 次）的青光眼患者病例，发现 35% 病情进展患者中眼压波动范围大于 5mmHg，从而推断眼压波动范围可能比眼压峰值更重要。Jonas 等[28] 研究了24 小时眼压（测量 5 次）在大样本青光眼及高眼压症患者中的影响。他们提出对于青光眼进展影响最大的是眼压绝对值，而不是其波动。这项研究存在局限性，受其试验设计（注册研究）及不同种类抗青光眼药物产生的不同效应影响。Choi 等[27] 为评估 24 小时眼压波动的影响，对 113 名"正常眼压性青光眼"的病历记录进行回顾性分析。在医院每 2 小时测量 1 次眼压，他们发现眼压波动和眼灌注压都与青光眼患者在结构和功能检测上的恶化相关。该项研究的优势是：所有患者先前或当前并未使用抗青光眼药物，从而排除了混杂因素的影响。

　　表 1 总结了这些研究的结果。从实验设计、定义、数据分析、研究人群等方面可以解释以上互相矛盾的结果。Singh 和 Sit 针对这些矛盾提出了额外解释[29]。他们提出与眼压变化绝对值相比，眼压变化的百分比更好衡量青光眼的进展风险。用平均眼压标准偏差代表眼压波动（如在前面提到的研究中）仅能获得眼压的绝对变化，且可能低估低眼压者的风险及高估高眼压者的风险。

　　需要强调的是，目前尚缺乏设计合理的纵向研究来评价 24 小时眼压的预后价值。正如前面提到，一些研究由于使用不恰当的 24 小时眼压波动的表达方式而存在局限性。

表 1　评价眼压波动作为青光眼发生进展危险因素的研究一览表

研究名称 (年份)	试验设计	研究人群	眼压测量	局限性
支持眼压波动作为危险因素的研究				
CIGTS, 2011	回顾性亚组分析; n=578 例参加者	新诊断的青光眼	每 3 个月测量 1 次直至最后一次随访	回顾性分析; 用标准差表达波动
AGIS, 2008	回顾性亚组分析; n=301 眼	进展期青光眼	从干预措施后 3 个月开始每 6 个月测量 1 次	回顾性分析; 用标准差表达波动; 仅有术后的眼压, 直到取得疾病进展的证据
Choi 等, 2007[27]	回顾性分析; n=113 眼	原发性开角型青光眼(正常眼压性青光眼)	24 小时眼压测量(每 2~3 小时 1 次)	回顾性分析
Collaer 等, 2005[25]	回顾性分析; n=185 眼	原发性开角型青光眼	DTC(早 7:00- 晚 5:00 每小时测量 1 次)	回顾性分析
Asrani 等, 2000[23]	前瞻性分析; n=105 眼	开角型青光眼	24 小时眼压测量	患者家庭自行监测眼压
不支持眼压波动作为危险因素的研究				
DIGS, 2008	亚组分析; n=252 眼	未经治疗的高眼压症	每年测量	用标准差表达波动
EMGT, 2007	回顾性亚组分析; n=255 眼	新诊断未经治疗的青光眼	按治疗方案分组后 3 个月直到病情进展或最后一次随访	回顾性分析; 用标准差表达波动
Malmö OHTS, 2005	回顾性亚组分析; n=90 眼	高眼压症	DTC(早 8:00、11:30; 下午 3:30)每 3 个月 1 次	每天眼压测量次数较少
Jonas 等, 2007[28]	注册研究; n=855 眼	原发性开角型青光眼	最少 2 次 DTC(晚 5:00; 晚 9:00; 午夜; 早 7:00; 中午)	回顾性分析; 患者接受不同抗青光眼药物治疗
Bergea 等, 1999[26]	回顾性分析; n=82 眼	新诊断的原发性开角型青光眼	DTC(每 3 个月测量 3 次)	回顾性分析

4.2　激发试验

数十年来，人们一直在寻找一种与心脏负荷试验以及葡萄糖耐量试验相似的具有临床实用性的青光眼激发试验。理想情况下这种试验可以识别具有高青光眼发病或进展风险的个体。在20世纪50年代和60年代，人们提出了类固醇试验和饮水试验。类固醇激发试验在筛查青光眼患者方面具有局限性。在预测青光眼视野进展方面，与多因素预测模型（包括患者年龄、种族、基线眼压、基线房水流出能力、基线杯盘比、高血压等因素）相比，类固醇激发试验效力较差。目前类固醇激发试验已不再使用，体位试验和异波帕明试验能否独立评估青光眼进展风险尚缺乏证据。

饮水试验（water-drinking test，WDT）是一种间接评估房水流出能力的负荷试验，可以评估在门诊就诊时无法确定的眼压峰值及房水流出系统的不稳定性。前期研究揭示了饮水试验监测到的眼压峰值与门诊就诊时所测眼压峰值或由日间眼压曲线得出的眼压峰值[30-32]存在显著相关性。De Moraes等[30]报道了22例新确诊的青光眼患者，每例患者都在一开始就接受了降眼压药物治疗，在随访开始阶段进行了饮水试验，共随访8次，随访期6~12个月不等，对饮水试验中眼压峰值与随访时所测眼压峰值进行纵向比较，发现两个峰值呈现显著相关（Spearman相关系数=0.76；$P<0.001$）；95%CI（门诊就诊时眼压峰值 - 饮水试验眼压峰值）为 −5.6~1.8mmHg[30]。

饮水试验也被用于评估降眼压药物对青光眼的治疗作用，以及用于比较手术和药物两种方法的降眼压效果[33-37]。在一项研究中，研究者纳入了眼压控制良好的患者，饮水试验后药物治疗组的眼压比小梁切除术组明显升高（药物治疗组眼压平均升高40%；小梁切除术后组眼压平均升高13%）。这意味着饮水试验可能会揭示门诊就诊时未能监测到的眼压峰值。实际上，前期研究已提出饮水试验结果可能与青光眼进展有关[38-41]。Susanna[38]等随访了开角型青光眼患者的76只眼，平均随访26个月，进行4.6次视野检查。入组患者基线视野平均缺损为 −9dB。依据作者制定的标准，随访期间有28只眼（36.8%）出现了视野进展。进行饮水试验时，进展眼与未进展眼所得平均眼压峰值分别为16.8mmHg与14.9mmHg，差异为1.9mmHg。有趣的是，在视野进展组，有25%的患眼在饮水试验中测得眼压高于21mmHg；而未进展组仅有4.2%患眼在饮水试验中眼压高于21mmHg。更有趣的是，Armaly等[40]在数十年前就发表了一项研究，他们对5000例患者进行大样本随访，同样发现饮水试验中眼压变化可作为一项青光眼视野进展的危险因素。

饮水试验的相关研究已经提示，无论是接受还是未接受青光眼治疗的患者，饮水试验都能较好地重现眼压峰值[41,42]。对没有改变治疗方案的患者,90% 的病例在短时间内重复进行饮水试验所测眼压峰值的差异维持在 2mmHg 以内。

总之,有证据显示饮水试验可以作为一项潜在的"负荷试验",间接地检测房水流出系统调节眼压的功能[35,38,44,45]。饮水试验所得眼压峰值和长期随访测量得到的眼压峰值存在较好的相关性。由于饮水试验可以在诊室中快速进行,所以它可以作为一项潜在的反映眼压控制水平的参考指标。饮水试验在随访期间眼压测量方面是否具有其他优势,还需进一步的研究来阐述,也就是说,除了门诊眼压测量(不仅仅相比),饮水试验获得的峰值眼压在预测青光眼发病及进展结果上是否具有显著的价值,尚需进一步的研究。此外,饮水试验的检测方案标准化涉及根据体重计算饮水量、是否空腹、眼压测量的次数和时间等问题。

(郑雅娟　汪明璇 译,张秀兰　宋云河　李飞　孙懿 审)

4.3　眼灌注压

如上所述,不同的临床研究和流行病学研究已经证实眼压高低和青光眼发病关系密切。眼压正常(95% 正常人眼压所在区间)的人可能发生青光眼,但随着眼压升高,青光眼发病风险也增高。然而,并不存在明确的临界值,眼压低于临界值就不发病、而高于该临界值就出现视神经损伤。因此,青光眼性视神经损害的发生似乎取决于视神经乳头(ONH)对眼压的敏感性[46,47]。在较低眼压的情况下,一些患者仍发生青光眼或有病情进展,这一现象提示可能存在除眼压之外的其他致病因素。眼血流生理异常和眼灌注压大幅波动(与血压相关的眼压)可能是青光眼性视神经损害的危险因素[27,48-51]。

眼灌注压是眼部血液循环的动力,其值等于眼内平均动脉压(MAP)和静脉压的差值。眼部静脉压一般微高于眼压(IOP)以维持管腔开放和血液循环。因此,常用的眼灌注压估算公式为平均眼动脉压(约等于 2/3 肱动脉压)减去静脉压(基本等于眼压)[52]。平均眼灌注压可以通过下列公式中的平均肱动脉压和眼压估算出:[52]

$$MOPP = 2/3 [DBP + 1/3 (SBP - DBP)] - IOP$$

其中 DBP 和 SBP 分别是肱动脉舒张压和收缩压。因此,眼压、血压和平均眼灌注压会有生理性波动,但眼压和血压的峰值和谷值不一定同时出现。事实上,一天中的不同时刻,比如晨间,会出现因高眼压和低血压导致的低眼灌注压[51,53]。健康人的眼部血流可通过血管阻力的改变而自我调节,以稳定组织血流和代谢活动,进而使组织能够在眼灌注压变化的情况下维持其完整性[52]。研究表明,眼灌注压低于 50mmHg 时,发生开角型青光眼的风险大大增加,而当眼灌注压为 30mmHg 时,风险较前增加 4 倍[54,55]。

几项基于人群的研究表明低眼灌注压和青光眼发病相关。Baltimore 眼病研究的结果显示，低眼灌注压和 POAG 发病关系密切，且 POAG 与眼部血流变化和机体自身调节破坏相关[55]。Baltimore 眼病研究也证明高血压在早期青光眼是防止病情进展的保护因素，其原因可能是高血压引起眼灌注压增加。然而，在高血压晚期，青光眼发病风险增加。这表明，尽管血压升高，但由此引起的血管硬化使眼部血流减少[56]。Barbados 研究发现[57]，较低的基线眼灌注压使 OAG 发生的相对风险增加 3 倍，Egna-Neumarkt 研究[54] 和 Proyecto VER 研究[58] 发现舒张期眼灌注压降低是 POAG 的一个重要危险因素。

值得强调的是，很难通过统计分析来判断眼灌注压是否为青光眼的独立危险因素，因为眼压已包含在眼灌注压的估算公式中。因此，除非有独立的方法测量眼灌注压，否则，目前不可能完全排除眼灌注压对眼压的影响[59]。

4.4　角膜厚度

4.4.1　作为危险因素，中央角膜厚度（CCT）的重要性究竟有多大？

Goldmann 和 Schmidt 最先探讨了角膜厚度和巩膜硬度的差异对压平眼压测量的影响[60]。Ehlers 等报道，只有当 CCT 为 0.52mm 时，Goldmann 眼压计的测量结果才准确；通过计算，他们认为当角膜厚度增加或减少 0.070mm 时，压平眼压计就会高估或低估约 5mmHg 眼压[61]。Whitacre 等报道角膜厚度偏薄可能会造成眼压测量结果偏低 4～9mmHg，角膜厚度偏厚可能会使眼压测量偏高约 6.8mmHg[62]。

Vijaya 等对南印度人群做了一项大样本研究，结果显示，在农村地区，CCT 每增加 100μm，眼压测量结果增加 1.96mmHg，在城市地区，CCT 每增加 100μm，眼压测量结果增加 2.45mmHg[63]。

在高眼压症治疗研究（OHTS）中，较薄的 CCT 被认为是高眼压症转变为 POAG 的危险因素[2]。在 OHTS 中，作者将受试者分为样本量接近的三组：薄角膜组（<555μm）、中等厚度角膜组（556～588μm）和厚角膜组（>588μm），然后计算患者发展为 POAG 的多元风险比。与厚角膜组相比，中等厚度角膜组的风险比为 1.7，薄角膜组的风险比为 3.4[2]。

各种研究显示薄角膜不仅与 OHT 患者进展为青光眼有关，也与 OHT 和 POAG 的病情严重程度有关[2, 64-67]。对于 OHT 和 OAG，薄角膜与疾病严重程度的相关性比眼压更大[2, 67]。Herndon 等研究发现，与 IOP 和年龄相比，CCT 与青光眼的严重程度（平均视野缺损 MD 和杯盘比）更为相关[67]。CCT 增加 10μm，MD 改善 0.34db，垂直杯盘比减小 0.008[67]。

4.4.2　CCT 真的是青光眼进展的独立（并非统计学意义上的独立）危险因素吗？

高眼压症治疗研究（OHTS）显示了中央角膜厚度（CCT）可以预测哪些高眼压症患者比较容易发展为青光眼。在包括年龄、基线眼压（Goldmann 眼压）、视盘地形图（杯盘比）和视野（模式标准差）的多变量模型中，CCT 作为预测青光眼进展的指标仍具有统计学意义，CCT 变薄 40μm，则风险比增加至 1.82。该研究结果曾被错误解读为 CCT 是青光眼进展的独立危险因素。压平眼压（Goldmann applanation tonometry，GAT）测量最终取决于 CCT，因此，很难在原模型里完全排除两者的影响。例如，两名患者的基线 GAT 眼压均为 24mmHg，但角膜厚度分别为 520μm 和 560μm。OHTS 研究的多变量模型中 CCT 的校正风险比提示，相比于厚角膜患者，薄角膜患者发展成青光眼的风险高出约 82%。然而，从原始数据分析中无法确定该风险是由于角膜厚度本身的独立作用，还是由于 CCT 对 GAT 测量误差而造成的影响。事实上，用 Ehlers 等提出的校正公式，薄角膜患者的"校正"眼压接近于测量值 24mmHg。而厚角膜患者的"校正"眼压要低约 2.8mmHg，接近于 21mmHg。因此，发病风险增加可能主要是由于第一个患者的"真实"眼压更高。另外，一些学者认为 CCT 的预测效应无法完全由 GAT 测量误差解释，角膜厚度和青光眼发病相关的结构参数如巩膜或筛板厚度可能存在关联。

Lesk 等观察了降眼压治疗后青光眼患者视乳头形态和血流的变化，发现其与中央角膜厚度相关[68]。他们利用扫描共聚焦激光断层成像检测眼压变化后视杯底部与视网膜表面的相对位置来评估筛板的顺应性。他们认为，眼压降低后，CCT 较薄的 OHT 和 POAG 患者，其视杯底部（代表筛板位置）前向运动幅度更大。相比之下，中央角膜厚度薄的患者眼压降低后，其盘沿血流改善似乎较小。这些结果表明，中央角膜厚度不同可能反映了筛板生物力学的差异。换言之，中央角膜厚度薄的患者，巩膜和筛板也可能偏薄[68]。

Brandt 等试图阐明以上问题。他们研究了用以往发表的公式校正的眼压是否能改善 OHTS 预测模型。他们认为如果 CCT 对 GAT 的影响能够完全解释 CCT 的预测作用的话，那么在该模型中使用校正 CCT 后的眼压将使 CCT 失去统计学意义。结果表明，经 c- 统计和校准方差评估校正 CCT 的眼压模型的表现并不好于原始模型。另外，在包括校正眼压的多变量模型中，CCT 依然是具有显著统计学意义的预测指标。基于这些结果，作者得出结论，角膜厚度作为预测指标，其对 POAG 的影响并不完全来自于其对 IOP 测量误差的影响，CCT 是青光眼发病相关结构和生理因素的标志。然而，进一步分析表明，当校正眼压纳入原模型时，CCT 的预测能力下降。在经过 Ehlers 公式校正眼压后，CCT

的风险比从原始模型的 1.84 降低到 1.38。更为重要的是,校正公式似乎不能完全反映测量中角膜源性误差。已表明,除了角膜厚度,还有其他因素如角膜弹性及黏滞性可能影响测量结果,校正公式没有充分考虑到这些因素。充分评估 CCT 这一预测指标独立作用的唯一方法是,在预测模型中,由完全不依赖角膜的眼压计测量眼压。对 OHTS 数据再次分析发现,包括 CCT 的原始 OHTS 模型和不包括 CCT 的模型中,仅包括校正了 CCT 的眼压模型的预测能力类似。这实际上表明只要模型里包括了校正了 CCT 的眼压,CCT 对于多变量模型的最终预测能力来说并不重要。

CCT 是否是青光眼的真正独立危险因素还未得到证实,需要进一步研究。

4.4.3　眼压测量是否需要校正 CCT?

研究表明,NTG 患者的 CCT 比 POAG 或健康人的薄。薄角膜 POAG 患者可能因眼压被低估而被误诊为 NTG,而厚角膜健康人可能因眼压被高估被误诊为 OHT[69-71]。

研究者开发了一些基于 CCT 的眼压校正公式,但是,总体上在临床实践中并不推荐使用这些公式。在一项采用盲法的前瞻性试验中,Kohlhaas 等检查了计划行白内障手术的 125 名患者的 125 只眼,术前将导管插入前房,在密闭系统中通过水柱将眼压设定为 20mmHg、35mmHg、50mmHg。测量角膜厚度后,用压平眼压计测量眼压,得出 CCT 和 GAT 所测眼压之间的关系。眼压和 CCT 对应关系见"Dresdner 校正表"(表 2),该表显示,CCT 距 550μm 每相差 25μm,眼压大概需要校正 1mmHg。当角膜厚度减小时,校正值为正值,当角膜厚度增加时,校正值为负值。

表 2　Dresdner 校正表,显示压平眼压值取决于 CCT

CCT, μm	校正值, mmHg
475	+3.19
500	+2.13
525	+1.07
550	+0.02
575	−1.04
600	−2.10
625	−3.16
650	−4.21
675	−5.27
700	−6.33

CCT, 中央角膜厚度; IOP, 眼压

Doughty 等[75] 的另一项研究表明，对于慢性青光眼，CCT 与 0.535mm 每差 0.05mm，眼压应该校正 2mmHg 或 3mmHg。

最近，一些利用 CCT 校正公式行 GAT 法测量眼压的研究得出了互相矛盾的结果。Park 等的一项回顾性分析评估了 CCT 校正公式在不同 CCT 组别中的作用，以 Pascal 动态眼压计（Pascal dynamic contour tonometer，PDCT）所测眼压作为参考标准。他们得出结论，与 GAT 未校正眼压相比，用 CCT 校正公式得出的校正眼压与 PDCT 眼压的一致性较差。因此，用 CCT 校正公式校正眼压后，尤其对于厚角膜的患者，临床上会出现显著误差的风险。该研究表明，虽然 CCT 在人群分析中可能有用，但是 CCT 校正公式不适用于个体。

一项基于 133 项研究数据的 meta 分析表明，CCT 和眼压在统计学上可能存在显著相关性：CCT 相差 10%，眼压相差（3.4±0.9）mmHg（$P \leqslant 0.001$，$r=0.419$）[75]。对于正常眼，以上差别较小[CCT 相差 10%，眼压相差（1.1±0.6）mmHg，$P=0.023$，$r=0.331$]。对于慢性青光眼患者，CCT 相差 10%，眼压相差（2.5±1.1）mmHg（$P=0.005$，$r=0.450$），对于急性青光眼患者，其相关性更大（CCT 相差 10%，眼压相差（10.0±3.1）mmHg，$P=0.004$，$r=0.623$）[75]。另外一项对 CCT < 500μm 的 130 只眼的横断面研究表明，与没有青光眼性视神经损害的眼相比（OHT，正常眼）[74]，青光眼患眼（POAG，NTG）的 GAT 眼压被大大低估。这些研究表明，千篇一律地用基于 CCT 的公式校正正常眼和青光眼患眼眼压可能是错误的。

虽然有很多不同的校正公式，但是它们不可能完全考虑到角膜所有参数对眼压测量的影响，因此并未得到推荐应用。临床实践中，将角膜厚度分为较薄、中等、较厚，并综合评价其与青光眼发病的相关性更具有实用价值。

4.4.4　如何测量和解释 CCT？随访期间需要重复测量吗？

对于正常眼，CCT 对压平眼压的影响不会有临床意义，但对青光眼患者却不然，如果眼压处于临界值或者异常，应测量角膜厚度。meta 分析证实，对于青光眼患者，CCT 偏薄，眼压读数偏低，CCT 偏厚，眼压读数偏高[75]。尚不明确这种情况是否适用于老年人，特别是非白色人种。

精确测量 CCT 不仅可以提供更精确的眼压估算，对患者护理至关重要，而且可以将临床研究对象更可靠地进行分类[71]。测量 CCT 有助于眼科医生准确诊断和更好地处理青光眼及可疑青光眼（尤其是其角膜厚度与正常值有明显差别时）[74]。

然而，青光眼医生习惯依据 GAT 眼压制定青光眼治疗策略。因此，值得讨论的是，知道 CCT 并不一定有助于做出对患者有益的决定。如果我们用形态学或（和）功能学方法能够证明患者存在病情进展，那么，不管采用何种眼压测量方法以及其中可能存在何种偏倚或误差，我们都需要降眼压。

总之，POAG、OHT、NTG 或可疑青光眼患者在基线检查时应该行超声测量角膜厚度，以便明确诊断。薄 CCT 是青光眼进展的危险因素。对这些患者应采取更积极的治疗和更密切的随访。通常不建议在随访期间反复测量 CCT。

4.5 角膜滞变

角膜滞变（corneal hysteresis，CH）是角膜的黏弹性阻尼特性，通过角膜对气流所致变形的抵抗能力估算出。CH 可用眼反应分析仪（Ocular Response Analyzer；Reichert Ophthalmic Instruments Inc.，Depew，New York，美国）估算，该仪器向角膜发出定量气流，然后由探测系统监测到角膜曲率的变化。

在非人哺乳动物的青光眼模型上进行的生物力学研究表明，眼压升高可引起筛板移位和视神经管扩张。对穿过筛孔的视网膜神经节细胞（RGC）轴突的机械压力引起了青光眼性 RGC 丢失。滞变是与结缔组织抵抗压力变化的能力相关的一种物理特性。因为角膜和巩膜同属形成于连续的细胞外基质的角巩囊（corneo-scleral envolope）的一部分，角膜和巩膜的形变可能是密切相关的。因此，测量角膜滞变可能代表视乳头对眼压所致生物力学改变的易感性。在一项基于人眼的临床研究中发现，角膜滞变与急性高眼压时视乳头后移程度成正相关。而低角膜滞变与青光眼进展风险增加有关[76-78]。对这些结果的可能解释是，高角膜滞变眼的视乳头可更好地对高眼压进行代偿。而低角膜滞变眼的筛板和视乳头旁巩膜抵抗眼压改变的能力较差，可能使 RGC 在眼压升高时遭受到更大的机械应力。

几位研究者发现角膜滞变和视乳头形态变化之间存在关联。他们发现，不论眼压值如何，低角膜滞变眼的杯盘比更大，视杯更深[79]。横断面研究也表明，青光眼患者的角膜滞变性比健康人低，双侧病情不对称的青光眼患者，病情较重眼的角膜滞变性较低[80]。角膜滞变性低的患者，视野缺损[76-78] 和 RGC 进行性丢失的风险更高[81]。Medeiros 及其同事[78] 的一项前瞻性纵向研究显示，与高角膜滞变眼相比，低角膜滞变眼的视野缺损进展更快；本研究中角膜滞变性引起青光眼进展的危险性是 CCT 的 3 倍。这表明，在评估青光眼进展风险时，角膜滞变性可能是一个需要考虑的重要因素。

4.6 近视

一篇基于 11 项横断面人群研究表明，近视眼患者进展成开角型青光眼的风险大约是非近视眼人群的 2 倍。高度近视（≤-3D）的合并 OR 值为 2.46（95%CI：1.93～3.15），低度近视（达 -3D）的 OR 值为 1.77（95%CI：1.41～2.23）[82]。病例对照研究报道的 OR 值更高,但可能源于选择偏倚[83]。一项基于人群的纵向研究报道,相比于正常人,高度近视患者发生 OAG 的风险比为 2.31(95%CI:1.19~4.49),但在低度近视中未发现这种关联[84]。

近视患者,特别是高度近视患者的青光眼诊断具有挑战性,因为它们的视野改变类似,评估杯盘比和其他青光眼性视盘变化特别困难。该问题可能会导致漏诊或者误诊青光眼。一些影像学技术,如 OCT,用神经节细胞复合体和黄斑区外层视网膜厚度的比值能更好地鉴别青光眼和近视。因为 OAG 会出现进行性视神经损害,青光眼性视野进展是确诊所必需的,因此从明确的基线数据进行纵向观察,对正确诊断至关重要。

近视眼,特别是高度近视眼,眼轴较长,筛板和巩膜壁较薄。其可能对眼压升高更敏感,滤过手术后更容易出现结构破坏和术后并发症(如低眼压)。LASIK 手术为眼压测量和随后的治疗增加了困难。

4.7　视盘出血

视盘出血是青光眼进展的标志,在健康人中很少见(≤0.2%)。高眼压症治疗研究(OHTS)表明,在可疑青光眼中,视盘出血提示发展为青光眼的风险增加 5 倍[85]。

4.8　预测模型(风险计算器)

虽然单个危险因素的信息可能有助于临床医生决定治疗方案,但将几个危险因素整合起来,并对每个患者做出整体评估常常比较困难[86]。这种情况下,预测模型或者风险计算器可能有助于临床医生更加客观评估风险。Mansberger 等[87]对眼科医生做了一项调查,以评估他们对高眼压患者进展为青光眼的风险的预测能力[87]。眼科医生回顾并总结了 OHTS 研究的结果,并以此为依据进行风险预测。他们发现,和风险计算器得出的真实风险相比,眼科医生倾向于低估风险。不同眼科医生的风险预测区间较大,有时与实际风险相差 40%,说明需要一个更标准的风险评估方法。

预测模型的开发涉及利用统计方法建立一个涉及一个或多个可解释变量的统计学模型。Mansberger 基于对 OHTS 结果的分析设计出第一个评估青光眼进展风险的计算模型[88]。之后,Medeiros 及其同事于 2005 年报道了评估高眼压症进展为青光眼的第一个有效的风险计算模型的研究结果[9]。该风险计算模型来源于 OHTS 发表的结果[2,89],纳入了 OHTS 研究中认为与青光眼进展显著相关的风险变量。设计风险计算模型的目的是为了评估在 5 年内未经治疗的情况下，高眼压症患者进展为青光眼的概率。为了便于临床医生运用风险计算模型，研究者开发了积分法和电子版的计算模型。

基于特定数据集的预测模型对另一组患者不一定有效。事实上，作为诊断或预测工具的回归模型（或风险计算器）对于建模时所用的数据集（起源集）的表现好于新数据集。因此，风险计算模型成功应用于临床实践前应在不同人群中进行验证。验证的方法是确定风险计算模型对模型以外的患者也能取得和起源集患者相近的效果。OHTS 研究中，除去详细阐述了风险计算器的开发步骤，也在研究外的 126 名高眼压症患者中进行了模型验证[9]。

验证源于 OHTS 数据的风险预测模型可分为几个步骤。首先，在新数据集上评估曾被 OHTS 研究确认为预后变量的参数的重要性。除了与青光眼发病不显著相关的糖尿病外，其他所有变量的预后作用是类似的。然后，在新数据集中观察该模型的预测作用。OHTS 风险计算模型辨别患者是否进展为青光眼的准确性较好，C 指数接近 0.7。C 指数是一个模型辨别能力的指标（类似于受试者操作特性〔ROC〕曲线下面积）。C 指数等于 0.7，表明在大约 70% 的病例中，该模型将其判别为具有更高风险进展为青光眼。C 指数越接近于 1，模型的辨别能力越强。当应用于独立队列时，C 指数对于 OHTS 源性风险计算器的价值类似于 Framingham 冠脉预测值用于预测冠心病事件的价值[90, 91]。D'Agostino 等报道，当 Framingham 方程应用于 6 个不同队列患者时，C 指数波动于 0.63～0.83[91]。

基于 OHTS 风险计算模型应用于独立数据集时准确性同样较好。检测准确性是验证预测模型的另外一项重要措施。一个可靠或准确性良好的模型，其预测结果与实际结果在数值上相差无几。例如，假设有 100 名高眼压症患者。如果预测模型对这组患者发展为青光眼的平均预测概率为 12%，那么大约有 12 名患者会进展为青光眼。换言之，一个准确性良好的模型，其所预测的青光眼转化率与实际观察到的概率十分一致。基于 OHTS 风险计算模型对于独立数据集表现良好。模型预测发展为青光眼的概率大，实际随访中观察到的概率也大；模型预测发展概率小，实际观察到的概率也小。

2007 年，OHTS 和 EGPS 研究者基于对 OHTS/EGPS 合并数据集的分析，发表了青光眼风险计算模型的开发和验证数据[8]。该模型与 2005 年的预测模型类似，包括了与青光眼进展风险显著相关的五个变量：年龄、眼压、中央角膜厚度、模式标准差、垂直杯盘比。OHTS/EGPS 研究囊括了超过 1100 名高眼压症患者的风险模型显示了绝佳的一致性，C 指数为 0.74，准确性良好。OHTS/EGPS 风险计算器可从 http://ohts.wustl.edu/risk 获得。

4.8.1 青光眼进展预测模型

对青光眼患者随时间发生渐进性损害的风险评估和对正常人进展为青光眼

的风险评估同样重要。可以用开发、验证青光眼发病预测模型的原则来开发青光眼进展预测模型。研究初始阶段,需要查阅青光眼随访研究数据,以确认和青光眼进展相关的危险因素。

已经有几项研究探讨了有明确青光眼损害患者病情进展的危险因素。青光眼早期评价研究(EMGT)[10]旨在评价降眼压治疗对青光眼进展的作用。EMGT纳入了 255 例新发诊断为开角型青光眼、未经治疗且基线视野有缺损的患者。研究排除了晚期视野或者基线眼压大于 30mmHg 者。研究将患者随机分为 360°小梁成形术 + 倍他洛尔组和对照组。如果研究眼未出现显著进展,则分组情况保持不变。如果治疗组连续 2 次随访治疗眼眼压大于 25mmHg,或者对照眼眼压大于 35mmHg,则加用拉坦前列腺素。参与研究的患者依从性较好,随访时间中位数为 6 年。治疗组和非治疗组的基线眼压分别为(20.6±4.1)mmHg、(20.9±4.1)mmHg。治疗组平均眼压降低 25%,而对照组无变化。研究结束时,对照组青光眼进展比例明显大于治疗组(62% vs. 45%;HR = 0.60;95%CI:0.42~0.84;$P = 0.003$)。将结果按照基线眼压水平(<21mmHg 或≥21mmHg)、视野缺损程度、年龄、是否存在剥脱综合征进行分层处理后,治疗组和非治疗组仍然具有差异。

除了眼压,EMGT 研究还鉴定出了其他几个与青光眼进展有关的危险因素:高龄、剥脱综合征、双侧发病、基线视野 MD 值较低。最近,EMGT 发表了基于原始队列研究的长期随访结果,并得出结论:薄 CCT 和低灌注压也与视野进展相关。

理论上,整合所有 EMGT 研究鉴定的与青光眼进展显著相关的危险因素可以开发预测模型。该模型有助于评估哪些青光眼患者发生视功能损害的风险大。需要强调的是,基于 EMGT 或者其他评估青光眼进展危险因素的研究的任何预测模型,都需要在另一组患者中进行验证,正如上文所述的高眼压症风险计算模型。

4.8.2　预测模型的局限性

临床实践中应用预测模型有几个局限性。预测模型是基于有限的入选标准和排除标准开发的,可能无法代表日常临床工作中的所有患者。这些模型仅可应用于和开发和(或)验证模型所用研究纳入患者类似的患者。需要强调的是,虽然预测模型能够更加客观地评估风险,但是不能代替临床医生制订治疗方案。例如,目前评估青光眼进展风险的风险计算模型并不包括指导治疗的重要信息,例如健康状况、预期寿命、患者求治需求、医药费及治疗对生活的综合影响。此外,现有的预测模型仅用于通过疾病早期体征评估疾病发生风险,对患者视觉生活质量并未考虑。最后,由于更多与疾病发生、与发展相关的危险因素被陆续发现，更新、更准确的预测模型会取代原有的预测模型。

（李飞　孙懿　译，张秀兰　宋云河　李飞　审）

参考文献

1. Gordon MO, Kass MA. The Ocular Hypertension Treatment Study: design and baseline description of the participants. Arch Ophthalmol 1999;117(5):573-583.

2. Gordon MO, Beiser JA, Brandt JD, et al. The Ocular Hypertension Treatment Study: baseline factors that predict the onset of primary open-angle glaucoma. Arch Ophthalmol 2002;120(6):714-720; discussion 829-730.

3. Miglior S, et al. Results of the European Glaucoma Prevention Study. Ophthalmology 2005;112(3):366-375.

4. Miglior S, et al. The European glaucoma prevention study design and baseline description of the participants. Ophthalmology 2002;109(9):1612-1621.

5. Quigley HA. European Glaucoma Prevention Study. Ophthalmology 2005;112(9):1642-1643; author reply 1643-1645.

6. Parrish RK, 2nd. The European Glaucoma Prevention Study and the Ocular Hypertension Treatment Study: why do two studies have different results? Curr Opin Ophthalmol 2006;17(2):138-141.

7. European Glaucoma Prevention Study Group, et al. Predictive factors for open-angle glaucoma among patients with ocular hypertension in the European Glaucoma Prevention Study. Ophthalmology 2007;114(1):3-9.

8. Gordon MO, et al. Validated prediction model for the development of primary open-angle glaucoma in individuals with ocular hypertension. Ophthalmology 2007;114(1):10-19.

9. Medeiros FA, et al. Validation of a predictive model to estimate the risk of conversion from ocular hypertension to glaucoma. Arch Ophthalmol 2005;123(10):1351-1360.

10. Heijl A, et al. Reduction of intraocular pressure and glaucoma progression: results from the Early Manifest Glaucoma Trial. Arch Ophthalmol 2002;120(10):1268-1279.

11. Leske MC, et al. Factors for glaucoma progression and the effect of treatment: the early manifest glaucoma trial. Arch Ophthalmol 2003;121(1):48-56.

12. Collaborative Normal-Tension Glaucoma Study Group. Comparison of glaucomatous progression between untreated patients with normal-tension glaucoma and patients with therapeutically reduced intraocular pressures. Am J Ophthalmol 1998;126(4):487-497.

13. Anderson DR; Normal Tension Glaucoma Study Group. Collaborative normal tension glaucoma study. Curr Opin Ophthalmol 2003;14(2):86-90.

14. The AGIS Investigators. The Advanced Glaucoma Intervention Study (AGIS): The relationship between control of intraocular pressure and visual field deterioration. Am J Ophthalmol 2000;130(4):429-440.

15. Lichter PR, et al. Interim clinical outcomes in the Collaborative Initial Glaucoma Treatment Study comparing initial treatment randomized to medications or surgery. Ophthalmology 2001;108(11):1943-1953.

16. Lichter P, Musch DC, Gillespie BW, Niziol LN. Trabeculectomy as initial treatment for open-angle glaucoma patients with substantial visual field defects. Abstract presented at: American Glaucoma Society Annual Meeting, March 2006, Charleston, South Carolina.

17. Palmberg P. What is it about pressure that really matters in glaucoma? Ophthalmology 2007;114(2):203-204.

18. Miglior S, et al. Intercurrent factors associated with the development of open-angle glaucoma in the European Glaucoma Prevention Study. Am J Ophthalmol 2007;144(2):266-275.

19. Medeiros FA, Ng D, Zangwill L, Sample PA, Weinreb RN. Long-term intraocular pressure fluctuations and risk of conversion from ocular hypertension to glaucoma. ARVO abstract 2007.

20. Bengtsson B, Heijl A. Diurnal IOP fluctuation: not an independent risk factor for glaucomatous visual field loss in high-risk ocular hypertension. Graefes Arch Clin Exp Ophthalmol 2005;243(6):513-518.

21. Bengtsson B, Leske MC, Hyman L, Heijl A. Fluctuation of intraocular pressure and glaucoma progression in the early manifest glaucoma trial. Ophthalmology 2007;114(2):205-209.

22. Nouri-Mahdavi K, et al. Predictive factors for glaucomatous visual field progression in the Advanced Glaucoma Intervention Study. Ophthalmology 2004;111(9):1627-1635.

23. Asrani S, et al. Large diurnal fluctuations in intraocular pressure are an independent risk factor in patients with glaucoma. J Glaucoma 2000;9(2):134-142.

24. Tarkkanen A, Ulfves K, Ulfves T. Self-tonometry in glaucoma. Graefes Arch Clin Exp Ophthalmol 2010;248(11):1679-1681.

25. Collaer N, Zeyen T, Caprioli J. Sequential office pressure measurements in the management of glaucoma. J Glaucoma 2005;14(3):196-200.

26. Bergea B, Bodin L, Svedbergh B. Impact of intraocular pressure regulation on visual fields in open-angle glaucoma. Ophthalmology 1999;106(5):997-1004; discussion 1004-1005.

27. Choi J, et al. Circadian fluctuation of mean ocular perfusion pressure is a consistent risk factor for normal-tension glaucoma. Invest Ophthalmol Vis Sci 2007;48(1):104-111.

28. Jonas JB, Budde WM, Stroux A, Oberacher-Velten IM, Junemann A. Diurnal intraocular pressure profiles and progression of chronic open-angle glaucoma. Eye (Lond) 2007;21(7):948-951.

29. Singh K, Sit AJ. Intraocular pressure variability and glaucoma risk: complex and controversial. Arch Ophthalmol 2011;129(8):1080-10doi: 10.1001/archophthalmol.2011.Epub 2011 Apr.

30. De Moraes CG, Furlanetto RL, Reis AS, et al. Agreement between stress intraocular pressure and long-term intraocular pressure measurements in primary open-angle glaucoma. Clin Experiment Ophthalmol 2009;37:270-274.

31. De Moraes CG, Susanna R Jr. Correlation between the water drinking test and modified diurnal tension curve in untreated glaucomatous eyes. Clinics 2008;63:433-436.

32. Kumar RS, de Guzman MH, Ong PY, et al. Does peak intraocular pressure measured by water-drinking test reflect peak circadian levels? A pilot study. Clin Experiment Ophthalmol 2008;36:312-315.

33. Susanna R Jr, Sheu WP. Latin American Glaucoma Society. Comparison of latanoprost with fixed-combination dorzolamide and timolol in adult patients with elevated intraocular pressure: an eight-week, randomized, open-label, parallel-group, multicenter study in Latin America. Clin Ther 2004;26:755-768.

34. Facio AC, Reis AS, Vidal KS, et al. A comparison of bimatoprost 0.03% versus the fixed-combination of latanoprost 0.005% and timolol 0.5% in adult patients with elevated intraocular pressure: an eight-week, randomized, open-label trial. J Ocul Pharmacol Ther 2009;25:447-451.

35. Medeiros FA, Pinheiro A, Moura FC, et al. Intraocular pressure fluctuations in medical versus surgically treated glaucomatous patients. J Ocul Pharmacol Ther 2002;18:489-498.

36. Guedes RA, Guedes VM, Chaoubah A. Use of water drinking test after non-penetrating deep

sclerectomy. J Fr Ophtalmol 2005;28:1076-1080.

37. Germano RA, Susanna R Jr, De Moraes CG, et al. Effect of Switching From Latanoprost to Bimatoprost in Primary Open-Angle Glaucoma Patients Who Experienced Intraocular Pressure Elevation During Treatment. J Glaucoma 2016;25(4):359-366.

38. Susanna R Jr, Vessani RM, Sakata L, et al. The relation between intraocular pressure peak in the water drinking test and visual field progression in glaucoma. Br J Ophthalmol 2005;89:1298-1301.

39. Yoshikawa K, Inoue T, Inoue Y. Normal tension glaucoma: the value of predictive tests. Acta Ophthalmol 1993;71:463-470.

40. Armaly MF, Krueger DE, Maunder L, et al. Biostatistical analysis of the Collaborative Glaucoma Study I. Summary report of the risk factors for glaucomatous visual-field defects. Arch Ophthalmol 1980;98:2163-2171.

41. Susanna R, Jr., Hatanaka M, Vessani RM, et al. Correlation of asymmetric glaucomatous visual field damage and water-drinking test response. Invest Ophthalmol Vis Sci 2006;47(2):641-6

42. Babic M, De Moraes CG, Hatanaka M, et al. Reproducibility of the water drinking test in treated glaucomatous patients. Clin Experiment Ophthalmol 2015;43(3):228-2.

43. Hatanaka M, Alencar LM, De Moraes CG, et al. Reproducibility of intraocular pressure peak and fluctuation of the water drinking test. Clin Experiment Ophthalmol 2013;41:355-359.

44. Kasim B. Muz E, Irkec M, Orhan M, Karabulut. Mikropoulos DG, Konstas AG. Intraocular Pressure Characteristics of Exfoliative Glaucoma and Mocan MC1 E. Exfoliation Syndrome as Determined With the Water Drinking Test. J Glaucoma 2016;25(3):301-305.

45. Landers J. Challenging glaucoma with the water-drinking test. Clin Exper Ophthalmol 2015;203:200-201.

46. Morrison JC, Johnson EC, Cepurna W, Jia L. Understanding mechanisms of pressure-induced optic nerve damage. Prog Retin Eye Res 2005;24(2):217-240.

47. Burgoyne CF, Downs JC, Bellezza AJ, Suh JK, Hart RT. The optic nerve head as a bio-mechanical structure: a new paradigm for understanding the role of IOP-related stress and strain in the pathophysiology of glaucomatous optic nerve head damage. Prog Retin Eye Res 2005;24(1):39-73.

48. Anderson DR, Drance SM, Schulzer M. Factors that predict the benefit of lowering intraocular pressure in normal tension glaucoma. Am J Ophthalmol 2003;136(5):820-829.

49. Cioffi GA, Alm A. Measurement of ocular blood flow. J Glaucoma 2001;10(5 Suppl 1):S62-64.

50. Flammer J, et al. The impact of ocular blood flow in glaucoma. Progress in retinal and eye research 2002;21(4):359-393.

51. Sehi M, Flanagan JG, Zeng L, Cook RJ, Trope GE. Relative change in diurnal mean ocular perfusion pressure: a risk factor for the diagnosis of primary open-angle glaucoma. Invest Ophthalmol Vis Sci 2005;46(2):561-567.

52. Gherghel D, Orgul S, Gugleta K, Gekkieva M, Flammer J. Relationship between ocular perfusion pressure and retrobulbar blood flow in patients with glaucoma with progressive damage. Am J Ophthalmol 2000;130(5):597-605.

53. Liu JH, Gokhale PA, Loving RT, Kripke DF, Weinreb RN. Laboratory assessment of diurnal and nocturnal ocular perfusion pressures in humans. Journal of ocular pharmacology and therapeutics : the official journal of the Association for Ocular Pharmacology and Therapeutics 2003;19(4):291-297.

54. Bonomi L, et al. Vascular risk factors for primary open angle glaucoma: the Egna-Neumarkt Study. Ophthalmology 2000;107(7):1287-1293.

55. Tielsch JM, Katz J, Sommer A, Quigley HA, Javitt JC. Hypertension, perfusion pressure, and primary open-angle glaucoma. A population-based assessment. Arch Ophthalmol 1995;113(2):216-221.

56. Sommer A. Glaucoma risk factors observed in the Baltimore Eye Survey. Curr Opin Ophthalmol 1996;7(2):93-98.

57. Leske MC, Wu SY, Nemesure B, Hennis A. Incident open-angle glaucoma and blood pressure. Arch Ophthalmol 2002;120(7):954-959.

58. Quigley HA, et al. The prevalence of glaucoma in a population-based study of Hispanic subjects: Proyecto VER. Arch Ophthalmol 2001;119(12):1819-1826.

59. Khawaja AP, Crabb DP, Jansonius NM. The role of ocular perfusion pressure in glaucoma cannot be studied with multivariable regression analysis applied to surrogates. Invest Ophthalmol Vis Sci 2013;54(7):4619-4620.

60. Goldmann H, Schmidt T. Uber Applanations tonometrie. Ophthalmologica 1957;134:221-242.

61. Ehlers N, Bramsen T, Sperling S. Applanation tonometry and central corneal thickness. Acta Ophthalmol (Copenh) 1975;53:34-43.

62. Whitacre MM, Stein RA, Hassanein K. The effect of corneal thickness on applanation tonometry. Am J Ophthalmol 1993;115:592-596.

63. Vijaya L, George R, Arvind H, et al. Central corneal thickness in adult South Indians: the Chennai Glaucoma Study. Ophthalmology 2010;117(4):700-704.

64. Medeiros FA, Sample PA, Weinreb RN. Corneal thickness measurements and frequency doubling technology perimetry abnormalities in ocular hypertensive eyes. Ophthalmology 2003;110:1903-1908.

65. Medeiros FA, Sample PA, Weinreb RN. Corneal thickness measurements and visual function abnormalities in ocular hypertensive patients. Am J Ophthalmol 2003;135:131- 137.

66. Medeiros FA, Sample PA, Zangwill LM, et al. Corneal thickness as a risk factor for visual field loss in patients with preperimetric glaucomatous optic neuropathy. Am J Ophthalmol 2003;136:805-813.

67. Herndon LW, Weizer JS, Stinnett SS. Central corneal thickness as a risk factor for advanced glaucoma damage. Arch Ophthalmol 2004;122:17-21.

68. Lesk MR, Hafez AL, Descovich D. Relationship between central corneal thickness and changes of optic nerve head topography and blood flow after intraocular pressure reduction in open-angle glaucoma and ocular hypertension. Arch Ophthalmol 2006;124(11):1568-1572.

69. Copt RP, Thomas R, Mermoud A. Corneal thickness in ocular hypertension, primary open-angle glaucoma, and normal tension glaucoma. Arch Ophthalmol 1999;117(1):14-16.

70. Ventura AC, Böhnke M, Mojon DS. Central corneal thickness measurements in patients with normal tension glaucoma, primary open angle glaucoma, pseudoexfoliation glaucoma, or ocular hypertension. Br J Ophthalmol 2001;85(7):792-795.

71. Shetgar AC, Mulimani MB. The central corneal thickness in normal tension glaucoma, primary open angle glaucoma and ocular hypertension. J Clin Diagn Res 2013;7(6):1063-1067.

72. Kohlhaas M, Boehm AG, Spoerl E, et al. Effect of central corneal thickness, corneal curvature, and axial length on applanation tonometry. Arch Ophthalmol 2006;124(4):471-476.

73. Park SJ, Ang GS, Nicholas S, et al. The effect of thin, thick, and normal corneas on Goldmann intraocular pressure measurements and correction formulae in individual eyes. Ophthalmology 2012;119(3):443-449.

74. Umurhan Akkan JC, Akkan F, Sezgin Akcay BI, et al. Dynamic Contour Tonometry and Goldmann Applanation Tonometry: Difference of Intraocular Pressure Values Between

Eyes with and without Glaucomatous Damage in Thin Corneas. Klin Monatsbl Augenheilkd 2015;232(10):1190-1197.

75. Doughty MJ, Zaman ML. Human corneal thickness and its impact on intraocular pressure measures: a review and meta-analysis approach. Surv Ophthalmol 2000;44(5):367-408.

76. Congdon NG, Broman AT, Bandeen-Roche K, Grover D, Quigley HA. Central corneal thickness and corneal hysteresis associated with glaucoma damage. Am J Ophthalmol 2006;141(5):868-875.

77. De Moraes CV, Hill V, Tello C, Liebmann JM, Ritch R. Lower corneal hysteresis is associated with more rapid glaucomatous visual field progression. J Glaucoma 2012;21(4):209-213.

78. Medeiros FA, et al. Corneal hysteresis as a risk factor for glaucoma progression: a prospective longitudinal study. Ophthalmology 2013;120(8):1533-1540.

79. Prata TS, et al. Association between corneal biomechanical properties and optic nerve head morphology in newly diagnosed glaucoma patients. Clin Exp Ophthalmol 2012;40(7):682-688.

80. Anand A, et al. Corneal hysteresis and visual field asymmetry in open angle glaucoma. Invest Ophthalmol Vis Sci 2010;51(12):6514-6518.

81. Zhang C, et al. Corneal Hysteresis and Progressive Retinal Nerve Fiber Layer Loss in Glaucoma. Am J Ophthalmol 2016;166:29-36.

82. Marcus MW, de Vries MM, Junoy Montolio FG, Jansonius NM. Myopia as a risk factor for open-angle glaucoma: a systematic review and meta-analysis. Ophthalmology 2011; 118(10):1989-1994 e2.

83. Ponte F, Giuffré G, Giammanco R, Dardanoni G. Risk factors of ocular hypertension and glaucoma: the Casteldaccia Eye Study. Doc Ophthalmol 1994;85:203-210.

84. Czudowska MA, Ramdas WD, Wolfs RC, et al. Incidence of glaucomatous visual field loss: a ten-year follow-up from the Rotterdam Study. Ophthalmology 2010;117:1705-1712.

85. Budenz DL, et al. Detection and prognostic significance of optic disc hemorrhages during the Ocular Hypertension Treatment Study. Ophthalmology 2006;113(12):2137-2143.

86. Mansberger SL, Medeiros FA, Gordon M. Diagnostic tools for calculation of glaucoma risk. Surv Ophthalmol 2008;53 Suppl1:S11-16.

87. Mansberger SL, Cioffi GA. The probability of glaucoma from ocular hypertension determined by ophthalmologists in comparison to a risk calculator. J Glaucoma 2006;15(5):426-431.

88. Mansberger SL. A risk calculator to determine the probability of glaucoma. J Glaucoma 2004;13(4):345-347.

89. Coleman AL, Gordon MO, Beiser JA, Kass MA. Baseline risk factors for the development of primary open-angle glaucoma in the Ocular Hypertension Treatment Study. Am J Ophthalmol 2004;138(4):684-685.

90. Liu J, et al. Predictive value for the Chinese population of the Framingham CHD risk assessment tool compared with the Chinese Multi-Provincial Cohort Study. Jama 2004;291(21):2591-2599.

91. D'Agostino RB Sr, Grundy S, Sullivan LM, Wilson P. Validation of the Framingham coronary heart disease prediction scores: results of a multiple ethnic groups investigation. Jama 2001;286(2):180-187.

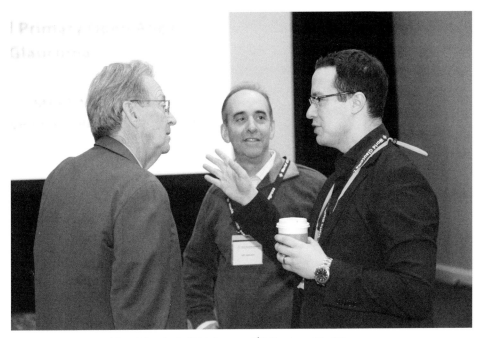

Don Hood，Jeff Liebmann 和 Gustavo De Moraes

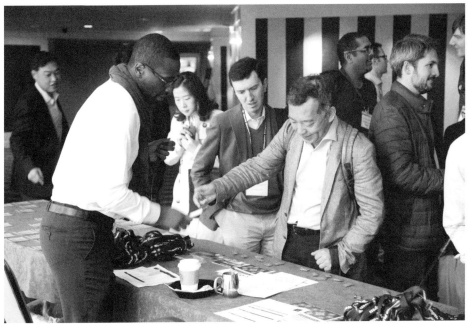

Makoto Aihara

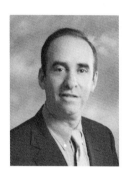
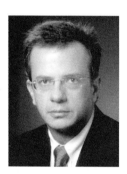
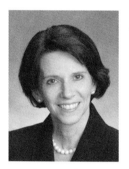

Jeffrey Liebmann   Fotis Topouzis   Janey Wiggs

第5章 风险评估：全身因素

章节主编：Jeffrey Liebmann
章节共同主编：Fotis Topouzis, Janey Wiggs
编著者：Florent Aptel, Tin Aung, Rupert Bourne, Subhabrata Chakrabarti, Jonathan Crowston, Panayiota Founti, Neeru Gupta, Alon Harris, Jost Jonas, Kenji Kashiwagi, Michael Kook, Fabian Lerner, Kaweh Mansouri, Keith Martin, Sameh Mosaed, Jonathan Myers, Lou R. Pasquale, Bruce Prum, Robert Ritch, Leopold Schmetterer, Arthur Sit, Ingeborg Stalmans, Roy Wilson

共识声明

1. 原发性开角型青光眼（POAG）可发生于任何年龄，但其发病率和患病率随年龄增长而升高。

2. POAG发病率及患病率最高的是非洲裔人群。

注释： 由于发病年龄较早，非洲裔的POAG患者平均病程可能最长。

3. 与欧洲裔人群（非西班牙裔白种人）相比，西班牙人的POAG发病率及患病率更高。

4. 老龄是青光眼发病、病情进展的一项危险因素。

5. 虽然文献报道POAG的男性患病率增高，但仍没有足够的证据表明男性是POAG的危险因素。

6. POAG发现晚可能与社会经济地位低相关。

7. POAG患者的直系亲属患青光眼的风险更高。

8. 尽管遗传学研究发现了多个POAG易感位点，但目前常规基因检测对于POAG的诊断或预测青光眼病情进展的价值不大。

9. 基于人群的研究表明舒张压和眼压、收缩压和眼压之间存在正相关关系，但是关系较弱。

10. 在所有种族人群中，低血压和低眼灌注压与青光眼高患病率/发病率相关。

注释： 由于现行计算方法中，眼压本身被用于计算眼灌注压，所以眼灌注压对于青光眼来说是否是一个独立危险因素，尚无定论。

11. 舒张压、收缩压、血压高低与POAG之间的关系是不一致的。

12. 高血压的治疗与POAG进展的关系尚未阐明。

注释： 也有数据表明一些接受高血压治疗的患者其POAG的进展风险更高。

13．夜间低血压在青光眼发展的作用还未阐明。

14．阻塞性睡眠呼吸暂停综合征是开角型青光眼的危险因素的证据较弱，仍需进一步研究。

15．糖尿病可能增加了青光眼发病的风险。

16．甲状腺疾病与青光眼发病的相关性尚不明确。

17．虽然有研究表明绝经期后的妇女雌激素减少会增加青光眼发病风险，但激素替代疗法的证据仍不足。

5.1 讨论的具体方面

5.1.1 年龄、性别、人种／种族、社会经济情况

Rupert Bourne，M.R. Wilson，Robert Ritch，R. Sihota，J. Myers，K. Mansouri

5.1.1.1 年龄

全球许多基于人群的研究表明人类 POAG 的患病率与年龄高度相关[1-16]。一项纳入 53 项基于人群（140 500 名患者）研究的 meta 分析报道，在校准了性别、生活习惯、应答率和研究进行的时间后，每增长 10 岁，POAG 的患病风险的风险比值比变为 1.73（95%CI：1.63～1.82）[17]。POAG 患病率随年龄增长的趋势也与地域有关，例如与其他地区相比，随着年龄增长，每增长 10 岁，大洋洲和北美洲的人群 POAG 患病风险增长更显著。从种族分布来说，虽然在所有年龄阶段非洲裔的人群 POAG 的患病率最高，但与非洲裔和亚洲裔相比，西班牙裔和欧洲人群的 POAG 患病率随年龄增加更显著。

多项基于人群的研究量化了青光眼随年龄增长而增加的患病率。Rotterdam 研究报道 5 年青光眼患病风险从 60 岁的 1% 上升至 80 岁的 3%。75 岁之后双眼开角型青光眼诊断率是 75 岁之前的 5 倍以上[18]。在另一项 5 年随访研究中，墨尔本视觉损害研究项目报道疑似和确诊的开角型青光眼的发病率从 40～49 岁的 0.2% 增加至 80 岁及以上年龄的 5.4%[19]。非洲裔人群与年龄相关的 POAG 患病率是比较高的（例如，巴巴多斯眼科研究报道长达 4 年的随访中 POAG 的患病率从 40～49 岁的 1.2% 增加到 70 岁及以上年龄的 4.2%[20]，然而 9 年以后，这些指标分别是 2.2% 和 7.9%[21]）。结合 9 项基于人群的调查研究，横断面数据集均应用青光眼的标准定义，Broman 等人使用自动视野检测平均偏差来模拟青光眼的发病年龄[22]。可能在所有种族中 POAG 发病率随着年龄增长较线性上升更大，非洲裔人群发病率仍然是最高，但是在老龄人群中的种族差异逐渐缩小。然而，在不同种族人群研究中平均疾病进展并没有随着年龄增长一致变差

或者变好。

年龄是高眼压症转变成 POAG 的一项独立危险因素，高眼压症治疗研究（OHTS）和欧洲青光眼预防研究（EGPS）报道，从高眼压症转变成 POAG 的风险每 10 年增加 26%[23]。

多项临床试验研究表明年龄也是 POAG 进展的一项非常重要的危险因素。在晚期青光眼干预研究（AGIS）中，进展风险随着年龄增长每 5 年增加 30%[24]。在初始青光眼治疗合作研究（CIGTS）中，进展风险每 10 年增长 35%[25]。青光眼早期研究（EMGT）中，68 岁及以上的患者进展风险较年轻患者高 51%[26]。

5.1.1.2　性别

性别与开角型青光眼患病率相关性尚不明确。然而有两项基于青光眼人群研究的 meta 分析报道 POAG 的男性患病率高于女性，Tham 等人报道，在校正了年龄、生活习惯、反应率及研究进行的时间后，性别的风险比值比为 1.36（95%CI：1.23～1.52）[17]。Rudnicka 等人报道风险比值比为 1.37（95%CI：1.22～1.53）[27]。巴巴多斯眼科研究青光眼发病率男性高于女性（2.7% vs. 1.9%）[20]。Broman 等人结合基于人群的数据集发现，青光眼进展率在男性与女性之间无明显差异[22]。

5.1.1.3　人种 / 种族

最近一项基于 53 个人群的青光眼研究的 meta 分析表明青光眼的患病率在地域和种族之间有差异[17]。在 40～80 岁人群中，非洲裔人群的青光眼患病率最高（6.11%；95%CI：3.83～9.13），其中 POAG 的患病率为 5.40%（95%CI：3.17～8.27），而亚洲人的原发性闭角型青光眼（primary angle closure glaucoma，PACG）的患病率最高（1.20%；95%CI：0.46～2.55）。

如上所述，在所有种族中，随着年龄增长，POAG 发病率以高于线性增长的方式增加。非洲裔人群仍然是发病率最高，但是在老龄人群中，不同种族发病率差异在缩小[22]。基于横断面数据的同样研究表明，POAG 从发病年龄开始，平均青光眼持续时间在种族间存在差异，非洲裔人群最高（15.4 年；95%CI：14.6～15.9 年），欧洲（13.1 年；95%CI：12.2～13.8 年）和西班牙人群（13 年；95%CI：12.1～13.6 年）相似，中国人最短（10.5 年；95%CI：8.8～12.6 年）。较长的平均青光眼持续时间是非洲裔人群 POAG 进展更快和发病率增长的一个重要因素。Broman 等人报道尽管预期寿命较短，但非洲裔人群患开角型青光眼患病时间比欧洲裔长 2.3 年[22]。这是由于发病年龄较早，可能还有其他因素例如接受治疗、治疗反应的差异。较差眼的平均进展率在四个种族人群中没有显著差异，但从数值上来看，欧洲裔人群最低（1.12dB/ 年），中国人群最高（1.56dB/ 年），这些进展率是根据基于人群研究的数据中计算出来，与基于临床研究数据相比，进展率较为迅速［例如青光眼早期研究（EMGT）中，未接受治疗的对象的疾病进展率为 0.6～0.8dB/ 年 [28]］。

有研究报道，POAG 单眼盲率在非洲裔人群和中国人群最高，而欧洲和西班牙人群较低 [22]。在高眼压症治疗研究（OHTS）中发现非洲裔美国人 POAG 发病率较高，其算法是计算高眼压症患者在 13 年中转变成 POAG 的累积比例 [29]。在分析时，如将较大基线杯盘比和较薄的中央角膜厚度考虑在内，则种族因素差异不明显。

5.1.1.4 社会经济情况

在大多数情况下，POAG 的检出是体检或偶尔发现的，因此对于无症状的早期和进展期青光眼的检测需要规律系统和高质量的眼部检查。丹麦的一项研究发现，社会经济情况与青光眼的知识普及和治疗是正性相关的，社会经济地位较低的人群更需要社会帮助和青光眼基本知识，而他们也常常以为青光眼造成的损害是可治愈的 [30]。澳大利亚的一项研究表明，造成晚期青光眼的主要风险因素是缺乏对疾病的认识，而不是缺乏治疗方法的获取 [31]。另外，社会经济地位可影响眼保健服务使用和就医行为，从而影响无症状青光眼的诊断发现机会 [32]。最近在中国台湾的一项包括全地区性医疗数据库的研究发现，居住在城市或者有更好的就医条件的人群有更多机会发现青光眼。此项研究发现，社会经济情况在各个方面影响 POAG 和 PACG 的诊断：社会经济条件较差的研究对象更多可能诊断为 PACG，然而社会经济条件好的更多可能诊断为 POAG[33]。其他基于人群的研究发现未诊断 POAG 的主要危险因素是缺乏眼保健意识 [34, 35]。社会经济条件好的研究对象可能较多接受眼部保健，由于定期预防性的眼部保健、近视患病率的增加和相关视网膜病变需要戴镜治疗和眼底检查，因此青光眼可能更易被检测到。基于人群研究的 meta 分析发现在城市地区 POAG 的患病率升高，可能与较高的近视发病率或者是城市居民就诊更便利有关 [17]。

尽管一些研究表明社会经济条件差和青光眼的严重程度没有关联 [36]，但一些基于医院的研究报道社会经济条件差是晚期青光眼的一项危险因素 [37-39]。社会经济条件差的晚期青光眼研究对象的青光眼延误诊断是由于眼部保健设施受限还是易感性增加导致的尚不清楚。

5.1.1.5 遗传学

A. POAG 的遗传危险因子

家系相关研究表明染色体位点和基因与 POAG（例如 *Myocilin* 基因）、先天性青光眼（例如 *CYP1B1* 基因）有显著联系。与散发性青光眼不同的是这些相关的基因位点显示出孟德尔遗传规律较强的疾病外显率。

到目前为止，遗传学相关研究已经发现了多个基因位点与散发性 POAG 明显相关。POAG 基因位点谱极其宽，如 *CDKN2B-AS* 基因主要是与正常眼压性青光眼相关，*CAV1-CAV2*、*TMCO1* 和 *ABCA1* 是与高眼压青光眼相关，最近发现更多的基因与 POAG 相关：如 *AFAP1*、*GAS7*、*TXNRD2* 和 *ATXN2*。GWAS 研究也证实基因与 POAG 特定特征相关，例如眼压（IOP），中央角膜厚度和视盘大小。然而，眼压和 POAG 表现型之间共有的基因位点的数量是有限的（*CAV1-CAV2*，*TMCO1*，*ABCA1* 和 *GAS7*），表明 POAG 易感性不单纯是由于眼压升高而引起的。

一项前瞻性遗传学研究发现，POAG 与符合孟德尔遗传定律的全身疾病有关，如马方综合征和成骨不全症。

由此推出，疾病的等位基因谱可能在家族性（发病更早）和散发性（发病较晚）的青光眼有重叠。此重叠的发现会延伸我们对于青光眼的生物学和发病机制的理解，也可以阐明潜在的治疗靶点。

表 1　从 GWAS 发现的 POAG 的基因位点

基因	SNP 引物	有效等位基因	比值比（OR，P 值）	参考文献
CAV1/2	rs4236601	A	OR = 1.36 Pemta = 5.00×10^{-10}	Thorleiffson et al., 2010[40]
CDKN2B-AS1	rs4977756	A	OR = 1.39 Pemta = 4.7×10^{-14}	Burdon et al., 2011[41]
SIX1/SIX6	rs10483727	A	OR = 1.32 Pemta = 3.87×10^{-11}	Wiggs et al., 2012[42]
TMCO1	rs4656461	G	OR = 1.68 Pemta = 6.1×10^{-10}	Burdon et al., 2011[41]
8q22	rs284489	G	OR = 0.62 Pemta = 8.88×10^{-10}	Wiggs et al., 2012[42]
ABCA1	rs2472493	G	OR = 1.31 Pemta = 2.10×10^{-19}	Gharakani et al., 2014[43]
AFAP1	rs4619890	G	OR = 1.20 Pemta = 7.0×10^{-10}	Gharakani et al., 2014[43]
GAS7	rs9913991	A	OR = 2.23 Pemta = 9.8×10^{-9}	Hysi et al., 2014[44]
GMDS	rs11969985	G	OR = 1.31 Pemta = 7.7×10^{-10}	Gharakani et al., 2014[43]
PMM2	rs3785176	G	OR = 1.31 Pemta = 3.18×10^{-6}	Chen et al., 2014[45]
TGFBR3-CDC7	rs1192415	G	OR = 1.13 Pemta = 1.60×10^{-8}	Li et al., 2015[46]

续表

基因	SNP 引物	有效等位基因	比值比（OR，P 值）	参考文献
TXNRD2	rs35934224	T	OR = 0.78 Pemta = 4.05×10^{-11}	Bailey et al.，2016[47]
ATXN2	rs7137828	T	OR = 1.17 Pemta = 8.73×10^{-10}	Bailey et al.，2016[47]
FOXC1	rs2745572	A	OR = 1.17 Pemta = 1.76×10^{-10}	Bailey et al.，2016[47]

表 2　家系分析研究发现的 POAG 位点 / 基因

位置	部位	特征	人群	被发现的基因（POAG）	参考文献
GLC1A	1q21-q24	POAG	Multiple 多国人	*MYOC*	Stone et al.，1997[48]
GLC1B	2cen-q13	POAG	Caucasian 高加索人	无	Stoilova et al.，1996[49]
GLC1C	3q12-q24	POAG	American 美国人	无	Wirtz et al.，1997[50]
GLC1D	8q23	POAG	American 美国人	无	Trifan et al.，1998[51]
GLC1E	10p14-p15	POAG	Multiple 多国人	*OPTN*	Rezaie et al.，2002[52]
GLC1F	7q35-q36	POAG	American 美国人	*ASB10*	Pasutto et al.，2012[53]
GLC1G	5q22.1	POAG	Multiple 多国人	*WDR36*	Monemi et al.，2005[54]
GLC1H	2p15-p16	POAG	Caucasian 高加索人	无	Suriyapperuma et al.，2007[55]
GLC1I	15q11-q13	POAG	American 美国人	无	Woodroffe et al.，2006[56]
GLC1J	9q22	POAG	American 美国人	无	Wiggs et al.，2004[57]
GLC1K	20p12	POAG	American 美国人	无	Wiggs et al.，2004[57]
GLC1L	3p21-22	POAG	Australian 澳大利亚人	无	Sherwin et al.，2009[58]
GLC1M	5q22.1-q23	JOAG	Chinese 中国人	无	Fan et al.，2007[59]
GLC1N	15q22-24	JOAG	Chinese 中国人	无	Aragon-Martin et al.，2008[60]
GLC1O	19q13	POAG	Caucasian 高加索人，Asian 亚洲人	*NTF4*	Pasutto et al.，2009[61]
GLC1P	12q14	NTG/CODA	American 美国人	无	Fingert et al.，2011[62]
GLC1Q	4q35.1-q35.2	POAG	Caucasian 高加索人	无	Porter et al.，2011[63]

表 3　家系分析发现的原发性先天性青光眼的位点 / 基因

位置	部位	特征	人群	被发现的基因	参考文献
GLC3A	2p21	PCG	Multiple 多国人	*CYP1B1*	Stoilov et al.，1997[64]
GLC3B	1p36	PCG	Turkish 土耳其人	无	Akarsu et al.，1996[65]
GLC3C	14q24	PCG	Multiple 多国人	*LTBP2*	Narooie-Nejad et al.，2009[66]

5.1.2 心血管系统

Louis Pasquale，Florent Aptel，Alon Harris，Panayiota Founti，Michael Kook，Ingeborg Stalmans

5.1.2.1 收缩压及舒张压

A. 高血压

总之，综合 2012 年之前发表的文献进行的两项 meta 分析报道指出，高血压（hypertension，HTN）与 POAG 之间的关联尚无定论[67,68]。一项未被纳入 meta 分析的文献却发现 HTN 与开角型青光眼存在负相关[69]。而此 meta 分析所纳入的原始文献研究在眼压和血压测量方面、高血压与 POAG 定义方面、研究设计和共同变量校正方面都有很多不同。然而，有确凿证据支持在收缩压升高与眼压升高成正相关、舒张压和眼压升高成正相关。这些关联在横断面和纵向研究中均一致。总体来讲，收缩压每升高 10mmHg 能使眼压上升 0.26mmHg，舒张压每升高 5mmHg 使眼压升高 0.17mmHg。但是，因为还缺乏纵向研究的数据，高血压与 POAG 之间的关系还不是非常明了。总之，在横断面研究可以看到高血压与 POAG 存在轻度负相关（相对危险度 1.24；95%CI：1.06～1.44；n=15），而在病例对照研究（相对危险度 1.08；95%CI：0.92～1.28；n=9）或者是在纵向研究（相对危险度 1.05；95CI：0.69～1.59；n=2）却没有以上发现。关于血压升高量，汇总分析发现收缩压每升高 10mmHg，POAG 发生风险增加 1%（95%CI：1.00～1.03），但 POAG 发生风险与舒张压无关（合并 RR=1.02，95%CI：0.99～1.04）。有两项研究发现眼压在正常范围内（通常定义为低于 22mmHg）波动时，高血压不是 POAG 的危险因素（合并 RR=0.94，95%CI：0.56～1.59）。

一项男女健康专家的前瞻性研究中表明，meta 合并分析之后，血压与 POAG 正相关，当患者报告重复测量结果均提示高血压时，POAG 患病风险增加。通过多变量模型证明平均动脉压每增加 5mmHg，POAG 发病风险增加 5%（OR=1.05，95%CI：1.01～1.09）；同时，在相同人群中发现未经治疗的高血压不是 POAG 的危险因素（OR=1.03，95%CI：0.88～1.21）[70]。

总结，高血压与高眼压有关，系统高血压尤其是高压变量与 POAG 轻度相关。在一项纳入 16 个高同质性数据的研究中，发现高压变量与 POAG 的有关，其合并 RR 值为 1.22（95%CI：1.08～1.37）。同时在纳入 60 个具有高异质性数据的研究中，其合并 RR 值为 1.16（95%CI：1.05～1.28）。

（林丁　黄雪桃 译，张秀兰　高凯　周柔兮　孙懿 审）

B. 系统性高血压的治疗

系统性高血压的治疗有可能改变原发性开角型青光眼的患病风险。在考虑这个问题时,必须考虑到控制血压的方式(饮食、药物、药物的种类)和治疗的有效性。在欧洲青光眼预防研究(EGPS)中,2%多佐胺每日2次点眼与安慰剂治疗高眼压的对照试验中,利尿剂是转化为POAG的强间接危险因素[71]。在蓝山眼科研究(Blue Mountains Eye Study,BMES)中,治疗但不受控制的高血压(尽管治疗时收缩压≥160mmHg或舒张压≥95mmHg)是开角型青光眼的强危险因素,而未治疗的高血压(血压≥160/95mmHg)仅显示出相同趋势但无显著性意义(多变量校正OR=1.35;95%CI:0.75~2.46)[72]。在Egna-Neumarkt研究中,高血压与POAG成负相关(OR=1.7;95%CI:1.0~2.9),服用抗高血压药物与POAG风险无显著相关性(OR=1.3;95%CI:0.8~2.3)[73]。在护士健康研究和健康专业人员的随访研究中,用利尿剂或其他药物治疗高血压与POAG发生无关[70]。与此类似,在塞萨洛尼基眼科研究中,系统性高血压的药理学治疗与POAG无关(OR=1.20;95%CI:0.75~1.91)[74]。然而,在有或无抗高血压治疗的患者中,(通过灌注压力状态分层分析)检查POAG与舒张期眼球灌注压的关联时,两者仅在使用抗高血压治疗的受试者中有关联(OR=0.78/10mmHg;95%CI:0.62~0.97,$P=0.028$)。这些发现与以前的塞萨洛尼基眼科研究报告密切相关[75]。在此基础之上,塞萨洛尼基眼科研究中,抗高血压治疗并不是青光眼的独立危险因素;然而,作为抗高血压治疗的结果,低舒张期眼球灌注压与POAG风险增加相关。因此,一些证据表明,系统性高血压的治疗可能是血压与青光眼、眼球灌注压与青光眼之间关联的调节者。

杯盘比是代表青光眼相关重要特性的一种结构性视神经参数。在塞萨洛尼基眼科研究中,在非青光眼患者中,由抗高血压治疗引起的舒张压<90mmHg与海德堡视网膜断层扫描仪检测的杯盘比增加相关[75]。目前,基于现有数据,高血压治疗如何影响POAG的发展仍不清楚。

C. 低血压

血压在晚上往往会发生生理性的下降,但是在POAG患者和对照组之间比较这些夜间下降的数据有限。例如,一项包括38例POAG患者,46例正常眼压青光眼患者和11例对照组的研究发现,青光眼患者夜间血压下降更多,但对于稳定性青光眼患者,这一发现仅限于36例进行性视野丧失[76]。另一项来自马来西亚的临床研究发现,对比使用模型调整年龄和高血压的55例对照组患者,72例NTG患者具有较低的夜间收缩压[(124.4±19)mmHg vs.(131.8±15.9)mmHg;$P=0.01$]和较低的夜间舒张压[(73.3±8.6)mmHg vs.(76.2±8.3)mmHg;$P=0.05$][77]。尽管低血压被广泛认为POAG的一种危险因素,特别是在眼压暂时不高的病例中,这种情况的证据少之又少。对比收缩压>153mmHg或舒张压>90mmHg,巴巴多斯眼科研究未发现收缩压≤110mmHg或舒张压≤71mmHg和开角型青光眼的发生存在不良关系(多变量OR=1.3;95%CI:0.7~2.4)[78]。新加坡眼科研究作为少数研究代表提供了低血压和 POAG 之间存在统计学显著相关的证据。与舒张压最高四分位数相比，舒张压最低四分位数与 POAG 负相关（OR＝1.71；95%CI：1.04～2.96）[69]。在早期青光眼研究（EMGT）中，一个局部应用 β 受体阻滞剂治疗加激光小梁成形术和观察 OAG 疾病进展的随机临床试验中，较低的收缩压（≤125mmHg）与进展风险降低有关（HR＝0.46；95%CI：0.21～1.02），但该结果无统计学意义[26]。应该指出，该研究 OAG 患者中还包括剥脱性青光眼患者。

总共五项研究评估了进行性和稳定性视野缺陷的 POAG 患者昼夜收缩压和舒张压变化的关系。所有这些研究都没有采用盲法设计，而且是回顾性研究视野的稳定性。对这些研究的荟萃分析发现，在具有进行性和稳定性视野损伤的 POAG 患者中日间或夜间收缩压或舒张压均无差异[79]。然而，收缩压或舒张压夜间降幅 >10% 的视野丢失进展的 POAG 患者的汇总 OR 值分别为 3.32（95%CI：1.84～6.00）和 2.09（95%CI：1.20～3.04）。

总之，和对照组相比，夜间血压骤降而 POAG 发病率增加的证据尚缺乏，低血压与 POAG 相关的证据十分微弱。

5.1.2.2　眼灌注压

测量到的血压减去眼压（IOP）作为视神经乳头灌注压的一个指标，直观地看来似乎是合理的。眼灌注压的各种参数是：

- 收缩期眼灌注压（OPP）＝收缩压－IOP
- 舒张期 OPP＝舒张压－IOP
- 平均 OPP＝[舒张压＋1/3（收缩压－舒张压）]－IOP

第一个以人群为基础的研究——巴尔的摩眼科研究表明 OPP 和 POAG 之间存在明显的负相关关系[80]。这些结果在其他研究中被证实[8,73,74]，包括应用新发 POAG 病例的一项研究[78]。此外，两个随机临床试验的因果关系研究表明较低的 OPP 和 OAG 疾病进展有关[26,81]。BP 和 POAG 之间关系复杂，但高 BP 和 POAG 之间有一个正相关趋势，但要注意，低 OPP 和 POAG 之间的关系是否主要因为较高的眼压导致。有了这些线索，在鹿特丹眼科研究中，在校正眼压后，平均 OPP 和新发 POAG 之间的负相关关系没有显著性意义[82]。另外，由于在 POAG 中青光眼性视神经病变是 IOP 和 BP 一起作用的结果，OPP 在 POAG 中的作用可能是至关重要的。最后，真正的眼灌注是由自动调节系统功能调节的，而不仅仅是通过 BP 和 IOP 数据简单的数学换算出来的。事实上，Khawaja 和同事证明了，当 OPP 和 POAG 的关系在未经过眼压校正时，眼压的影响占主导地位，而当做了这种校正后，得到的模型就反映出了 BP 和 POAG 的关系[83]。他们认为不论调整或不调整眼压，是时候放弃像 BP-IOP 这样的参数作为青光眼研究中 OPP 的替代参数。目前，还没有足够的证据告诉我们在青光眼患者的临床检测中应考虑眼灌注压。

5.1.2.3　血管功能失调

所有的组织床都需要一个在面对不同的灌注压力和代谢活动允许营养运输的自动调节机制。血管功能失调可以广泛地定义为无法调节血流量达适当水平以满足局部组织床生理需求。多种来源的大量数据表明，POAG 存在血流功能调节失调。在 POAG 中，血流调节失调已在多种眼部血管床中不同的实验模型中被证明，这些血管包括脉络膜血管[84, 85]、视乳头循环[86, 87]、视网膜血管[88-90] 和中心凹旁毛细血管[91]。在高眼压和正常眼压的 POAG 中甚至眼外组织都可以检测到自动调节的异常。例如，Quill 和同事发现，和年龄匹配的对照组相比，热或冷刺激都引起手指血流量的降低[92]。这些结果与 Gasser 和 Flamer 的研究结果一致，他们的研究发现，NTG 患者的甲襞毛细血管血流在冷刺激后更可能完全停顿下来[93]。

5.1.2.4　甲床毛细血管

甲床含有细长倒 U 形的毛细血管，应用便宜的显微技术就可以很容易观察到。甲襞毛细血管显微镜可以提供关于全身血管功能失调和可能发生在视盘毛细血管床中隐藏的微血管异常的替代的观察，后者的评估更加复杂并更具挑战性。两个横断面研究使用多变量分析展示了在既往曾有正常眼压和高眼压 POAG 患者中的形态异常（甲床出血和大无血管区）[94, 95]。一项美国多中心研究并没能发现甲襞毛细血管形态异常和 POAG 疾病严重程度之间的关系。目前，尚未见到有纵向研究甲襞毛细血管形态变化和青光眼关系的研究。因此，甲襞毛细血管异常是否可能是 POAG 的特异性血管生物标志尚不清楚。

5.1.2.5　睡眠呼吸暂停

阻塞性睡眠呼吸暂停（obstructive sleep apnea，OSA）在睡眠期间反复的部分或完全呼吸道阻塞会使氧饱和度显著降低。与 OSA 相关的眼部疾病疑似包括眼睑松弛综合征、圆锥角膜、非动脉炎性缺血性视神经病变和青光眼。一些评估 OSA 和青光眼之间的关系的研究并没有具体分析青光眼的类型。两个小型病例对照研究发现 OSA 和 OAG 之间存在显著负相关关系[96, 97]。相反，一个来自去识别化数据库的大型队列研究并没有发现 OSA 和 OAG 之间存在任何关联[98]。这些研究的 mata 分析也没有发现两者的关系（合并 OR = 1.01；95%CI：0.97～1.04）[99]。鼾症被认为是 OSA 的替代指标，北京眼科研究认为其与 OAG 无关联[100]。在评估 OSA 和 OAG 的关系时也必须考虑连续气道正压通气（CPAP），它一方面可能提高 IOP[101]，另一方面也可以改善睡眠时血氧水平。应当指出的是，在汇总分析报告中把"青光眼"总体 [99] 或神经纤维层厚度 [102] 作为结局，OSA与其存在相当大的反向关系。这表明 OSA 在某些青光眼亚型的青光眼损伤产生中起着重要的作用。

5.1.3　内分泌系统

Jonathan G. Crowston，Sameh Mosaed，Arhur J.Sit

内分泌系统对眼内压和青光眼有显著的影响，糖皮质激素对眼压的影响具有特征性，本章将不作讨论。多种其他激素被认为是青光眼进展的保护性或危险因素。

5.1.3.1　糖尿病和青光眼 [103-112]

大量探讨开角型青光眼（OAG）和糖尿病之间关系的研究显示了不一致的结果。但这些研究中大部分是基于患者自述青光眼或糖尿病的诊断，而且并没有区分出 POAG 和新生血管性青光眼。最近一些更明确区分青光眼和糖尿病的研究似乎提示糖尿病增加了青光眼的发病风险。而且糖尿病对角膜生物力学特性的影响会影响眼压测量的准确性。虽然和已证实的危险因素比如家族史、年龄、眼内压相比稍弱，总的来说越来越多的证据提示糖尿病和 POAG 发病有关。最近一项对 47 个研究（包含 16 个国家的 2 981 342 名个体）的 meta 分析显示青光眼、糖尿病病程、空腹血糖水平明显增加了青光眼发病风险，糖尿病和空腹血糖水平与眼内压轻微增高有联系。但是原始研究在研究方法和质量上有较大异质性，所以需要更多的研究来说明这种联系的轻重水平和重要性。

5.1.3.2　甲状腺系统和青光眼 [14, 113-116]

甲状腺眼眶病与眼压升高以及随之而来的眼肌僵硬和肥大对眼球造成的机械压迫有关。眼球运动会导致暂时的眼压升高，特别是向上凝视时。升高的巩膜静脉压可导致慢性眼压升高 [113]。一些基于人群的研究显示，OAG 和甲状腺疾病之间有微弱但正性的关系。相对危险比提示两者之间存在弱相关关系，但在这项研究中，青光眼和甲状腺疾病患者数量少，而且甲状腺疾病的诊断基于患者对病史的自述 [14, 114, 115]。在一项包含 257 名甲状腺功能减退患者和 2056 名对照组病例的回顾性队列研究中，在校正了年龄、性别、月收入、文化程度、其他身体疾病状况等因素后，发现甲状腺功能减退者发展成 OAG 的概率是对照组的 1.78 倍（95%CI：1.04～3.06）。这种关系在未接受治疗的甲状腺功能低下患者中显著（校正危险比 HR = 2.37；95%CI：1.10～5.09），而在使用左旋甲状腺素片进行治疗后的患者中，两者之间的关系变得没有统计学意义（校正 HR = 1.73；95%CI: 0.89～3.38）。需要更多的研究来确定甲状腺疾病和青光眼发病之间的联系。

5.1.3.3   性激素和青光眼 [117-122]

大量的流行病学调查研究性激素对眼内压和青光眼的影响。大多数研究关注的是在绝经后妇女中的作用。目前的研究显示绝经后妇女雌激素的减少增加了青光眼的患病风险。绝经后妇女激素替代疗法可能会降低眼压和青光眼患病风险。然而，早期的双侧卵巢切除同样可能增加青光眼患病风险，但雌激素替代疗法并不能减少该风险。相反，一些研究显示口服避孕药增加了青光眼的患病风险。在 2005—2008 年国家健康和营养检查项目中，调查了 3406 名女性参与的一项横断面调查研究，口服避孕药史超过和包含 3 年的女性自述患青光眼或高眼压的有更高的 OR 值（OR = 1.94；95%CI: 1.22～3.07）。

5.1.3.4   其他激素 [123, 124]

在青光眼患者房水内发现含有较高的促红细胞生成素和垂体加压素，它们可能导致眼内压急性变化。但目前缺乏临床和流行病学证据支持两者与青光眼发病之间的确切联系。

5.1.4   中枢神经系统

视神经被神经脑膜包围，嵌入眼眶的脑脊液（cerebrospinal fluid，CSF）中，根据视乳头解剖结构，很明显，眼眶的脑脊液压（cerebrospinal fluid pressure，CSFP）是跨筛板压力差的一个主要决定因素 [125, 126]。也有人认为跨筛板压力差，是视乳头在生理和病理生理的主要压力参数，而不是跨角膜压力差（由眼压计测量）。考虑到所谓的正常眼压青光眼，可以假设这类患者的眼眶脑脊液压可能异常低下，导致表现为正常眼压的跨筛板压力差升高。临床试点研究和恒河猴实验已经证实了这个假说 [127, 128]。与高眼压青光眼患者和正常对照组人群相比，一些正常眼压青光眼患者显示出腰穿 CSFP 极低 [127]。实验研究中，恒河猴 CSFP 的下降导致视神经损害进一步加重 [128]。然而，实验观察到的损伤是否是典型的青光眼视神经病变还不清楚。正常眼压青光眼与眼压相关可以解释为何高眼压青光眼患者视乳头和正常眼压青光眼的表现十分相似。相反，视乳头的形态显示，血管因素导致的非青光眼视神经损伤和正常眼压青光眼患者有明显差异。考虑到眼眶 CSFP 对于视乳头生理学上影响，就可以解释仰卧位眼压升高是由于 CSFP 的增高 [129]。眼压和眼眶 CSFP 之间跨筛板的时间相关参数是否也起到重要作用仍未知晓 [130]。实验研究已经证实，来自心脏的压力波动先到达

CSFP，然后到达眼部。这表明跨筛板压力差在一个脉搏周期内发生波动，可能理论上对轴浆逆流进入眼睛很重要。如果跨筛板压力差确实存在生理学上的波动，即使筛板两侧的压力是正常的，任何时间上的变化都会引起病理状态。另一方面是筛板内的血流灌注。如果筛板两侧的压力升高，跨筛板压力差是正常的，但筛板处受压的组织会导致筛板内的毛细血管收缩，阻止血液灌流。

总之，一些证据表明，跨筛板压力差（眼压－眼眶脑脊液压）会促进视神经的病理改变。然而，并没有充分的证据确定低眼眶脑脊液压是 POAG 发展的一个危险因素。

5.1.5　营养状态

目前，寻找青光眼的替代治疗方法及对其机制的探索是备受关注的一个领域。营养状态是青光眼发展、进程和治疗中的一个潜在重要因素，代表了一个广泛的议题，这包括饮食及其效果，如肥胖、饥饿、营养不良、抗氧化状态；还有其对危险因素的影响，尤其是心脑血管方面，如血压、BMI（体重指数）、特定成分缺乏或过量、食物和包括微量金属在内的特定毒素。可以根据这些方面加入维生素、保健品，改善生活方式，比如烟草、酒精、应激、锻炼，所有这些因素在某种程度上都可能影响到疾病。这篇简短综述将着重对饮食和营养及其影响因素作一阐述。

摄入更多硝酸盐类和绿色蔬菜，发生 POAG 风险降低 20%～30%，早期旁中心视野缺损风险降低 40%～50%[131]，这种缺损通常被认为与血管调节紊乱有关[132,133]。非洲裔美国女性人群中，摄入更多富含维生素 A、维生素 C 和类胡萝卜素的蔬果，与青光眼发病下降相关[134]。

已有报道，小鼠膳食中缺乏 ω-3 脂肪酸会引起视网膜神经节细胞功能障碍[135]。鹿特丹研究中，视黄醇当量（类胡萝卜素和多酚类黄酮存在于绿茶和咖啡中）和硫胺素摄入较少，镁元素摄入较多，与 OAG 风险升高相关[136]；ω-3 与 ω-6 脂肪酸的比值升高，与高眼压性而不是正常眼压性青光眼相关[137]。另一个研究也有类似报道，作者认为饮食中低 ω-6 脂肪酸是诱发因素[138]，减少多脂鱼类或核桃食用量，以及大量频繁吸烟，与 POAG 相关[139]。其他报道包括了维生素 D 缺乏[140]、钙和铁离子摄入，以及硒和青光眼的关系[142]。

剥脱综合征与大量摄入咖啡成正相关[143]，低风险与总叶酸摄入量相关[144]。剥脱综合征患者的同型半胱氨酸水平升高已在众多文献中记载。

氧化应激与饮食有一定相关性，所以将与氧化应激相关的因素分类会很有趣。青光眼发病率随着年龄增加而增加。一项 20 年前的研究指出，健康的百岁老人与 70～99 岁人群相比，氧化应激的程度降低，体内维生素 C 和维生素 E 较高。百岁老人中，吸烟、饮酒和热量摄取明显降低，而蔬菜中获取的蛋白质比例明显增高[145]。大量文献进行了后续报道，多数证实这些研究适用于各类群体。

　　不断增多的文献指出，线粒体功能障碍是青光眼视网膜神经节细胞死亡的一个影响因素。在神经退行性过程中已经发现氧化应激是线粒体功能障碍的一个常见表现形式（一项早期研究是后续研究的基础，见参考文献146）。随着年龄增长，线粒体功能降低，其他神经退行性疾病的损害程度增高。应对氧化应激和线粒体功能障碍的能力缺陷，可能在年龄相关性神经退行性疾病诱发神经细胞死亡中起到关键作用。旨在优化线粒体功能的治疗方法，代表了降低青光眼视网膜神经节细胞死亡的潜在的新兴临床手段（更多近期综述见参考文献147～149）。

　　总之，有大量证据表明，抗氧化、抗炎以及线粒体保护能减缓神经退行性过程。已经在体外和动物模型中做了很多研究，但人体试验较少，尤其是决定性的临床试验。这些如何反过来转化成饮食、营养和生活方式的影响仍未阐明，还需要在青光眼神经退行性变这个领域做更多研究。基于现有知识，营养和青光眼发生或疾病进展的关系并未明确。

（张忠志　译，张秀兰　高凯　周柔兮　孙懿　审）

参考文献

1. Tielsch JM, Katz J, Singh K,et al. A population-based evaluation of glaucoma screening: the Baltimore Eye Survey. Am J Epidemiol 1991;134(10):1102-1110.
2. Klein BE, Klein R, Sponsel WE, et al. Prevalence of glaucoma. The Beaver Dam Eye Study. Ophthalmology 1992;99(10):1499-1504.
3. Dielemans I, Vingerling JR, Wolfs RC, et al. The prevalence of primary open-angle glaucoma in a population-based study in The Netherlands. The Rotterdam Study. Ophthalmology 1994;101(11):1851-1855.
4. Bourne RR, Sukudom P, Foster PJ, et al. Prevalence of glaucoma in Thailand: a population based survey in Rom Klao District, Bangkok. Br J Ophthalmol 2003;87(9):1069-1074.
5. Mitchell P, Smith W, Attebo K, Healey PR. Prevalence of open-angle glaucoma in Australia. The Blue Mountains Eye Study. Ophthalmology 1996;103(10):1661-1669.
6. Leske MC, Connell AM, Schachat AP, Hyman L. The Barbados Eye Study. Prevalence of open angle glaucoma. Arch Ophthalmol 1994;112(6):821-829.
7. Weih LM, Nanjan M, McCarty CA, Taylor HR. Prevalence and predictors of open-angle glaucoma: results from the visual impairment project. Ophthalmology 2001;108(11):1966-1972.
8. Quigley HA, West SK, Rodriguez J, et al. The prevalence of glaucoma in a population-based study of Hispanic subjects: Proyecto VER. Arch Ophthalmol 2001;119(12):1819-1826.
9. Dandona L, Dandona R, Srinivas M, et al. Open-angle glaucoma in an urban population in southern India: the Andhra Pradesh eye disease study. Ophthalmology 2000;107(9):1702-1709.
10. Iwase A, Suzuki Y, Araie M, et al.; the Tajimi Study Group, Japan Glaucoma Society. The prevalence of primary open-angle glaucoma in Japanese: the Tajimi Study. Ophthalmology 2004;111(9):1641-1648.

11. Varma R, Ying-Lai M, Francis BA, et al.; the Los Angeles Latino Eye Study Group. Prevalence of open-angle glaucoma and ocular hypertension in Latinos: the Los Angeles Latino Eye Study. Ophthalmology 2004;111(8):1439-1448.

12. Topouzis F, Wilson MR, Harris A, et al. Prevalence of open-angle glaucoma in Greece: the Thessaloniki Eye Study. Am J Ophthalmol 2007;144(4):511-519.

13. Shen SY, Wong TY, Foster PJ, et al. The prevalence and types of glaucoma in Malay people: the Singapore Malay Eye Study. Invest Ophthalmol Vis Sci 2008;49(9):3846-3851.

14. Kim M, Kim TW, Park KH, Kim JM. Risk factors for primary open-angle glaucoma in South Korea: the Namil study. Jpn J Ophthalmol 2012;56(4):324-329.

15. Wang YX, Xu L, Yang H, Jonas JB. Prevalence of glaucoma in North China: the Beijing Eye Study. Am J Ophthalmol 2010;150(6):917-924.

16. Casson RJ, Newland HS, Muecke J, et al. Prevalence of glaucoma in rural Myanmar: the Meiktila Eye Study. Br J Ophthalmol 2007;91(6):710-714.

17. Tham YC, Li X, Wong TY, et al. Global prevalence of glaucoma and projections of glaucoma burden through 2040: a systematic review and meta-analysis. Ophthalmology 2014;121(11):2081-2090.

18. de Voogd S, Ikram MK, Wolfs RC, et al. Incidence of open-angle glaucoma in a general elderly population: the Rotterdam Study. Ophthalmology 2005;112(9):1487-1493.

19. Mukesh BN, McCarty CA, Rait JL, Taylor HR. Five-year incidence of open-angle glaucoma: the visual impairment project. Ophthalmology 2002;109(6):1047-1051.

20. Leske MC, Connell AM, Wu SY, et al. Incidence of open-angle glaucoma: the Barbados Eye Studies. The Barbados Eye Studies Group. Arch Ophthalmol 2001;119(1):89-95.

21. Leske MC, Wu SY, Honkanen R, et al.; the Barbados Eye Studies Group. Nine-year incidence of open-angle glaucoma in the Barbados Eye Studies. Ophthalmology 2007;114(6):1058-1064.

22. Broman AT, Quigley HA, West SK, et al. Estimating the rate of progressive visual field damage in those with open-angle glaucoma, from cross-sectional data. Invest Ophthalmol Vis Sci 2008;49(1):66-76.

23. Ocular Hypertension Treatment Study Group; European Glaucoma Prevention Study Group; Gordon MO, Torri V, Miglior S, et al. Validated prediction model for the development of primary open-angle glaucoma in individuals with ocular hypertension. Ophthalmology 2007;114(1):10-19.

24. Nouri-Mahdavi K, Hoffman D, Coleman AL, et al.; Advanced Glaucoma Intervention Study. Predictive factors for glaucomatous visual field progression in the Advanced Glaucoma Intervention Study. Ophthalmology 2004;111(9):1627-1635.

25. Musch DC, Gillespie BW, Lichter PR, Niziol LM, Janz NK; CIGTS Study Investigators. Visual field progression in the Collaborative Initial Glaucoma Treatment Study the impact of treatment and other baseline factors. Ophthalmology 2009;116(2):200-207.

26. Leske MC, Heijl A, Hyman L, et al.; EMGT Group. Predictors of long-term progression in the early manifest glaucoma trial. Ophthalmology 2007;114(11):1965-1972.

27. Rudnicka AR, Mt-Isa S, Owen CG, Cook DG, Ashby D. Variations in primary open-angle glaucoma prevalence by age, gender, and race: a Bayesian meta-analysis. Invest Ophthalmol Vis Sci 2006;47(10):4254-4261.

28. Heijl A, Leske MC, Bengtsson B, et al.; the Early Manifest Glaucoma Trial Group. Reduction of intraocular pressure and glaucoma progression: results from the Early Manifest Glaucoma Trial. Arch Ophthalmol 2002;120(10):1268-1279.

29. Kass MA, Gordon MO, Gao F, et al.; the Ocular Hypertension Treatment Study Group. Delaying treatment of ocular hypertension: the ocular hypertension treatment study. Arch Ophthalmol 2010;128(3):276-287.

30. Hoevenaars JG, Schouten JS, van den Borne B, Beckers HJ, Webers CA. Socioeconomic differences in glaucoma patients' knowledge, need for information and expectations of treatments. Acta Ophthalmol Scand 2006;84(1):84-91.

31. Attebo K, Mitchell P, Cumming R, Smith W. Knowledge and beliefs about common eye diseases. Aust N Z J Ophthalmol 1997;25(4):283-287.

32. Zhang X, Beckles GL, Chou CF, et al. Socioeconomic disparity in use of eye care services among US adults with age-related eye diseases: National Health Interview Survey, 2002 and 2008. JAMA Ophthalmol 2013;131(9):1198-1206.

33. Ko YC, Hwang DK, Chen WT, Lee CC, Liu CJ. Impact of Socioeconomic Status on the Diagnosis of Primary Open-Angle Glaucoma and Primary Angle Closure Glaucoma: A Nationwide Population-Based Study in Taiwan. PLoS One 2016;11(2):e0149698.

34. Hennis A, Wu SY, Nemesure B, Honkanen R, Leske MC; the Barbados Eye Studies Group. Awareness of incident open-angle glaucoma in a population study: the Barbados Eye Studies. Ophthalmology 2007;114(10):1816-1821.

35. Topouzis F, Coleman AL, Harris A, et al. Factors associated with undiagnosed open-angle glaucoma: the Thessaloniki Eye Study. Am J Ophthalmol 2008;145(2):327-335.

36. Ratnarajan G, Coombes E, Jones A, Parker M, Bourne R. The equity profile of an enhanced optometry scheme. Ophthalmic Physiol Opt 2015;35(2):243-244.

37. Buys YM, Jin YP; the Canadian Glaucoma Risk Factor Study Group. Socioeconomic status as a risk factor for late presentation of glaucoma in Canada. Can J Ophthalmol 2013;48(2):83-87.

38. Ng WS, Agarwal PK, Sidiki S, et al. The effect of socio-economic deprivation on severity of glaucoma at presentation. Br J Ophthalmol 2010;94(1):85-87.

39. Fraser S, Bunce C, Wormald R, Brunner E. Deprivation and late presentation of glaucoma: case-control study. BMJ 2001;322(7287):639-643.

40. Thorleifsson G, Walters GB, Hewitt AW, et al. Common variants near CAV1 and CAV2 are associated with primary open-angle glaucoma. Nat Genet 2010;42(10):906-909.

41. Burdon KP, Macgregor S, Hewitt AW, et al. Genome-wide association study identifies susceptibility loci for open angle glaucoma at TMCO1 and CDKN2B-AS1. Nat Genet 2011;43(6):574-578.

42. Wiggs JL, Yaspan BL, Hauser MA, et al. Common variants at 9p21 and 8q22 are associated with increased susceptibility to optic nerve degeneration in glaucoma. PLoS Genet 2012;8(4):e1002654.

43. Gharahkhani P, Burdon KP, Fogarty R, et al. Common variants near ABCA1, AFAP1 and GMDS confer risk of primary open-angle glaucoma. Nat Genet 2014;46(10):1120-1125.

44. Hysi PG, Cheng CY, Springelkamp H, et al. Genome-wide analysis of multi-ancestry cohorts identifies new loci influencing intraocular pressure and susceptibility to glaucoma. Nat Genet 2014;46(10):1126-1130.

45. Chen Y, Lin Y, Vithana EN, et al. Common variants near ABCA1 and in PMM2 are associated with primary open-angle glaucoma. Nat Genet 2014;46(10):1115-1119.

46. Trikha S, Saffari E, Nongpiur M, et al. A Genetic Variant in TGFBR3-CDC7 Is Associated with Visual Field Progression in Primary Open-Angle Glaucoma Patients from Singapore. Ophthalmology 2015;122(12):2416-2422.

47. Bailey JN, Loomis SJ, Kang JH, et al. Genome-wide association analysis identifies TXNRD2, ATXN2 and FOXC1 as susceptibility loci for primary open-angle glaucoma. Nat Genet

2016;48(2):189-194.

48.　Stone EM, Fingert JH, Alward WL, et al. Identification of a gene that causes primary open angle glaucoma. Science 1997;275(5300):668-670.

49.　Stoilova D, Child A, Trifan OC, et al. Localization of a locus (GLC1B) for adult-onset primary open angle glaucoma to the 2cen-q13 region. Genomics 1996;36(1):142-150.

50.　Wirtz MK, Samples JR, Kramer PL, et al. Mapping a gene for adult-onset primary open-angle glaucoma to chromosome 3q. Am J Hum Genet 1997;60(2):296-304.

51.　Trifan OC, Traboulsi EI, Stoilova D, et al. A third locus (GLC1D) for adult-onset primary open-angle glaucoma maps to the 8q23 region. Am J Ophthalmol 1998;126(1):17-28.

52.　Rezaie T, Child A, Hitchings R, et al. Adult-onset primary open-angle glaucoma caused by mutations in optineurin. Science 2002;295(5557):1077-1079.

53.　Pasutto F, Keller KE, Weisschuh N, et al. Variants in ASB10 are associated with open-angle glaucoma. Hum Mol Genet 2012;21(6):1336-1349.

54.　Monemi S, Spaeth G, DaSilva A, et al. Identification of a novel adult-onset primary open-angle glaucoma (POAG) gene on 5q22.1. Hum Mol Genet 2005;14(6):725-733.

55.　Suriyapperuma SP, Child A, Desai T, et al. A new locus (GLC1H) for adult-onset primary open-angle glaucoma maps to the 2p15-p16 region. Arch Ophthalmol 2007;125(1):86-92.

56.　Woodroffe A, Krafchak CM, Fuse N, et al. Ordered subset analysis supports a glaucoma locus at GLC1I on chromosome 15 in families with earlier adult age at diagnosis. Exp Eye Res 2006;82(6):1068-1074.

57.　Wiggs JL, Lynch S, Ynagi G, et al. A genomewide scan identifies novel early-onset primary open-angle glaucoma loci on 9q22 and 20p12. Am J Hum Genet 2004;74(6):1314-1320.

58.　Sherwin JC, Hewitt AW, Bennett SL, et al. Primary open angle glaucoma in subjects harbouring the predicted GLC1L haplotype reveals a normotensive phenotype. Clin Experiment Ophthalmol 2009;37(2):201-207.

59.　Fan BJ, Ko WC, Wang DY, et al. Fine mapping of new glaucoma locus GLC1M and exclusion of neuregulin 2 as the causative gene. Mol Vis 2007;13:779-784.

60.　Aragon-Martin JA, Ritch R, Liebmann J, et al. Evaluation of LOXL1 gene polymorphisms in exfoliation syndrome and exfoliation glaucoma. Mol Vis 2008;14:533-541.

61.　Pasutto F, Matsumoto T, Mardin CY, et al. Heterozygous NTF4 mutations impairing neurotrophin-4 signaling in patients with primary open-angle glaucoma. Am J Hum Genet 2009;85(4):447-456.

62.　Fingert JH, Robin AL, Stone JL, et al. Copy number variations on chromosome 12q14 in patients with normal tension glaucoma. Hum Mol Genet 2011;20(12):2482-2494.

63.　Porter LF, Urquhart JE, O'Donoghue E, et al. Identification of a novel locus for autosomal dominant primary open angle glaucoma on 4q35.1-q35.2. Invest Ophthalmol Vis Sci 2011;52(11):7859-7865.

64.　Stoilov I, Akarsu AN, Sarfarazi M. Identification of three different truncating mutations in cytochrome P4501B1 (CYP1B1) as the principal cause of primary congenital glaucoma (Buphthalmos) in families linked to the GLC3A locus on chromosome 2p21. Hum Mol Genet 1997;6(4):641-647.

65.　Akarsu AN, Turacli ME, Aktan SG, et al. A second locus (GLC3B) for primary congenital glaucoma (Buphthalmos) maps to the 1p36 region. Hum Mol Genet 1996;5(8):1199-1203.

66.　Narooie-Nejad M, Paylakhi SH, Shojaee S, et al. Loss of function mutations in the gene encoding latent transforming growth factor beta binding protein 2, LTBP2, cause primary congenital glaucoma. Hum Mol Genet 2009;18(20):3969-3977.

67. Zhao D, Cho J, Kim MH, Guallar E. The association of blood pressure and primary open-angle glaucoma: a meta-analysis. Am J Ophthalmol 2014;158(3):615-627.

68. Bae HW, Lee N, Lee HS, et al. Systemic hypertension as a risk factor for open-angle glaucoma: a meta-analysis of population-based studies. PLoS One 2014;9(9):e108226.

69. Zheng Y, Wong TY, Mitchell P, et al. Distribution of ocular perfusion pressure and its relationship with open-angle glaucoma: the Singapore Malay Eye Study. Invest Ophthalmol Vis Sci 2010;51(7):3399-3404.

70. Kang JH, Loomis SJ, Rosner BA, Wiggs JL, Pasquale LR. Comparison of Risk Factor Profiles for Primary Open-Angle Glaucoma Subtypes Defined by Pattern of Visual Field Loss: A Prospective Study. Invest Ophthalmol Vis Sci 2015;56(4):2439-2448.

71. Miglior S, Torri V, Zeyen T, et al.; the EGPS Group. Intercurrent factors associated with the development of open-angle glaucoma in the European glaucoma prevention study. Am J Ophthalmol 2007;144(2):266-275.

72. Mitchell P, Lee AJ, Rochtchina E, Wang JJ. Open-angle glaucoma and systemic hypertension: the blue mountains eye study. J Glaucoma 2004;13(4):319-326.

73. Bonomi L, Marchini G, Marraffa M, et al. Vascular risk factors for primary open angle glaucoma: the Egna-Neumarkt Study. Ophthalmology 2000;107(7):1287-1293.

74. Topouzis F, Wilson MR, Harris A, et al. Association of open-angle glaucoma with perfusion pressure status in the Thessaloniki Eye Study. Am J Ophthalmol 2013;155(5):843-851.

75. Topouzis F, Coleman AL, Harris A, et al. Association of blood pressure status with the optic disk structure in non-glaucoma subjects: the Thessaloniki Eye Study. Am J Ophthalmol 2006;142(1):60-67.

76. Graham SL, Drance SM, Wijsman K, Douglas GR, Mikelberg FS. Ambulatory blood pressure monitoring in glaucoma. The nocturnal dip. Ophthalmology 1995;102(1):61-69.

77. Ramli N, Nurull BS, Hairi NN, Mimiwati Z. Low nocturnal ocular perfusion pressure as a risk factor for normal tension glaucoma. Prev Med 2013;57 Suppl:S47-49.

78. Leske MC, Wu SY, Hennis A, Honkanen R, Nemesure B; the BESs Study Group. Risk factors for incident open-angle glaucoma: the Barbados Eye Studies. Ophthalmology 2008;115(1):85-93.

79. Bowe A, Grünig M, Schubert J, et al. Circadian Variation in Arterial Blood Pressure and Glaucomatous Optic Neuropathy – A Systematic Review and Meta-Analysis. Am J Hypertens 2015;28(9):1077-1082.

80. Tielsch JM, Katz J, Sommer A, Quigley HA, Javitt JC. Hypertension, perfusion pressure, and primary open-angle glaucoma. A population-based assessment. Arch Ophthalmol 1995;113(2):216-221.

81. De Moraes CG, Liebmann JM, Greenfield DS, et al.; the Low-pressure Glaucoma Treatment Study Group. Risk factors for visual field progression in the low-pressure glaucoma treatment study. Am J Ophthalmol 2012;154(4):702-711.

82. Ramdas WD, Wolfs RC, Hofman A, et al. Ocular perfusion pressure and the incidence of glaucoma: real effect or artifact? The Rotterdam Study. Invest Ophthalmol Vis Sci 2011;52(9):6875-6881.

83. Khawaja AP, Crabb DP, Jansonius NM. The role of ocular perfusion pressure in glaucoma cannot be studied with multivariable regression analysis applied to surrogates. Invest Ophthalmol Vis Sci 2013;54(7):4619-4620.

84. Ulrich A, Ulrich C, Barth T, Ulrich WD. Detection of disturbed autoregulation of the peripapillary choroid in primary open angle glaucoma. Ophthalmic Surg Lasers 1996;27(9):746-757.

85. Gugleta K, Orgül S, Hasler PW, et al. Choroidal vascular reaction to hand-grip stress in subjects with vasospasm and its relevance in glaucoma. Invest Ophthalmol Vis Sci 2003;44(4):1573-1580.

86. Fuchsjäger-Mayrl G, Wally B, Georgopoulos M, et al. Ocular blood flow and systemic blood pressure in patients with primary open-angle glaucoma and ocular hypertension. Invest Ophthalmol Vis Sci 2004;45(3):834-839.

87. Okuno T, Sugiyama T, Kojima S, Nakajima M, Ikeda T. Diurnal variation in microcirculation of ocular fundus and visual field change in normal-tension glaucoma. Eye (Lond) 2004;18(7):697-702.

88. Evans DW, Harris A, Garrett M, Chung HS, Kagemann L. Glaucoma patients demonstrate faulty autoregulation of ocular blood flow during posture change. Br J Ophthalmol 1999;83(7):809-813.

89. Galambos P, Vafiadis J, Vilchez SE, et al. Compromised autoregulatory control of ocular hemodynamics in glaucoma patients after postural change. Ophthalmology 2006;113(10):1832-1836.

90. Feke GT, Pasquale LR. Retinal blood flow response to posture change in glaucoma patients compared with healthy subjects. Ophthalmology 2008;115(2):246-252.

91. Grunwald JE, Riva CE, Stone RA, Keates EU, Petrig BL. Retinal autoregulation in open-angle glaucoma. Ophthalmology 1984;91(12):1690-1694.

92. Quill B, Henry E, Simon E, O'Brien CJ. Evaluation of the Effect of Hypercapnia on Vascular Function in Normal Tension Glaucoma. Biomed Res Int 2015;2015:418159.

93. Gasser P, Flammer J. Blood-cell velocity in the nailfold capillaries of patients with normal-tension and high-tension glaucoma. Am J Ophthalmol 1991;111(5):585-588.

94. Park HY, Park SH, Oh YS, Park CK. Nail bed hemorrhage: a clinical marker of optic disc hemorrhage in patients with glaucoma. Arch Ophthalmol 2011;129(10):1299-1304.

95. Pasquale LR, Hanyuda A, Ren A, et al. Nailfold Capillary Abnormalities in Primary Open-Angle Glaucoma: A Multisite Study. Invest Ophthalmol Vis Sci 2015;56(12):7021-7028.

96. Bilgin G. Normal-tension glaucoma and obstructive sleep apnea syndrome: a prospective study. BMC Ophthalmol 2014;14:27. doi: 10.1186/1471-2415-14-27.

97. Dong X, Zhang C, Huang P, Du C. Relationship between normal-tension glaucoma and sleep-breathing events. Zhonghua Shiyan Yanke Zazhi/Chinese Journal of Experimental Ophthalmology 2014;32(2):172-177.

98. Stein JD, Kim DS, Mundy KM, et al. The association between glaucomatous and other causes of optic neuropathy and sleep apnea. Am J Ophthalmol 2011;152(6):989-998.

99. Liu S, Lin Y, Liu X. Meta-Analysis of Association of Obstructive Sleep Apnea With Glaucoma. J Glaucoma 2016;25(1):1-7.

100. Wang YX, Xu L, Li JJ, et al. Snoring and glaucoma. PLoS One 2014;9(2):e88949.

101. Kiekens S, Veva De Groot, Coeckelbergh T, et al. Continuous positive airway pressure therapy is associated with an increase in intraocular pressure in obstructive sleep apnea. Invest Ophthalmol Vis Sci 2008;49(3):934-940.

102. Zhao XJ, Yang CC, Zhang JC, et al. Obstructive Sleep Apnea and Retinal Nerve Fiber Layer Thickness: A Meta-analysis. J Glaucoma 2016;25(4):e413-8.

103. Zhou M, Wang W, Huang W, Zhang X. Diabetes mellitus as a risk factor for open-angle glaucoma: a systematic review and meta-analysis. PLoS One 2014;9(8):e102972.

104. Charlson ES, Sankar PS, Miller-Ellis E, et al. The primary open-angle African-American glaucoma genetics study: baseline demographics. Ophthalmology 2015;122(4):711-720.

105. Zhao D, Cho J, Kim MH, Friedman DS, Guallar E. Diabetes, fasting glucose, and the risk of glaucoma: a meta-analysis. Ophthalmology 2015;122(1):72-78.
106. Dielemans I, de Jong PT, Stolk R, et al. Primary open-angle glaucoma, intraocular pressure, and diabetes mellitus in the general elderly population. The Rotterdam Study. Ophthalmology 1996;103(8):1271-1275.
107. Coudrillier B, Pijanka J, Jefferys J, et al. Effects of age and diabetes on scleral stiffness. J Biomech Eng 2015;137(7). doi: 10.1115/1.4029986.
108. Mitchell P, Smith W, Chey T, Healey PR. Open-angle glaucoma and diabetes: the Blue Mountains eye study, Australia. Ophthalmology 1997;104(4):712-718.
109. Bonovas S, Peponis V, Filioussi K. Diabetes mellitus as a risk factor for primary open-angle glaucoma: a meta-analysis. Diabet Med 2004;21(6):609-614.
110. Tielsch JM, Katz J, Quigley HA, et al. Diabetes, intraocular pressure, and primary open-angle glaucoma in the Baltimore Eye Survey. Ophthalmology 1995;102:48-53.
111. Bengtsson B, Heijl A. A long-term prospective study of risk factors for glaucomatous visual field loss in patients with ocular hypertension. J Glaucoma 2005;14:135-138.
112. Chopra V, Varma R, Francis BA, et al. Type 2 diabetes mellitus and the risk of open-angle glaucoma the Los Angeles Latino Eye Study. Los Angeles Latino Eye Study Group. Ophthalmology 2008;115(2):227-232.
113. Haefliger IO, von Arx G, Pimentel AR. Pathophysiology of intraocular pressure increase and glaucoma prevalence in thyroid eye disease: a mini-review. Klin Monatsbl Augenheilkd 2010;227(4):292-293. doi: 10.1055/s-0029-1245199. Epub 2010 Apr 20.
114. Lee AJ, Rochtchina E, Wang JJ, Healey PR, Mitchell P. Open-angle glaucoma and systemic thyroid disease in an older population: The Blue Mountains Eye Study. Eye (Lond) 2004;18(6):600-608.
115. Cross JM, Girkin CA, Owsley C, McGwin G Jr. The association between thyroid problems and glaucoma. Br J Ophthalmol 2008;92(11):1503-1505. doi: 10.1136/bjo.2008.147165.
116. Lin HC, Kang JH, Jiang YD, Ho JD. Hypothyroidism and the risk of developing open-angle glaucoma: a five-year population-based follow-up study. Ophthalmology 2010;117(10):1960-1966.
117. Vajaranant TS, Grossardt BR, Maki PM, et al. Risk of glaucoma after early bilateral oophorectomy. Menopause 2014;21(4):391-398.
118. Pasquale LR, Rosner BA, Hankinson SE, Kang JH. Attributes of female reproductive aging and their relation to primary open-angle glaucoma: a prospective study. J Glaucoma 2007;16(7):598-605.
119. Pasquale LR, Kang JH. Female reproductive factors and primary open-angle glaucoma in the Nurses' Health Study. Eye (Lond) 2011;25(5):633-641.
120. Tint NL, Alexander P, Tint KM, et al. Hormone therapy and intraocular pressure in nonglaucomatous eyes. Menopause 2010;17(1):157-160.
121. Toker E, Yenice O, Temel A. Influence of serum levels of sex hormones on intraocular pressure in menopausal women. J Glaucoma 2003;12(5):436-440.
122. Wang YE, Kakigi C, Barbosa D, et al. Oral Contraceptive Use and Prevalence of Self-Reported Glaucoma or Ocular Hypertension in the United States. Ophthalmology 2016;123(4):729-736.
123. Bogner B, Runge C, Strohmaier C, et al. The effect of vasopressin on ciliary blood flow and aqueous flow. Invest Ophthalmol Vis Sci 2014;21;55(1):396-403.
124. Nassiri N, Nassiri N, Majdi M, et al. Erythropoietin levels in aqueous humor of patients with glaucoma. Mol Vis 2012;18:1991-1995.
125. Morgan WH, Yu DY, Balaratnasingam C. The role of cerebrospinal fluid pressure in glaucoma pathophysiology: the dark side of the optic disc. J Glaucoma 2008;17(5):408-413.

126. Jonas JB, Wang N, Yang D, Ritch R, Panda-Jonas S. Facts and myths of cerebrospinal fluid pressure for the physiology of the eye. Prog Retin Eye Res 2015;46:67-83.

127. Ren R, Jonas JB, Tian G, et al. Cerebrospinal fluid pressure in glaucoma. A prospective study. Ophthalmology 2010;117(2):259-266.

128. Yang D, Fu J, Hou R, et al. Optic neuropathy induced by experimentally reduced cerebrospinal fluid pressure in monkeys. Invest Ophthalmol Vis Sci 2014;55(5):3067-3073.

129. Jasien JV, de Moraes CG, Jonas JB, Ritch R. Rise of intraocular pressure in subjects with and without glaucoma during four common yoga positions. PLoS One 2015;10(12):e0144505.

130. Morgan WH, Lind CR, Kain S, et al. Retinal vein pulsation is in phase with intracranial pressure and not intraocular pressure. Invest Ophthalmol Vis Sci 2012;53(8):4676-4681.

131. Kang JH, Willett WC, Rosner BA, et al. Association of Dietary Nitrate Intake With Primary Open-Angle Glaucoma: A Prospective Analysis From the Nurses' Health Study and Health Professionals Follow-up Study. JAMA Ophthalmol 2016;134(3):294-303.

132. Park SC, De Moraes CG, Teng CC, et al. Initial parafoveal versus peripheral scotomas in glaucoma: risk factors and visual field characteristics. Ophthalmology 2011;118(9):1782-1789.

133. Kang JW, Park B, Cho BJ. Comparison of risk factors for initial central scotoma versus initial peripheral scotoma in normal-tension glaucoma. Korean J Ophthalmol 2015;29(2):102-108.

134. Giaconi JA, Yu F, Stone KL, et al.; Study of Osteoporotic Fractures Research Group. The association of consumption of fruits/vegetables with decreased risk of glaucoma among older African-American women in the study of osteoporotic fractures. Am J Ophthalmol 2012;154(4):635-644.

135. Nguyen CT, Vingrys AJ, Bui BV. Dietary ω-3 deficiency and IOP insult are additive risk factors for ganglion cell dysfunction. J Glaucoma 2013;22(4):269-277.

136. Ramdas WD, Wolfs RC, Kiefte-de Jong JC, et al. Nutrient intake and risk of open-angle glaucoma: the Rotterdam Study. Eur J Epidemiol 2012;27(5):385-393.

137. Kang JH, Pasquale LR, Willett WC, et al. Dietary fat consumption and primary open-angle glaucoma. Am J Clin Nutr 2004;79(5):755-764.

138. Pérez de Arcelus M, Toledo E, Martínez-González MÁ, et al. Omega 3:6 ratio intake and incidence of glaucoma: the SUN cohort. Clin Nutr 2014;33(6):1041-1045.

139. Renard JP, Rouland JF, Bron A, et al. Nutritional, lifestyle and environmental factors in ocular hypertension and primary open-angle glaucoma: an exploratory case-control study. Acta Ophthalmol 2013;91(6):505-513.

140. Yoo TK, Oh E, Hong S. Is vitamin D status associated with open-angle glaucoma? A cross-sectional study from South Korea. Public Health Nutr 2014;17(4):833-843.

141. Wang SY, Singh K, Lin SC. Glaucoma prevalence and the intake of iron and calcium in a population-based study. Curr Eye Res 2013;38(10):1049-1056.

142. Bruhn RL, Stamer WD, Herrygers LA, Levine JM, Noecker RJ. Relationship between glaucoma and selenium levels in plasma and aqueous humour. Br J Ophthalmol 2009;93(9):1155-1158.

143. Pasquale LR, Wiggs JL, Willett WC, Kang JH. The Relationship between caffeine and coffee consumption and exfoliation glaucoma or glaucoma suspect: a prospective study in two cohorts. Invest Ophthalmol Vis Sci 2012;53(10):6427-6433.

144. Kang JH, Loomis SJ, Wiggs JL, Willett WC, Pasquale LR. A prospective study of folate, vitamin B_6, and vitamin B_{12} intake in relation to exfoliation glaucoma or suspected exfoliation glaucoma. JAMA Ophthalmol 2014;132(5):549-559.

145. Paolisso G, Tagliamonte MR, Rizzo MR, et al. Oxidative stress and advancing age: results in healthy centenarians. J Am Geriatr Soc 1998;46(7):833-838.

146. Tezel G. Oxidative stress in glaucomatous neurodegeneration: mechanisms and consequences. Prog Retin Eye Res 2006;25(5):490-513.
147. Lee S, Van Bergen NJ, Kong GY, et al. Mitochondrial dysfunction in glaucoma and emerging bioenergetic therapies. Exp Eye Res 2011;93(2):204-212.
148. Yang XJ, Ge J, Zhuo YH. Role of mitochondria in the pathogenesis and treatment of glaucoma. Chin Med J (Engl) 2013;126(22):4358-4365.
149. Osborne NN, Núñez-Álvarez C, Joglar B, Del Olmo-Aguado S. Glaucoma: Focus on mitochondria in relation to pathogenesis and neuroprotection. Eur J Pharmacol 2016 Apr 14. pii: S0014-2999(16)30243-6.

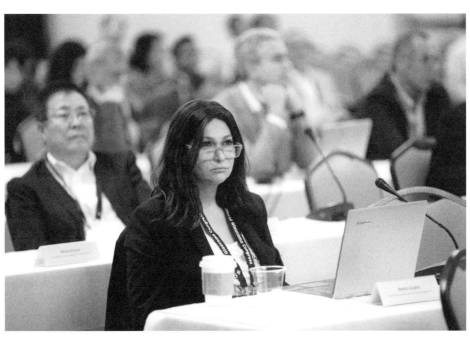

王宁利和 Neeru Gupta

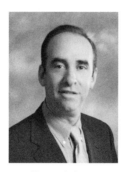
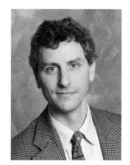

Jeffrey Liebmann   David Friedman

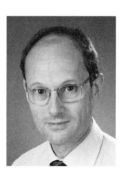
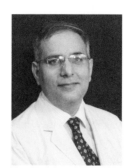

Jost Jonas   Tanuj Dada

第6章 筛 查

章节主编：Jeffrey Liebmann

章节共同主编：David Friedman，Jost Jonas，Tanuj Dada

编著者：Eytan Blumenthal，Rupert Bourne，Alain Bron，Anne Louise Coleman，Vital Costa，Paulus de Jong，Murray Fingeret，Ronnie George，Parul Ichhpujani，Dan Kiage，Aravind Krishnadas，Shan Lin，Steven Mansberger，Vinay Nangia，Shamira Perera，Norbert Pfeiffer，Solar Olawoye，G. Chandra Sekhar，Fotis Topouzis

共识声明

1. 青光眼是全球不可逆盲的首要原因。

注释：在部分国家，高达90%的青光眼患者仍未确诊。

2. 对每个人进行青光眼筛查是理想的，但是逻辑上并不可行，因为它会导致青光眼诊断的假阳性率升高到超出我们的接受范围。

注释：为了更有效实现筛查，筛选时应选择具有青光眼危险因素的参与者。

3. 独立进行原发性开角型青光眼（POAG）筛查的成本效益尚未得到证实。

注释：同时筛查青光眼与造成视力损害的其他眼病，包括未校正的屈光不正、白内障、糖尿病性视网膜病变和年龄相关性黄斑变性，其成本效益可能得到增强。

4. 直系亲属患POAG和具有显著危险因素的个体更应该进行检查。

6.1 筛查的重要性

青光眼是一种获得性的具有特征性视神经损伤和进行性视野损害的视神经疾病。青光眼患者通常进展到晚期才有症状。若通过适当的方式早期检测和治疗，可能会减缓或阻止视力进一步丧失。因此，对人群进行青光眼检测是可行的。预计到2010年，全球约有3.24亿盲人和1.91亿视力损害患者，其中由青光眼致盲的约有210万人（占6.6%），青光眼导致的视力损害约有420万人（占2.2%）。1990—2010年期间，由于全球人口的老龄化，由青光眼致盲及视力损害人数分别增加了80万人（约62%）和230万人（约83%）。50岁以上人群中，与青光眼有关盲的年龄标准化全球患病率分别从1990年的0.2%下降到2010年的0.1%，中重度视力损伤的患病率从1990年的0.2%增加到2010年的0.3%。与此同时，青光眼致盲百分比由4.4%（4.0，5.1）增加到6.6%（1.1，1.5），中重度视力损伤百分比分别由 1.2%（2.0，2.8）增加到 2.2%。目前全球估计有 7000 万人罹患青光眼。青光眼相关全球年龄标化患病率并无显著性差异，青光眼有关的致盲及中重度视力损伤的年龄标准化患病率无显著性差异，女性（0.1% 和 0.3%）和男性（0.1% 和 0.3%）与青光眼有关的致盲及中重度视力损伤的年龄标准化患病率无显著性差异[1]。

青光眼的患病率和地区差异已被广泛研究。然而在发达国家的青光眼患者中，仍有近一半的 POAG 病例尚未确诊，而在许多欠发达国家中，这一比例甚至超过 90%[2]。近期研究表明，即便在韩国和日本这样的发达国家，仍有近 90% 的青光眼患者未被确诊[3,4]。约 10% 的青光眼患者预计存在单眼盲或双眼盲[5]。因此，青光眼对社会具有重大的公共卫生和经济影响，使其已经成为一个关键的公共卫生问题。

6.2   原发性开角型和闭角型青光眼的鉴别

6.2.1   原发性开角型青光眼（POAG）

POAG 的特征在于房角镜检查见前房角开放，全周房角可见小梁网[6]。对于 POAG 和高眼压症患者，房水流出受阻的部位可能位于小梁网的前房侧、小梁网、Schlemm 管或者沿着房水排出系统的其他地方。由于长期高眼压，视网膜神经节细胞及其轴突受损和丧失，视力逐渐丧失。在极高眼压的情况下，视力丧失可以很快。眼压在统计学正常范围内的眼睛也可出现 POAG，称为正常压力性或张力性青光眼。

6.2.2   原发性闭角型青光眼（PACG）

PACG 的特征在于房角镜检查见前房角关闭，由于虹膜 - 小梁网粘连或附着导致小梁网不可见[7]。高眼压时可诱发 PACG，称为急性房角关闭（acute angle closure attack，AAC）。角膜和虹膜间的房角突然闭合导致房水从眼内流出急剧减少。急性眼压升高是医学急症。大多数 PACG 发生得并不突然且缺乏症状。由于虹膜与流出道的长期接触导致房水流出减少，引起眼压逐渐增加，进而视网膜神经节细胞丧失，最终导致视力丧失。尽管 POAG 和 PACG 虽有不同的机制，但其导致的青光眼视神经病变是相似的。在此，我们将讨论局限于 POAG。

6.3   筛查的定义

Wilson 和 Jungner 提出一系列筛查有效的标准[8]：

1. 需要筛查的疾病应是重要的健康问题。

2. 对于该病的治疗必须有可接受的及有效的方案,这个方案必须在早期无症状阶段就开始进行。比起已有症状的晚期进行,早期预防更有意义。

3. 可获取的应用于疾病诊断及治疗的设备。

4. 必须有合适的、可接受的、合理的、精确的筛查试验。

5. 疾病的自然史,包括潜伏期到疾病的临床表现,应被理解透彻。

6. 病例研究花费(包括诊断及确诊患者的治疗)应与可能的医疗支出经费整体上保持平衡。

7. 青光眼适合进行筛查的特征如下:

- 这是一种常见病也是致盲的主要病因;
- 可用于疾病筛查检测的临床前期很长;
- 早期治疗是有利的;
- 诊断试验为非侵入性的,而且盲的预防对提高生活质量有好处。

POAG 的筛选有很多标准,但我们将用下面三个普遍的方法作为筛查文件:

1. 独立的公共卫生措施主要集中在对青光眼的监测上(例如通过走访社区对全部人口进行筛选)。

2. 通过初级卫生工作者筛查(例如将关注视力及眼卫生的其他方面作为一系列简单测试的一部分)。

3. 通过眼保健专业人员筛查,通常叫作"病例检查"或"机会病例检查",但这可能或不会成为目标眼保健流程的一部分[9]。

筛选可在孤立个体中进行(作为青光眼集中评价的一部分)或作为眼科疾病的整体评价的一部分。青光眼共识小组一致认为青光眼的筛查需要广泛的评价,因此需要对其他疾病如白内障、糖尿病性视网膜病变、年龄相关性黄斑变性及屈光不正进行检测。相比黄斑疾病或其他影响视路的疾病,青光眼的特点就是主观症状往往在视觉损害发生后很迟才发现。

6.4 青光眼的筛查

6.4.1 检测阈值

青光眼潜伏期长,尽管在这期间青光眼性视神经损害已经开始,但依然无症状且难以发现。青光眼的检测阈值被定义为使青光眼视神经损害被确诊的那个点。青光眼特征性表现包括视杯增大、双眼视杯不对称、盘沿切迹、视神经周边神经纤维组织的丢失和视盘出血等,不是其特定或独有的体征。早期青光眼视神经损害的诊断极具挑战性。就视野检查而言,相当一部分人可以在检测阈值出现前发现视神经损害。已经有研究表明，在白对白自动视野检测出异常之前，25%～40% 轴突已经丢失 [10, 11]。这样的改变既可以直接观察到，也可以使用成像技术观察到。新兴的成像技术能更早地诊断和识别疾病进展 [12]。

6.4.2 目前筛查实践

即使在一些发达国家，也有超过 50% 的 POAG 患者没有被检出 [13, 14]。因为视力是特征性地经过数年逐步丧失的，患者直到青光眼晚期才发现视力丧失（此时视神经已经严重受损，视力也将永久性丧失）。青光眼的筛查主要在常规眼科检查中而非在社区中。因此，青光眼患者不例行眼科常规检查的话，视力严重受损时才能诊断出来的风险较大。

证明筛查青光眼有助于保护视功能的研究需花数十年来执行，并且不可能获得支持青光眼筛查的最高层次证据。然而，有力证据表明眼内压的降低可以预防神经节细胞的丢失和保存视野 [15]。因此，识别有青光眼进展的高风险人群是必要的，要将筛查资源集中应用在这些人身上。

6.5 谁应该筛查？

事实表明，当前大多数筛查设备在保持高敏感性的同时，特异性会降至 90% 以下。如果现有的诊断试验全球普及，人群中相对较低的 POAG 的患病率会导致假阳性率远高于真阳性率。青光眼筛查策略应基于多种因素，包括：①社会经济环境；②特定人群的青光眼患病率；③人群中的高危组；④特定特征的人群（如日本人和韩国人多数表现低眼压）；⑤目标筛查人群所处的疾病阶段 [16]。

为了提高青光眼筛查的成本效益比值，最好将资源应用在具有青光眼高危风险的群体中。

6.6 POAG 的危险因素

青光眼是一组复杂的多因素疾病。大多数青光眼发展的危险因素也是其进展的危险因素。由于在某一年龄组的 POAG 发病率很低，可能导致资源的浪费和在测试中假阳性的患者有承担治疗副作用的风险，因此在所有人中实施青光眼病例的试验是不现实的。为了使筛查更加有效，选择有高风险的参与者十分重要。识别青光眼的主要危险因素如下：

6.6.1 眼压（IOP）

尽管基于人群的研究表明 40%～75% 新诊断 POAG 的眼压处于正常 [18]，但

IOP 仍是青光眼致病的危险因素[17]。眼压在人群中变异较大,因此基于人群研究筛查的界限也不同。高眼压症治疗研究(Ocular Hypertension Treatment Study, OHTS)表明,未治疗的高眼压(OHT)5 年后青光眼发展的累积概率为 9.5%[19]。在另一个研究中,研究者对美国 Olmsted 镇被诊断为 OHT 及青光眼的居民随访了(15±8)年,发现 OHT 患者双眼盲的 20 年的累积概率为 4%,单眼盲的累积概率为 14%,而 15 年间高眼压致功能性盲的风险是 2.6%[20]。

筛查中发现,具有高眼压但没有青光眼也没有降眼压治疗的群体需要定期随访。

(张忠志 译,张秀兰 高凯 李浩 审)

6.6.2 近视

屈光不正与青光眼的相关性是许多临床试验和以人群为基础的研究的主题[21,22]。大多数研究发现中、高度近视患 POAG[23,24],正常眼压性青光眼[25,26]和高眼压症[26,27]的风险增加。值得注意的是,高眼压症治疗研究(OHTS)的一项以多种族美国人为对象的研究并没有发现近视与 POAG 发生的相关性[28]。美国国家健康和营养调查研究发现近视度数的增加与青光眼相关的视野缺损之间存在相关性[29]。

近视在亚洲人群中更常见,并且发病率不断升高。来自中国的北京眼病研究发现,-6.0D 以上的高度近视与 POAG 显著相关[30]。一项基于新加坡马来人的研究(SiMES)发现,中、高度近视(-4.0D 以上)与 POAG 存在相关性。与正视眼相比,中、高度近视发生 POAG 的风险增加了 3 倍。轴性近视是 POAG 发生的主要生物学因素,而非其他因素(比如角膜曲率、晶状体变化)[31]。韩国眼科学会实施的一项超过 13 000 人的研究发现,男性和近视与 POAG 的发生显著相关[32]。

近视不仅是青光眼的危险因素,还是诊断青光眼的混杂因素,因为近视导致的眼部结构性改变会出现类似青光眼的视野缺损[33]。近视性的屈光不正和长眼轴会造成扫描区域的光学伪影从而影响视网膜神经纤维层(RNFL)与黄斑厚度的测量。无青光眼的近视眼其 RNFL 厚度和黄斑厚度趋于变薄,这种情况会造成 OCT 检查的假阳性率升高[34]。

6.6.3 年龄

基于人群的研究发现随着年龄增长,POAG 的发病率和患病率指数上升。巴巴多斯眼病研究(Barbados Eye Study)和鹿特丹研究(Rotterdan Study)发现,年龄每增加 1 岁,POAG 发生的风险分别增加了 4% 和 6%[35,36]。澳大利亚视觉损伤项目研究发现,年龄为 70~79 岁的人群与年龄为 40~49 岁的人群相比,5 年后发生 POAG 的风险增加了 12 倍[37]。

6.6.4　种族

总体而言，POAG 的发病率在西非人群中最高，其次为非西班牙裔的白种人，西班牙人，南亚人（新加坡华裔、印度人），而北亚人中最低[38,39]。在美国，老年西班牙人与非裔美国人患青光眼的风险一样高。但是，巴尔的摩眼病研究发现，非裔美国人中 POAG 的患病率比非西班牙裔白种人高 4 倍[40]。这种差异也在其他的非裔美国人和非西班牙裔白种人的队列研究中获得证实。

6.6.5　遗传因素

青光眼家族史是一个重要的危险因素。患病率调查研究发现，直系亲属中有青光眼者，其患 POAG 的风险增加，有家族史患 POAG 的风险是无家族史的 8 倍[41]。兄弟姐妹有青光眼病史的人患 POAG 的风险更高[42]。疾病的遗传基础会随着种族或人种的不同而变化。全基因组研究发现，高加索人常见的青光眼易感等位基因包括 *CDKN2B-AS1*、*TMCO1*、*CAV1/CAV2*、染色体 8q22 基因间隔区以及 *SIX1/SIX6*[43]。然而，这些基因位点与 POAG 的相关性在非洲裔美国人中则较低[44]。

6.6.6　其他危险因素

其他全身性的危险因素也与 POAG 相关，包括高血压[45]、糖尿病[46]、偏头痛[47]、脑脊液压力[48]、甲状腺疾病[49]、睡眠呼吸暂停[50]、感染性疾病，以及自身免疫性疾病[51,52]。这些危险因素与 POAG 成中度相关，并且在青光眼预测和筛查中的作用仍不确定。

6.6.7　目前已证实青光眼危险因素的低预测值

目前我们对青光眼危险因素的理解还不足以形成准确的基于危险因素的青光眼预测模型[53]。

同时，由于目前筛查技术的特异性有限，常导致青光眼筛查的阳性预测值偏低以及假阳性率偏高。在患病率较高的高危人群中进行筛查，可以降低假阳性率[54]。

6.7　何时开始筛查？

筛查的频率和地点取决于可获得的医疗保健资源以及已知的危险因素。对于高风险人群，推荐每年筛查 1 次，反之，对于 70 岁以下的低风险人群，建议每 5 年筛查 1 次，而对于 70 岁以上的人群由于年龄增大发病率增加，建议 1～2 年筛查 1 次[55, 56]。

年龄对于青光眼筛查成本效益的影响是有争议的。虽然 Gottlieb 等[57]指出每年用于挽救 55～70 岁人群视力的费用是最低的，并且针对 70 岁以上人群的以社区为基础的筛查性价比并不高，但是，Hernandez 等[58]、Boivin 等[59]、Vaahtoranta-Lehtonen 等[60]认为，随着年龄逐渐增长，青光眼的筛查更有实际意义。评估年龄对筛查成本效益影响的研究还需考虑联合筛查除了青光眼以外的其他疾病（比如白内障和 AMD）。联合筛查可能会增加成本效益。青光眼发现得越早，例如筛查青光眼时患者越年轻，相应的伤残调整生命年（disability-adjusted life，DALY）就越少。随着年龄增长青光眼发病率增高，筛查青光眼时患者年龄越大，诊断的假阳性率与真阳性率的比值就越低[61]。

6.8　用哪些方法筛查?

理想的筛查方法应该安全、容易管理和解释、便携、快速，容易被所筛查人群接受、能获取所筛查的多数人的结果，可以有效地区分患和不患青光眼的人群[62]。筛查方法要求特异性高，而诊断方法则要求敏感性高。

6.8.1　眼压计

IOP 是 POAG 的一个关键危险因素以及病因。许多测量眼压设备，包括接触性和非接触性的，都需要进行不同程度的培训来进行操作。同时，也有许多因素会影响眼压测量，比如中央角膜厚度、角膜曲率和角膜黏滞性等。没有一个独立的眼压界值可以获得特异性和敏感性之间可接受的平衡。非接触眼压计测量的眼压筛查青光眼的敏感性并不高（敏感性 22.1%，特异性 78.1%[63]）。仅用眼压来筛查青光眼的预测值较低，因为大多数基于人群的研究发现，一半的 POAG 患病时眼压"正常"，特别在某些亚洲国家，几乎所有的 POAG 发病时眼压均在较低水平[64-66]。也就是说，对于高眼压导致视力丧失，眼压测量对筛出小部分的高眼压人群来说成本低、耗时少，因此在筛查青光眼时测量眼压是合理的。

6.8.2　视神经评估

6.8.2.1　临床评估

社区普查时并不推荐检查视神经。视盘评估培训有一定难度，如果不定期进行操作，评估的技能就会生疏。而且，关于视神经评估，培训者之间存在巨大的变异性[67, 68]。眼科检查中视神经评估应该标准化，这是一种可能有效、"投机"的方式来识别可疑青光眼。在这种情况下，验证试验更容易实施。青光眼可以出现视盘异常,但是正常视盘也存在形态变异,没有一个视盘参数的界值可用来诊断疾病。大杯盘比(CDR)有诊断意义(>0.9 很少不是青光眼),但是筛选如此大的 CDR 可能会漏诊很多病例[69]。青光眼专家评估青光眼性的视盘损伤有较高的诊断能力,但是限制了其在青光眼筛查中的应用。眼底照相是一种可选择的方法,培训过的人员(不必要是眼科医生)可以对视盘评估并对疾病进行分级[70]。

6.8.2.2　视盘照相

通过免散瞳照相机获得老年人高质量的眼底图片是较困难的,因为白内障和角膜混浊会降低检出率[70,71]。散瞳存在药物副作用的风险,有房角关闭高风险的少数人群可能会出现散瞳导致的急性房角关闭[72]。

6 项视盘照相研究中有 5 项研究均应用了共同标准:垂直杯盘比(>0.59)~(≥0.7),研究显示敏感性范围为 65%~77%,特异性为 59%~98%[73]。

视神经自动分析仪有助于筛查,然而目前并没有足够有效的分析系统可用于筛查项目。

6.8.2.3　视神经影像学设备

激光扫描断层成像:海德堡视网膜断层扫描仪(Heidelberg retinal tomograph,HRT)是市场上唯一应用共焦激光扫描视网膜来评估青光眼的仪器。Healey 等[74]报道了蓝山(Blue Mountain)(澳大利亚)眼病研究应用 HRT-Ⅱ检测开角型青光眼(open angel glaucoma,OAG)的 10 年随访研究。该研究报道的异常 Moorfield 回归分析(Moorfields regression analysis,MRA)敏感性为 46%,特异性为 91%。Saito 等评价了 Tajimi(日本)眼病研究中 HRT 不同的分类程序区分是否患有青光眼的检测效力[75]。该研究应用 MRA 分析检测青光眼的敏感性和特异性分别为 39% 和 96%。这两项不同的研究预示着,按照 2% 的 OAG 发病率在 10 000 个普通人群中筛查青光眼,200 个患者中可能查出 80~90 个青光眼患者,390~880 个正常人可能均为青光眼。因此,HRT 作为筛查工具会导致太多的正常人转诊,并且漏诊超过一半的青光眼患者[73]。

扫描激光偏振仪(SLP):该仪器基于 RNFL 的双折射特性进行研发。当偏振光通过 RNFL 时,会产生与 RNFL 厚度成比例的延迟。这种测量会受到其他眼部组织双折射特征的影响,如角膜和晶状体[76]。

光学相干断层扫描(optical coherence tomography,OCT):OCT 应用 840nm 光源测量视网膜的反射率。从时阈 TD-OCT 到谱域 SD-OCT,分辨率明显提高。目前频率可达 55 000 A-scan/ 秒,SD-OCT 轴向分辨率高达 5μm,是早期 TD-OCT 的 100 倍。由于视神经乳头和神经纤维层成像设备可以免散瞳成像,并且能自动分析图像,因此使筛查简单化。但是,检测费用、设备的运输成本及困难等仍然是需要考虑的问题(虽然便携式设备正在开发中)。随着时间推移,硬件和软件均会不断更新,需要重复验证这些设备筛查的有效性[76]。所有仪器在某种程度上都会受到白内障的影响,这就可能限制了其在有明显视力障碍白内障人群中的应用。

Li 和同事们研究发现应用 TD-OCT 在以社区为基础的、有青光眼高危因素的人群中筛查出明确青光眼的特异性较高,敏感性为中度,这说明单独应用 OCT 的敏感性不够,但是在进一步评估排除诊断时具有应用价值[77]。目前 OCT 对于青光眼筛查尚缺乏必要的诊断效能。

然而,在青光眼筛查中,SD-OCT 比 TD-COT 的敏感性更高,并且有潜能成为在高危人群中实现早期检测青光眼的方法。

6.8.2.4 视野计

周边视野检测可以发现青光眼性视神经病变的视力损伤。视野检查可以通过易携带的设备来实施完成,并且已经在尝试用平板电脑检测视野[73]。

标准自动视野检查(SAP):用 SAP 评估视野是有难度的,因为单次检测的结果并不可靠,需要连续多次的视野检查来验证视野缺损。

全阈值程序耗时长并不适用于筛查。得分算法,比如 Humphrey 视野计(HFA)的瑞典交互式阈值算法(SITA)较快,但是此种设备不易携带。阈上值算法筛查速度更快,但是没有一个视野计可应用此种算法用于筛查。

倍频视野计(FDP):FDP 应用具有高时间频率和低空间频率的刺激来检测视野缺损。该视野计携带方便、容易实施,不需要特殊的检测条件。筛查模式下,一只眼的检测不到 2 分钟就能完成。相比于 HFA 的 24-2 和 SITA 快速算法检测程序,C-20-1 筛查程序对于中度视野缺损患者敏感性低,但是对于晚期视野缺损患者具有较高的敏感性。应用 C-20-5 程序可以提高筛查敏感性。C-20-5 筛查程序的目标是在年龄匹配的健康人群中检出率达 95%。研究发现,根据筛查标准和筛查人群的不同,敏感性和特异性波动于 80%~100%[79]。

最近,Francis 等通过洛杉矶拉丁美洲眼病研究(Los Angeles Latino Eye Study,LALES)单独以及联合分析了三个高危因素——年龄大于 65 岁、有青光眼家族史、糖尿病[81]。垂直杯盘比的 AUROC 值在高危因素组为 0.895,在整个人群中为 0.9,眼压对应的 AUROC 值在两组分别为 0.668 和 0.705。视野 MD 值和 PSD 值对应的 AUROC 值在高危因素组为 0.835,而在整个人群中为 0.865。在任何一个评估测试中额外增加一个危险因素并没有提高诊断效能。

2015 年一项系统综述评估了 HRT、OCT 和 GDx 的诊断精确性,通过检测视盘参数以及 RNFL 损伤来诊断青光眼,其中 GDx 参数中的神经纤维指数(nerve fiber indicator，NFI）诊断精确性最高（95%CI）（敏感性：0.67，0.55～0.77，特异性：0.94，0.92～0.95）。HRT 参数中，垂直杯盘比（敏感性：0.72，0.60～0.68，特异性：0.94，0.92～0.95）与其他参数诊断效能相似。OCT 参数中，平均 RNFL 厚度与下方 RNFL 厚度的诊断效能相似（敏感性：0.72，0.65～0.77，特异性：0.93，0.92～0.95）[82]。这项综述没有包括基于人群的研究，基于临床的筛查研究不同于人群研究，其研究结果可能会有偏倚。目前尚未见应用频域 OCT 作为筛查工具用于筛查人群的研究报道。

6.8.2.5　基因检测

已经确证了一些与 POAG 相关的基因位点。比如 *Myocilin* 基因 *GLN368* 终止突变可以导致患病，而染色体 7q31 风险等位基因（*rs4236601A*）会导致患病的总体风险增加[83]。然而，*MYOC* 基因突变意味着大约 90% 可能患青光眼，且由基因突变引起的 POAG 只占了全部 POAG 患者的较小的比例（小于 5%）。这种由基因突变致病的患病率只有 3%～5%，因此作为筛查试验的意义就不大了。由于美国白种人与非洲裔美国人的青光眼基因突变存在差异，因此，并不能以常见的遗传标记物在不同人群或者种族间进行筛查。染色体 7q31 风险等位基因（*rs4236601A*）在 POAG（28.7%）和非青光眼对照组（22.8%）均较常见，由此导致的 POAG 患病风险较小增加（OR = 1.36）[84]。致病突变的低发病率和与普遍的突变相关的较小风险限制了基因检测在 POAG 筛查中的应用。

对比敏感度、运动灵敏度、暗适应功能、周边视力及其他功能性检查等已经被用于青光眼筛查评估，但是结果并不令人满意[85]。

6.9　青光眼筛查经济有效吗？

联合应用前面提及的筛查方法，并且任何一项检查达到阳性标准就定义为筛查阳性的话，可以提高筛查敏感度。但是，此种方法会导致特异性的丢失，因为未患病的人有 2 次获得假阳性结果的机会。这种方法在临床筛查是可取的，但是从成本效益方面来说该方法不适用于大样本人群的筛查。

Vaahtoranta-Lehtonen 等[60]模拟了青光眼筛查程序的成本效益和成本效果，结果发现年龄为 50～79 岁的人群，每年避免视力残障的花费是 32 000 欧元，筛查获得一个 QALY 的成本估算是 9000 欧元。有趣的是，筛查 100 万人的成本估计约 3000 万欧元，结果是在 701 人中增加了 3360 个 QALY 以及 930 个可避免的视力损伤年。

Burr 等[16]在一篇系统综述中指出对于任何年龄的人群进行普遍筛查是不划算的，而选择性地筛查患病率高（比如有家族史、黑人）的人群可能更有价值。

表 1　HSROC 荟萃分析模型（摘自 Ervin[73] 和 Mowatt 等[80]）中检查敏感性、特异性以及均值范围的总结

检查项目	研究数目	界值	敏感性 %（95%CI）	特异性 %（95%CI）	诊断比值比（95%CI）	均值 %（范围）
眼底镜	5	VCDR≥0.7	60（34~82）	94（76~99）	26（6~110）	98（86~100）
视盘照相	6	VCDR≥0.6	73（61~83）	89（50~99）	22（3~148）	85（73~100）
RNFL 照相	4	弥漫性或局限性缺损	75（46~92）	88（53~98）	23（4~124）	80
HRT-II	3	≥1 临界界值或超出正常值	86（55~97）	89（66~98）	51（11~246）	94（91~97）
FDTC-20-1	3	1 个异常点	92（65~99）	94（73~99）	181（25~2139）	97（87~99）
FDTC-20-5	5	1 个异常点	78（19~99）	75（57~87）	10（0.7~249）	92（86~98）
OKP	4	1 个异常点	86（29~100）	90（79~96）	58（4~1585）	97（94~98）
SAP 阈上值	9	≥3 个点缺失	71（51~86）	85（73~93）	14（6~34）	81（60~100）
SAP 阈值	5	AGIS 评分≥3	88（65~97）	80（55~93）	30（6~159）	99（91~100）
GAT	9	眼压 >21	46（22~71）	95（89~97）	15（4~49）	（90~100）

特异性不强的危险因素比如近视和糖尿病会降低 POAG 的患病率,筛查是不符合成本效益的。

6.10 早期检测未诊断的青光眼重要吗?

EMGT 研究证实,将已知的青光眼病例和筛查出的病例随机分配至治疗组和非治疗组,导致两组的视野损害有明显的差异,接受治疗组的视野结果要好一些[86]。同样,英国青光眼治疗研究组也发现,未治疗组相比于治疗组视野更差。这些大规模的 RCT 研究提供的可靠证据表明,尽管不能解决防盲致盲问题和改善生活质量,但是在严格的临床试验背景下,诊断和治疗青光眼确实会改善病情进展。同样,正常眼压性青光眼合作研究组(the Collaborative Normal Tension Glaucoma Study,CNTGS)证实治疗会延缓这些患者的病情进展[87, 88]。

6.11 远程眼科服务与青光眼

远程眼科服务通常主要采用存取模式,其次为交互式服务以及远程监控等方法。目前,多数远程眼科服务集中于筛查患者和合理转诊至相应的专家。青光眼诊疗越来越多地涉及这种“友好的远程医疗”仪器的使用。自动视野计、眼压计、角膜厚度仪、视盘照相机、神经纤维层厚度以及眼前节检查结果均可通过电子方式传输和远程查看[89]。

Thomas 等在一篇系统综述中报道,与面对面临床筛查青光眼相比,远程服务具有更低的敏感性(83.2%;95%CI: 77%~88.1%)及更高的特异性(79%;95%CI: 66.8%~87.6%)[90]。

Wright 等报道了在英国由青光眼专家监控的远程青光眼服务[91]。这是目前患者数量最大的一项青光眼远程服务(24 257 位患者)。移动远程团队包括验光师、技师、诊断和支持设备等,验光师和专家诊断的一致率可达 87%,κ 值为0.69。在筛查的所有人中,青光眼专家认为具有高危因素者而被验光师漏诊的只有 0.054%。

6.12 筛查可降低青光眼相关致盲和致残率吗?

目前,还没有任何数据或者已经公开的前瞻性的研究来证实这一点。想要从此类研究中得出确凿结论需要 10 年以上的时间。事实上,Burr 等已经研究过该问题并提出,在英国进行青光眼筛查试验可能是对研究资源的浪费[92]。

6.13 总结

由于缺乏诊断青光眼的"金标准",不同人群疾病患病率间的差异,在总人群中筛查青光眼的挑战性,筛查仪器和人员培训的成本,以及将筛查患者纳入卫生保健系统遇到的困难等,使得在现有条件和环境下进行 POAG 筛查困难重重。目前的共识支持在眼科检查中获得病例,并且在已知的 POAG 患者的直系亲属中寻找病例。未来筛查技术和联合筛查方法的进步与提高,将推进更大人群的青光眼筛查。

(杨新光 王伟伟 李娟 译,张秀兰 高凯 李浩 孙懿 审)

参考文献

1. Bourne RR, Stevens GA, White RA, et al.; the Vision Loss Expert Group. Causes of vision loss worldwide, 1990-2010: a systematic analysis. Lancet Glob Health 2013;1(6):e339-349.
2. Quigley HA, Broman A. The number of persons with glaucoma worldwide in 2010 and 2020. Br J Ophthalmol 2006;90:151-156.
3. Kim CS, Seong GJ, Lee NH, Song KC; the Namil Study Group, Korean Glaucoma Society. Prevalence of primary open-angle glaucoma in central South Korea the Namil study.Ophthalmology 2011;118(6):1024-1030.
4. Iwase A, Tomidokoro A, Araie M; the Tajimi Study Group of the Japan Glaucoma Society. Clinical Features of Undiagnosed Open Angle Glaucoma in Japan. Invest Ophthalmol Vis Sci 2006;47(13):3441.
5. Congdon N, O'Colmain B, Klaver CC, et al.; the Eye Diseases Prevalence Research Group. Causes and prevalence of visual impairment among adults in the United States. Arch Ophthalmol 2004;122(4):477-485.
6. Prum BE Jr, Rosenberg LF, Gedde SJ, et al. Primary Open-Angle Glaucoma Preferred Practice Pattern(®) Guidelines. Ophthalmology 2016;123(1):P41-P111.
7. Prum BE Jr, Herndon LW Jr, Moroi SE, et al. Primary Angle Closure Preferred Practice Pattern(®) Guidelines. Ophthalmology 2016;123(1):P1-P40.
8. Wilson JMG, Jungner G. Principles and Practice of Screening for Disease. WHO Chronicle 1968;22(11):473.
9. Quigley HA. Current and future approaches to glaucoma screening. J Glaucoma 1998;7(3):210-220.
10. Quigley HA, Addicks EM, Green R. Optic nerve damage in human glaucoma. Arch Ophthalmol 1982;100:135-146.
11. Harwerth RS, Carter-Dawson L, Shen F, Smith EL 3rd, Crawford ML. Ganglion cell losses underlying visual field defects from experimental glaucoma. Invest Ophthalmol Vis Sci 1999;40:2242-2250.
12. Schuman JS. Detection and Diagnosis of Glaucoma: Ocular Imaging. Invest Ophthalmol Vis Sci 2012;53(5):2488-2490.
13. Sommer A, Tielsch JM, Katz J, et al. Relationship between intraocular pressure and primary

open angle glaucoma among white and black Americans. The Baltimore Eye Survey. Arch Ophthalmol 1991;109:1090-1095.

14. Quigley HA, West SK, Rodriguez J, et al. The prevalence of glaucoma in a population-based study of Hispanic subjects: Proyecto VER. Arch Ophthalmol 2001;119:1819-1826.

15. Farkas RH, Grosskreutz CL. Apoptosis, neuroprotection and retinal ganglion cell death: An overview. Int Ophthalmol Clin 2001;41:111-130.

16. Burr JM, Mowatt G, Hernández R, et al. The clinical effectiveness and cost-effectiveness of screening for open angle glaucoma: a systematic review and economic evaluation. Health Technol Assess 2007;11(41):iii-iv, ix-x,1-190.

17. Weinreb RN, Brandt JD, Garway-Heath D, Medeiros FA (Eds). Intraocular Pressure. World Glaucoma Association Consensus Series, no. 4. The Hague, The Netherlands: Kugler Publications 2007. http://www.worldglaucoma.org

18. Wang NL, Friedman DS, Zhou Q, Population-Based Assessment of 24-Hour Intraocular Pressure among Subjects with Primary Open-Angle Glaucoma: The Handan Eye Study. Invest Ophthalmol Vis Sci 2011;52(11):7817-7821.

19. Kass MA, Heuer DK, Higginbotham EJ, et al.; the Ocular Hypertension Treatment Study Group. The Ocular Hypertension Treatment Study. A randomized trial determines that topical ocular hypotensive medication delays or prevents the onset of primary open-angle glaucoma. Arch Ophthalmol 2002;120:701-713.

20. Hattenhauer MG, Johnson DH, Ing HH, et al. The probability of blindness from open-angle glaucoma. Ophthalmology 1998;105:2099-2104.

21. The Advanced Glaucoma Intervention Study (AGIS): 12. Baseline risk factors for sustained loss of visual field and visual acuity in patients with advanced glaucoma. Am J Ophthalmol 2002;134(4):499-512.

22. Fong DS, Epstein DL, Allingham RR. Glaucoma and myopia: are they related? Int Ophthalmol Clin 1990;30(3):215-218.

23. Knapp A. Glaucoma in Myopic Eyes. Trans Am Ophthalmol Soc 1925;23:61-70.

24. Podos SM, Becker B, Morton WR. High myopia and primary open-angle glaucoma. Am J Ophthalmol 1966;62(6):1038-1043.

25. Abdalla MI, Hamdi M. Applanation ocular tension in myopia and emmetropia. Br J Ophthalmol 1970;54(2):122-125.

26. Perkins ES, Phelps CD. Open angle glaucoma, ocular hypertension, low-tension glaucoma, and refraction. Arch Ophthalmol 1982;100(9):1464-1467.

27. Daubs JG, Crick RP Effect of refractive error on the risk of ocular hypertension and open angle glaucoma. Trans Ophthalmol Soc U K, 1981;101(1):121-126.

28. Gordon MO, Beiser JA, Brandt JD, et al. The Ocular Hypertension Treatment Study: baseline factors that predict the onset of primary open angle glaucoma. Arch Ophthalmol 2002;120(6):714-720; discussion 829-830.

29. Qiu M, Wang SY, Singh K, Lin SC. Association between Myopia and Glaucoma in the United States Population. Invest Ophthalmol Vis Sci 2013;54(1):830-835.

30. Xu L, Wang Y, Wang S, Wang Y, Jonas JB. High myopia and glaucoma susceptibility the Beijing Eye Study. Ophthalmology 2007;114(2):216-220.

31. Perera SA, Wong TY, Tay W-T, et al. Refractive Error, Axial Dimensions and Primary Open Angle Glaucoma: The Singapore Malay Eye Study. Arch Ophthalmol 2010;128(7):900-905.

32. Kim KE, Kim MJ, Park KH, et al.; the Epidemiologic Survey Committee of the Korean Ophthalmological Society. Prevalence, Awareness, and Risk Factors of Primary Open-Angle

Glaucoma: Korea National Health and Nutrition Examination Survey 2008-2011. Ophthalmology 2015 Dec 30. [Epub ahead of print]
33. Chang RT, Singh K. Myopia and glaucoma: diagnostic and therapeutic challenges. Curr Opin Ophthalmol 2013;24:96-101.
34. Mwanza JC, Sayyad FE, Aref AA, et al. Rates of abnormal retinal nerve fiber layer and ganglion cell layer OCT scans in healthy myopic eyes: cirrus versus RTVue. Ophthalmic Surg Lasers Imaging 2012;43(6 Suppl):S67-74.
35. Leske MC, Wu SY, Hennis A, Honkanen R, Nemesure B; the BESs Study Group. Risk factors for incident open-angle glaucoma: the Barbados Eye Studies. Ophthalmology 2008;115(1):85-93.
36. de Voogd S, Ikram MK, Wolfs RC, Jansonius NM, Hofman A, de Jong PT. Incidence of open-angle glaucoma in a general elderly population: the Rotterdam Study. Ophthalmology 2005;112(9):1487-1493.
37. Wensor MD, McCarty CA, Stanislavsky YL, Livingston PM, Taylor HR. The prevalence of glaucoma in the Melbourne Visual Impairment Project. Ophthalmology 1998;105(4):733-739.
38. Kosoko-Lasaki O, Gong G, Haynatzki G, Wilson MR. Race, ethnicity and prevalence of primary open-angle glaucoma. J Natl Med Assoc 2006;98(10):1626-1629.
39. Chan EW, Li X, Tham YC, et al. Glaucoma in Asia: regional prevalence variations and future projections. Br J Ophthalmol 2016;100(1):78-85.
40. Sommer A. Glaucoma risk factors observed in the Baltimore Eye Survey. Curr Opin Ophthalmol 1996;7(2):93-98.
41. Wolfs RC, Klaver CC, Ramrattan RS, et al. Genetic risk of primary open-angle glaucoma. Population-based familial aggregation study. Arch Ophthalmol 1998;116(12):1640-1645.
42. Sung VCT, Koppens JM, Vernon SA, et al. Longitudinal glaucoma screening for siblings of patients with primary open angle glaucoma: the Nottingham Family Glaucoma Screening Study. Br J Ophthalmol 2006;90(1):59-63.
43. Abu-Amero K, Kondkar AA, Chalam KV. An Updated Review on the Genetics of Primary Open Angle Glaucoma. Int J Mol Sci 2015;16(12):28886-28911.
44. Liu Y, Hauser MA, Akafo SK, et al. Investigation of Known Genetic Risk Factors for Primary Open Angle Glaucoma in Two Populations of African Ancestry. Invest Ophthalmol Vis Sci 2013;54(9): 6248-6254.
45. Chung HJ, Hwang HB, Lee NY. The Association between Primary Open-Angle Glaucoma and Blood Pressure: Two Aspects of Hypertension and Hypotension. Biomed Res Int 2015;2015:827516.
46. Zhou M, Wang W, Huang W, Zhang X. Diabetes Mellitus as a Risk Factor for Open-Angle Glaucoma: A Systematic Review and Meta-Analysis. PLoS One 2014;9(8):e102972.
47. Phelps CD, Corbett JJ. Migraine and low-tension glaucoma. A case-control study. Invest Ophthalmol Vis Sci 1985;26(8):1105-1108.
48. Jost B. Jonas, Ningli Wang. Cerebrospinal Fluid Pressure and Glaucoma. J Ophthalmic Vis Res 2013;8(3):257-263.
49. Gillow JT, Shah P, O'Neill EC. Primary open angle glaucoma and hypothyroidism: Chance or true association? Eye 1997;11:113-114.
50. Khandgave TP, Puthran N, Ingole AB, Nicholson AD. The Assessment of Sleep Apnoea as a Risk Factor in Glaucoma. J Clin Diagn Res 2013;7(7):1391-1393.
51. Gramlich OW, Beck S, von Thun und Hohenstein-Blaul N, et al. Enhanced Insight into the Autoimmune Component of Glaucoma: IgG Autoantibody Accumulation and Pro-Inflammatory

Conditions in Human Glaucomatous Retina. PLoS One 2013;8(2):e57557.

52. Križaj D, Ryskamp DA, Tian N, et al. From Mechanosensitivity to Inflammatory Responses: New Players in the Pathology of Glaucoma. Curr Eye Res 2014;39(2):105-119.

53. Medeiros FA, Weinreb RN, Sample PA, et al. Validation of a Predictive Model to Estimate the Risk of Conversion From Ocular Hypertension to Glaucoma. Arch Ophthalmol 2005;123(10):1351-1360.

54. Francis BA, Varma R, Vigen C, et al.; the Los Angeles Latino Eye Study Group. Population and High-Risk Group Screening for Glaucoma: The Los Angeles Latino Eye Study. Invest Ophthalmol Vis Sci 2011;52(9):6257-6264.

55. Rudnicka AR, Mt-Isa S, Owen CG, Cook DG, Ashby D. Variations in primary open-angle glaucoma prevalence by age, gender, and race: a Bayesian meta-analysis. Invest Ophthalmol Vis Sci 2006;47(10):4254-4261.

56. Hatt S, Wormald R, Burr J. Screening for prevention of optic nerve damage due to chronic open angle glaucoma. Cochrane Database Syst Rev 2006;(4):CD006129.

57. Gottlieb LK, Schwartz B, Pauker SG.Glaucoma screening. A cost-effectiveness analysis. Survey of Ophthalmology 1983;3:206-226.

58. Hernández RA, Burr JM, Vale LD; OAG Screening Project Group. Economic evaluation of screening for open-angle glaucoma. Int J Technol Assess Health Care 2008;24(2):203-211.

59. Boivin JF, McGregor M, Archer C. Cost effectiveness of screening for primary open angle glaucoma. J Med Screen 1996;3(3):154-163.

60. Vaahtoranta-Lehtonen H, Tuulonen A, Aronen P. Cost effectiveness and cost utility of an organized screening programme for glaucoma. Acta Ophthalmol Scand 2007;85(5):508-518.

61. Hoskins HD Jr. Glaucoma care cost-effectiveness. Ophthalmology 2009;116(5):1016.

62. Weinreb RN, Healey PR, Topouzis F. (Eds.). Glaucoma Screening. World Glaucoma Association Consensus Series, no. 5. The Hague, The Netherlands: Kugler Publications 2008.

63. Salim S, Netland PA, Fung KH, et al. Assessment of the Student Sight Savers Program methods for glaucoma screening. Ophthalmic Epidemiol 2009;16(4):238-242.

64. Dandona L, Dandona R, Srinivas M, et al. Open angle glaucoma in an urban population in southern India: the Andhra Pradesh Eye Disease Study. Ophthalmology 2000;107:1702-1709.

65. Raychaudhuri A, Lahiri SK, Bandyopadhyay M, et al. A population based survey of the prevalence and types of glaucoma in rural West Bengal: The West Bengal Glaucoma Study. Br J Ophthalmol 2005;89:1559-1564.

66. Kapetanakis VV, Chan MPY, Foster PJ, et al. Global variations and time trends in the prevalence of primary open angle glaucoma (POAG): a systematic review and meta-analysis. Brit J Ophthalmol 2016;100(1):86-93.

67. Harper R, Radi N, Reeves BC, et al. Agreement between ophthalmologists and optometrists in optic disc assessment: training implications for glaucoma co-management. Graefes Arch Clin Exp Ophthalmol 2001;239(5):342-350.

68. Abrams LS, Scott IU, Spaeth GL, Quigley HA, Varma R. Agreement among optometrists, ophthalmologists, and residents in evaluating the optic disc for glaucoma. Ophthalmology 1994;101(10):1662-1667.

69. Bennett R, Spry PG, Fenerty CH, Harper RA. Technical Note: grading the vertical cup:disc ratio and the effect of scaling. Ophthalmic Physiol Opt 2007;27(6):619-625.

70. Chan HH, Ong DN, Kong YX, et al. Glaucomatous optic neuropathy evaluation (GONE) project: the effect of monoscopic versus stereoscopic viewing conditions on optic nerve evaluation. Am J Ophthalmol 2014;157(5):936-944.

71. Waisbourd M, Bond EA, Sullivan T, et al. Evaluation of Nonmydriatic Hand-held Optic Disc Photography Grading in the Philadelphia Glaucoma Detection and Treatment Project. J Glaucoma 2016;25(5):e520-525.

72. Lai JS, Gangwani RA. Medication-induced acute angle closure attack. Hong Kong Med J 2012;18(2):139-145.

73. Ervin AM, Boland MV, Myrowitz EH, et al. Screening for Glaucoma: Comparative Effectiveness [Internet]. Rockville (MD): Agency for Healthcare Research and Quality (US); 2012 Apr. (Comparative Effectiveness Reviews, No. 59.) Results. Available from: http://www.ncbi.nlm. nih.gov/books/NBK95377.

74. Healey PR, Lee AJ, Aung T, et al. Diagnostic accuracy of the Heidelberg Retina Tomograph for Glaucoma: a population-based assessment. Ophthalmology 2010;117:1667-1674.

75. Saito H, Tsutsumi T, Araie M, et al. Sensitivity and specificity of the Heidelberg Retina To-mograph II version 3.0 in a population-based study: The Tajimi Study. Ophthalmology 2009;116:1854-1861.

76. Balendra SI, Normando EM, Bloom PA, Cordeiro MF. Advances in retinal ganglion cell imaging. Eye (Lond) 2015;29(10):1260-1269.

77. Li G, Fansi AK, Boivin JF, et al. Screening for glaucoma in high-risk populations using optical coherence tomography. Ophthalmology 2010;117:453-461.

78. Bengtsson B, Andersson S, Heijl A. Performance of time-domain and spectral-domain Optical Coherence Tomography for glaucoma screening. Acta Ophthalmol 2010;90:310-315.

79. North RV, Jones AL, Hunter E, Morgan JE, Wild JM. Evaluation of the high specificity Screen-ing Program (C-20-1) of the Frequency Doubling Technology (FDT) perimeter in clinical practice. Eye (Lond) 2006;20(6):681-687.

80. Mowatt G, Burr JM, Cook JA, et al. Screening Tests for Detecting Open-Angle Glaucoma: Systematic Review and Meta-analysis. Invest Ophthalmol Vis Sci 2008;49(12):5373-5385.

81. Francis BA, Varma R, Vigen C, et al. Population and High-Risk Group Screening for Glaucoma: The Los Angeles Latino Eye Study. Invest Ophthalmol Vis Sci 2011;52(9):6257-6264.

82. Michelessi M, Lucenteforte E, Oddone F, et al. Optic nerve head and fibre layer imaging for di-agnosing glaucoma. Cochrane Database of Systematic Reviews 2015;11. Art. No.: CD008803.

83. Fingert JH. Primary open-angle glaucoma genes. Eye 2011;25(5):587-595.

84. Kuehn MH, Wang K, Roos B, et al. Chromosome 7q31 POAG locus: ocular expression of ca-veolins and lack of association with POAG in a US cohort. Molecular Vision 2011;17:430-435.

85. Graham SL, Drance SM, Chauhan BC, et al. Comparison of psychophysical and electrophysio-logical testing in early glaucoma. Invest Ophthalmol Vis Sci 1996;37(13):2651-2662.

86. Garway-Heath DF, Crabb DP, Bunce C, et al. Latanoprost for open-angle glaucoma (UKGTS): a randomised, multicentre, placebo-controlled trial. Lancet 2015;385(9975):1295-1304. Erratum in: Lancet 2015;386(9989):136.

87. The effectiveness of intraocular pressure reduction in the treatment of normal-tension glaucoma. Collaborative Normal-Tension Glaucoma Study Group. Am J Ophthalmol 1998;126(4):498-505.

88. Krupin T, Liebmann JM, Greenfield DS, et al.; the Low-Pressure Glaucoma Study Group. TheLow-pressure Glaucoma Treatment Study (LoGTS) study design and baseline characteris-tics of enrolled patients. Ophthalmology 2005;112(3):376-385.

89. Kiage D, Kherani IN, Gichuhi S, Damji KF, Nyenze M. The Muranga Teleophthalmology Study: Comparison of Virtual (Teleglaucoma) with in-Person Clinical Assessment to Diagnose Glaucoma. Middle East Afr J Ophthalmol 2013;20(2):150-157.

90. Thomas SM, Jeyaraman MM, Hodge WG, et al. The Effectiveness of Teleglaucoma versus In-Patient Examination for Glaucoma Screening: A Systematic Review and Meta-Analysis. PLoS One 2014;9(12):e113779.

91. Wright HR, Diamond JP. Service innovation in glaucoma management: using a web-based electronic patient record to facilitate virtual specialist supervision of a shared care glaucoma programme. Br J Ophthalmol 2015;99:313-317.

92. Burr J, Hernández R, Ramsay C, et al. Is it worthwhile to conduct a randomized controlled trial of glaucoma screening in the United Kingdom? J Health Serv Res Pol 2014;19(1):42-51.

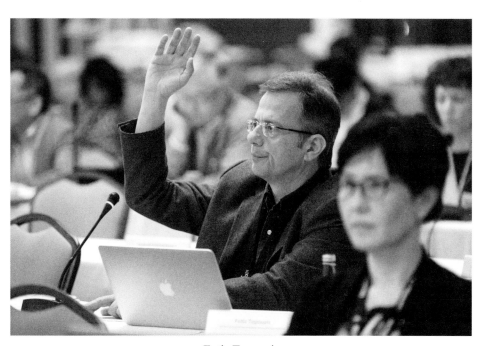

Fotis Topouzis

共识点小结

第1章 结构

1. 评估和记录视盘形态对于诊断和监测青光眼非常重要。

2. 青光眼的临床诊断是基于视网膜神经纤维层（retinal nerve fiber layer，RNFL）变薄或者盘沿变窄。

注释：这些特征常伴随着视神经乳头（optic nerve head，ONH）的变形（凹陷），常出现于颞上或者颞下象限。虽然这是原发性开角型青光眼（primary open-angle glaucoma，POAG）的典型特征，但也需要和非青光眼性视神经病变鉴别。

3. 目前可用于诊断青光眼的"金标准"是进行性的 RNFL 变薄以及盘沿变窄。

注释：疾病相关的损伤要与年龄相关的改变相鉴别。

4. 青光眼的诊断并不总是需要检测到视野缺损。

注释：视野缺损与结构改变相符增加青光眼的诊断率。记录和监测青光眼功能损伤变化离不开视野检查。

5. 评估盘沿的颜色和形态（大小和形状）对于鉴别青光眼和非青光眼性视神经病变具有重要意义。

注释：苍白的盘沿提示非青光眼性视神经病变。

6. 眼底照相可以有效地记录青光眼性的视盘形态和神经纤维层损伤。

注释：眼底照相对监测和记录视盘出血和盘沿色泽十分有用。立体照相对于记录视盘形态非常有用。

7. 影像学技术包括光学相干断层扫描（optical coherence tomography，OCT）、共焦激光扫描眼底镜（confocal scanning laser ophthalmoscopy，CSLO）和扫描激光偏振仪（scanning laser polarimetry，SLP）等，这些检查可以为检测和监控青光眼提供一个客观和定量的途径。

8. OCT 是目前最好的检测和追踪青光眼视神经结构损伤的最佳数字化影像学工具。

9. RNFL 厚度是目前 OCT 检测诊断青光眼最有临床意义的参数。

注释：OCT 也可以检测到青光眼患者黄斑区视网膜神经节细胞（retinal ganglion cell，RGC）的丢失。RNFL 厚度与黄斑区 RGC 丢失是互补的。应用 OCT 时需考虑伪影或者假象导致的陷阱。神经节细胞 - 内丛状层（ganglion cell inner plexiform layer，GCIPL）厚度（黄斑区）：黄斑区 RGC 密度最高。

10. 在近视眼中鉴别青光眼是非常困难的。

注释：记录近视眼进行性视神经病变有助于与青光眼的鉴别。由于目前的数据库没有包含高度近视眼的数据，所以应用 RNFL 厚度诊断高度近视人群中的青光眼是不合适的。

第 2 章　视功能

1. 视功能检查对青光眼的评估、分期和监测非常重要。

注释：标准自动视野检查（standard automated perimetry，SAP）是所有视功能检查的参考标准。

2. 临床决策应基于可靠的视野检查。

注释：视野缺损应该是可重复的和（或）应该与视神经损害的位置一致。最重要的可靠性参数是假阳性率。

3. 在青光眼性视神经病变存在的情况下，青光眼半视野检查（glaucoma hemifield test，GHT）中的"超出正常范围"提示青光眼视野缺损是存在的。

注释：对于不计算 GHT 的视野计，异常（$P < 5\%$）的模式标准偏差（pattern standard deviation，PSD）或平方根损失方差（sLV）可能具有相似的诊断价值。

4. 当怀疑存在青光眼性视神经病变（glaucomatous optic neuropathy，GON）时，一份可靠的视野报告中，半视野检查提示"超出正常范围"或"临界值"提示患青光眼的可能性增大。

注释：患青光眼的可能性取决于是否合并有青光眼的其他危险因素（如眼压升高）以及是否没有 GON 的证据级别。

5. 在明确是青光眼导致的视野缺损前，应通过详细的检查以排除视网膜疾病以及非青光眼性疾病导致的视盘改变。

注释：如果视野缺损特征提示为神经源性，或视野缺损损害程度与视盘、视网膜神经纤维的损害不一致，则需要进一步的检查（如色觉检查、神经影像学检查）。

6. 大于中心 24° 范围的标准自动视野检查（standard white-on-white automated perimetry，SAP）被推荐用于诊断青光眼视野缺损。

注释：Goldmann Ⅲ 刺激光标通常用于临床诊断青光眼的自动视野计检查。Size Ⅴ 刺激光标则适用于更严重的病例，具有检测范围大、变异性低的优点；与传统的 24-2 检测程序相比，10-2 检测程序可以显著提高中心视野缺损的检出率。

7. 对于青光眼诊断，阈值算法优于超阈值算法。

注释：超阈值算法在阈值测试算法结果不可靠的情况下具有参考意义。

8. 短波长自动视野计（short-wavelength automated perimetry，SWAP）和倍频技术（frequency doubling technology，FDT）视野计的诊断准确度均低于 SAP。

注释：患者每次复查应该进行相同的视功能检查，并进行数据分析以发现病情变化。检查越多，结果越有可能"超出正常范围"，从而增加假阳性结果的可能。

9. 具备青光眼危险因素又有条件做正常标准自动视野（SAP）的患者应定期检测其视功能变化，以期尽早发现视力降低、视野缺损，从而尽早确诊青光眼。

注释：青光眼的早期损害可以是功能性的，也可以是结构上的，因此，联合功能及结构检查可以避免漏诊早期青光眼。

10. 青光眼半视野检查（GHT）（或总结性的参数）或趋势分析可能最早发现疾病恶化，并且是最敏感的，因此，患者都应做这两项检查。

注释：进行性的视功能损害可以表现为单纯的光敏度下降、区域性的视野缺损，或者两者兼而有之。如果趋势分析显示视野指数（VFI）平均缺损（mean defect，MD）或平均缺失发生变化，则需要注意排除屈光介质不清的情况（如白内障）。

11. 除 SAP 以外，其他的功能检查监测到的早期进展证据都是比较弱的。

12. 图形视网膜电图（pattern electroretinogram，PERG）检查在青光眼常规诊断和治疗中的作用有限。

注释：PERG 和 PhNR 检查不能替代 SAP 和光学相干断层扫描（OCT）成像检查。

13. 视功能损害程度分期在慢性青光眼治疗中是十分有用的工具。

注释：损害程度分期可以为制定治疗策略提供参考。

14. 尽管分期系统可能在临床上很有用，但是目前所有的分期系统均不能反映出视野报告中的所有信息。

注释：例如，分级系统不能反映出视野缺损的位置。

15. 原发性开角型青光眼（POAG）所导致的视功能损害会影响患者的日常生活，降低生活质量。较差的生活质量与更严重的疾病程度相关。

注释：生活质量可以通过问卷调查评估——日常任务（如阅读）、事件监测（如跌倒）和行为监测（如 GPS 跟踪器）。

16. 了解青光眼和青光眼治疗如何影响患者的生活质量及其在不同分期时的变化，在临床上具有重要的实际意义。它可以告知患者如何选择合适的治疗方案以及当疾病进展时如何和患者进行沟通。

17. 青光眼视野缺损对视觉相关的功能以及对生活质量的影响取决于视野缺损的位置以及受累的日常行为能力。

注释：跌倒风险、手眼协调性及行动能力最易受到下半视野缺损影响，而阅读则可能更易受上半边视野缺损影响。

18. 除了视野缺损，中心视力及对比敏感度下降（在更严重的病例中）可能会影响视觉相关功能及生活质量。

注释：相对视野检查，对比敏感度与阅读能力的相关性更强。

第3章　结构和功能

1. 青光眼患者结构性检查结果与功能性检查结果（视野中的分贝值）之间存在一定的关联性，用现有的检查方法和传统的计算分级方法研究提示这种关联性是非线性关系。

注释：若这两项检查结果均被转化成线性表，那么结构性检查结果与功能性检查结果可以观察到线性关系。

2. 现有的结构性和功能性检查方法提示检查结果具有较大的变异性。

3. 视野检查结果与视盘、盘周视网膜和黄斑区视网膜损伤有关。

注释：理解这些特异性的关联有助于青光眼的诊断。

4. 在现有的技术条件下，青光眼患者眼部结构性损伤通常出现于功能性损伤之前，也有部分患者功能性损伤先于结构性损伤。

注释：基于正常参考值范围的结构检测往往比功能检查更早检测到青光眼性变化，因为功能检查具有较大的变异性。

5. 结合结构和功能检查的结果可大大提高青光眼的诊断率。

注释：如果有进展性的变化或者其他危险因素出现，比如眼压升高，则可进一步提高青光眼诊断的可能性。

6. 条件允许时应该进行OCT（或其他影像设备）和视盘照相以获得基线资料，有助于准确检测病情变化。

注释：视盘照相有助于检测到出血和视盘颜色苍白，也有助于以后临床评估病情变化。只有临床眼底检查和视盘照相才能发现盘沿出血。

7. 到目前为止，还没有一种公认的结合结构和功能检查结果的方法。

注释：几种推荐的整合方法相比于传统测量具有优越性但是还需进一步的研究。

8. 医师应注意假阳性检查结果以及过度诊断青光眼，尤其是应用多种诊断方法时。

注释：虽然应用多种检测参数可以提高整体诊断敏感性，但是标记明显变化的错误概率也会增加。

第4章　危险因素（眼部）

1. 任何眼压都有可能发生原发性开角型青光眼（POAG），但仍有充分证据表明随访期间较高的平均眼压是青光眼视神经损伤发生和进展的危险因素。

　　注释：尚需进一步研究阐明哪项眼压参数［眼压均值、峰值和（或）波动、眼压曲线下面积等］是青光眼发病或进展的决定性危险因素。

　　目前尚无充分证据表明眼压波动是青光眼发病或进展的独立危险因素。

　　2. 横断面研究表明，眼灌注压降低（ocular perfusion pressure，OPP）（血压与眼压之差）与开角型青光眼患病率的增加有关。

　　注释：在日常临床实践中尚未普及对 OPP 的监测。由于 OPP 和眼压的内在关联，证明 OPP 是否是青光眼发病的独立危险因素十分困难。

　　3. 目前尚缺乏足够的证据证明激发试验（如饮水试验等）是否可用于评估青光眼发病及进展的危险性。

　　注释：在确定青光眼发病和进展的风险时，有必要进行前瞻性队列研究来确定饮水试验能否比门诊眼压测量提供更多信息。

　　4. 大量证据表明中央角膜厚度（central corneal thickness，CCT）可作为高眼压症患者和疑似青光眼患者发展为青光眼的重要预测因素。对疑似青光眼患者应进行基线 CCT 测量。

　　注释：在临床实践中不推荐常规使用 CCT 来校正眼压。

　　目前尚缺乏足够的证据证明 CCT 是否是青光眼发病或进展的独立危险因素，或 CCT 对眼压的影响是否与眼压测量人为误差有关。

　　没有证据表明连续的 CCT 测量在青光眼的临床评估中具有价值。

　　5. 大量证据表明较低的角膜黏滞性是青光眼发病和进展的危险因素。

　　注释：目前尚缺乏关于角膜黏滞性与青光眼进展风险相关性的机制研究。

　　6. 现有证据表明，近视人群比正常人患开角型青光眼的风险更高，高度近视人群的风险更大。

　　注释：在近视患者中诊断青光眼具有挑战性。通过与精确的基线数据对比确定患者是否存在青光眼病情进展对于近视人群的青光眼诊断是十分重要的。

　　7. 视盘出血增加了青光眼的发病风险，是青光眼病情进展的标志。

　　注释：对视盘出血患者应给予更积极的治疗或更密切的随访。

　　8. 预测模型（风险计算器）可以客观评估个体患病风险，也可用于疑似青光眼的预测。

　　注释：目前已确定的预测模型只适用于高眼压症（OHT）患者，并且不涵盖所有已知的危险因素。

第5章　风险评估：全身因素

　　1. 原发性开角型青光眼（POAG）可发生于任何年龄，但其发病率和患病率随年龄增长而升高。

2．POAG 发病率及患病率最高的是非洲裔人群。

注释: 由于发病年龄较早,非洲裔的 POAG 患者平均病程可能最长。

3．与欧洲裔人群(非西班牙裔白种人)相比,西班牙人的 POAG 发病率及患病率更高。

4．老龄是青光眼发病、病情进展的一项危险因素。

5．虽然文献报道 POAG 的男性患病率增高,但仍没有足够的证据表明男性是 POAG 的危险因素。

6．POAG 发现晚可能与社会经济地位低相关。

7．POAG 患者的直系亲属患青光眼的风险更高。

8．尽管遗传学研究发现了多个 POAG 易感位点,但目前常规基因检测对于 POAG 的诊断或预测青光眼病情进展的价值不大。

9．基于人群的研究表明舒张压和眼压、收缩压和眼压之间存在正相关关系,但是关系较弱。

10．在所有种族人群中,低血压和低眼灌注压与青光眼高患病率 / 发病率相关。

注释: 由于现行计算方法中,眼压本身被用于计算眼灌注压,所以眼灌注压对于青光眼来说是否是一个独立危险因素,尚无定论。

11．舒张压、收缩压、血压高低与 POAG 之间的关系是不一致的。

12．高血压的治疗与 POAG 进展的关系尚未阐明。

注释: 也有数据表明一些接受高血压治疗的患者其 POAG 的进展风险更高。

13．夜间低血压在青光眼发展的作用还未阐明。

14．阻塞性睡眠呼吸暂停综合征是开角型青光眼的危险因素的证据较弱,仍需进一步研究。

15．糖尿病可能增加了青光眼发病的风险。

16．甲状腺疾病与青光眼发病的相关性尚不明确。

17．虽然有研究表明绝经期后的妇女雌激素减少会增加青光眼发病风险,但激素替代疗法的证据仍不足。

第6章　筛查

1．青光眼是全球不可逆盲的首要原因。

注释: 在部分国家,高达 90% 的青光眼患者仍未确诊。

2．对每个人进行青光眼筛查是理想的,但是逻辑上并不可行,因为它会导致青光眼诊断的假阳性率升高到超出我们的接受范围。

注释: 为了更有效实现筛查,筛选时应选择具有青光眼危险因素的参与者。

3. 独立进行原发性开角型青光眼（POAG）筛查的成本效益尚未得到证实。

注释: 同时筛查青光眼与造成视力损害的其他眼病，包括未校正的屈光不正、白内障、糖尿病性视网膜病变和年龄相关性黄斑变性，其成本效益可能得到增强。

4. 直系亲属患 POAG 和具有显著危险因素的个体更应该进行检查。

（杨新光　王伟伟　李娟 译，张秀兰　高凯　周柔兮　孙懿 审）

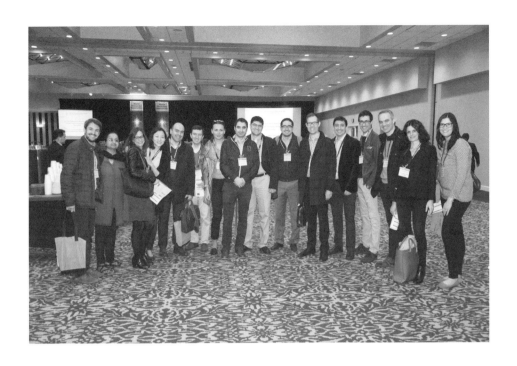

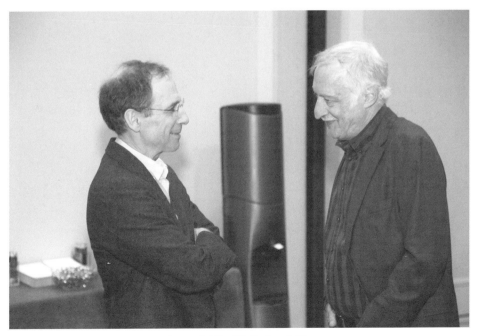

Norbert Pfeiffer 和 Gerhard Zinsser

共识和世界青光眼学会联合会简介

普及知识是世界青光眼学会联合会（WGA）的核心目标之一，国际青光眼综述（International Glaucoma Review，IGR）专著是 WGA 教育活动的重要支柱之一。以下是关于 WGA 的核心宗旨、核心价值和目标的简介。

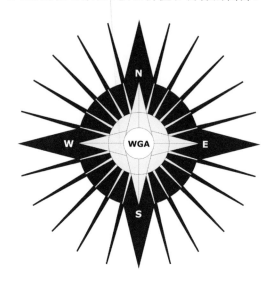

WGA 的核心宗旨

在全世界范围内，消除由青光眼导致的残疾。

WGA 的核心价值

WGA 的领导人和成员秉承如下理念：

责任制——对彼此、对学会、对世界青光眼学界、对患者和公众负责。

共识——开放交流、从善如流，我们希望在行动前制定可行的共识。

共同领导和相互尊重。

最优医疗——让全世界青光眼患者都可享受到最优质的医疗服务。

WGA 的战略目标

1. 教育：WGA 将是眼科医师和青光眼专业相关的医疗卫生从业者获取知

识的重要来源。

2. 世界青光眼大会（WGC）：WGC 将会是世界上最好的青光眼会议。

3. 公众对青光眼的认识：公众对青光眼的认识将不断提高。

4. 在发展中国家中的作用：我们希望在世界范围内利用和整合与青光眼相关的一切资源，包括个人、团体、产业、政府、非盈利组织和患者，来提高青光眼的医疗保健质量，特别是在发展中国家中的质量。

5. 技术：WGA 将会利用信息 / 通信技术来实现它的目标。

6. 组织：WGA 将会有充足的经济来源来支撑它在青光眼学界中的领导作用。

更多信息请访问 WGA 网站：www.worldglaucoma.org

WGA 的详细联系方式：

地址：WGA executive office，Schipluidenlaan 4，1062 HE Amsterdam，The Netherlands

电话：+ 31 20 679 3411

邮箱：Info@worldglaucoma.org

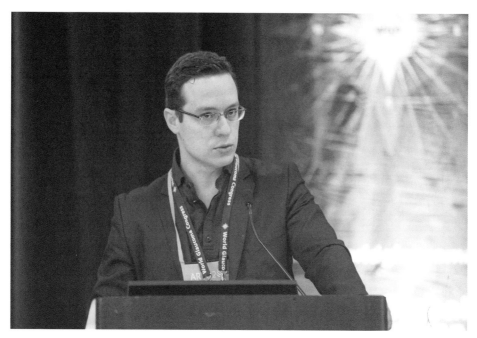

Gustavo De Moraes

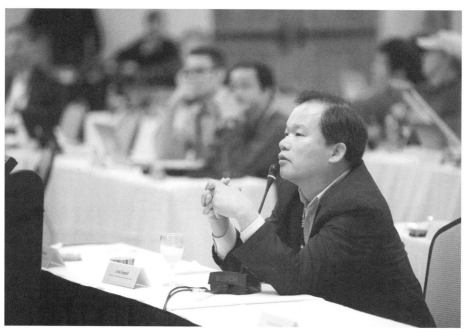

Tae Woo Kim

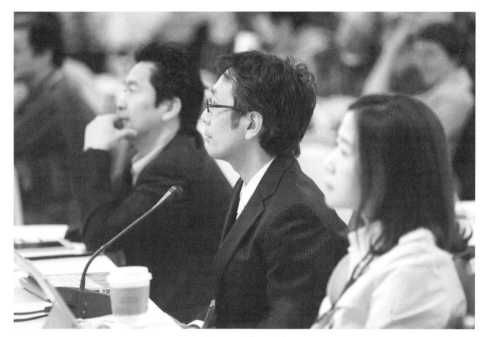

Toru Nakasawa 和 Miki Atsuya

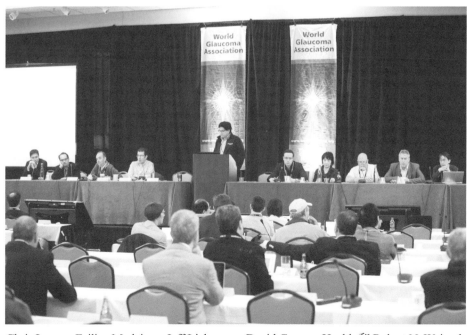

Chris Leung，Feilipe Medeiros，Jeff Liebmann，David Garway-Health 和 Robert N. Weinreb

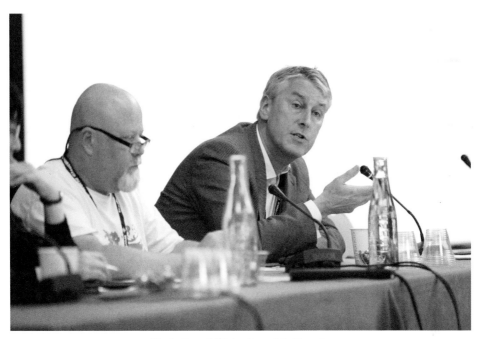

Chris Bowd 和 Andrew McNaught

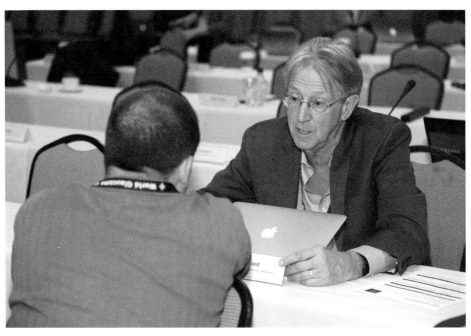

Don Hood

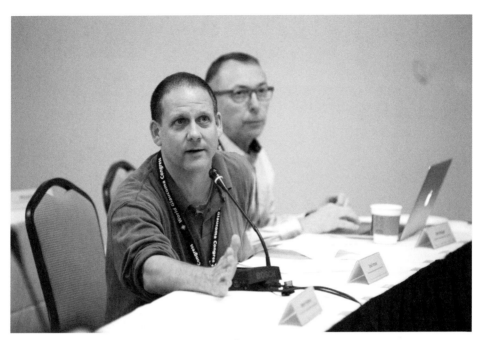

Brad Fortune 和 John Flanagan

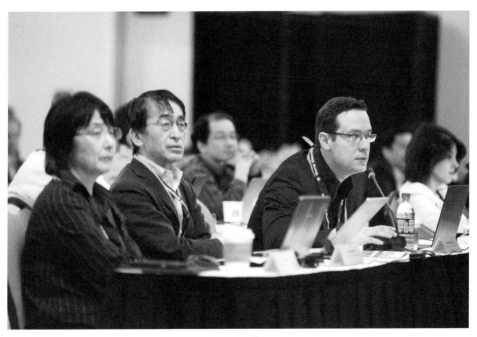

Aiko Iwase，Makoto Araie 和 Gustavo De Moraes

（周柔兮 译，张秀兰 审）